常青内妇科临证精华

主编 常 青

中国中医药出版社

·北京·

图书在版编目（CIP）数据

常青内妇科临证精华 / 常青主编 . —北京：中国中医药出版社，2016.12
ISBN 978 – 7 – 5132 – 3723 – 9

Ⅰ . ①常… Ⅱ . ①常… Ⅲ . ①中医妇科学 – 中医临床 – 经验 – 中国 –
现代 Ⅳ . ① R271.1

中国版本图书馆 CIP 数据核字（2016）第 260771 号

中国中医药出版社出版

北京市朝阳区北三环东路 28 号易亨大厦 16 层
邮政编码 100013
传真 010 64405750
北京市泰锐印刷有限责任公司印刷
各地新华书店经销

开本 710×1000 1/16 印张 20 彩插 1 字数 357 千字
2016 年 12 月第 1 版 2016 年 12 月第 1 次印刷
书号 ISBN 978 – 7 – 5132 – 3723–9

定价 59.00 元
网址 www.cptcm.com

社长热线 010 64405720
购书热线 010 64065415 010 64065413
微信服务号 zgzyycbs

书店网址 csln.net/qksd/
官方微博 http://e.weibo.com/cptcm

淘宝天猫网址 http://zgzyycbs.tmall.com

《常青内妇科临证精华》
编委会

主编简介

常青，字永年，1942年11月生于上海，浙江绍兴人。中国共产党党员。主任中医师，教授，博士后导师，第四、五批全国老中医药专家学术经验继承工作指导老师，浙江省名中医，国家中医药管理局常青全国名老中医药专家传承工作室导师。毕业于浙江中医学院（现浙江中医药大学）六年制本科，历任绍兴市中医院大内科主任，绍兴市中医药研究所副所长，绍兴市肿瘤研究所所长、党支部书记、专家顾问组组长；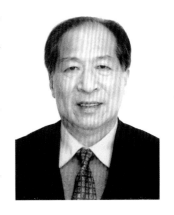
兼任浙江中医药大学客座教授、光明中医函授大学浙江分校副校长、绍兴市中医学校执行校长、绍兴市博爱医院副院长、绍兴文理学院中医疑难病研究所所长、海南省中医院客座学术顾问、中华中医药学会肿瘤分会常委、中华中医药学会亚健康治未病分会常务理事、浙江省名中医研究院研究员、浙江景岳堂国医药馆名誉馆长和绍兴市中医院中西医结合肿瘤中心顾问。从医逾50年，学术上主张衷中参西和经方创新，临床上崇尚佛心行医，仁术惠民，善于圆机活法治疗肿瘤、中风、哮喘、热病、消渴、胸痹、崩漏、带下、不孕等内妇科疑难重症，学验俱丰而屡起沉疴，临证诊务繁忙，深得病家信赖。在国内外发表学术论文50余篇，出版著作多部，《实用中风防治学》《常青治癌临证心法》为其代表性专著。已培养国家、省、市级学术继承人和博士、硕士20余人。为当代中医重要学术流派"越医"的主要代表人物之一。

葛　序

中医学博大精深，自古以来为中华民族的繁衍昌盛做出了不可磨灭的贡献。历代名老中医的学术思想和临证经验是中医学精华的重要组成部分，具有较高的学术价值和现实指导意义。整理、总结名老中医的学术思想和临证经验，使之发扬光大，是中医工作者迫在眉睫的学术己任，也是促进中医药事业发展的重要途径，有利于更好地发挥中医药学为人类健康事业服务的特色和优势。

常青名医，1942年11月出生于上海，浙江绍兴人，毕业于浙江中医学院（现浙江中医药大学）六年制本科，一贯敬师重道，敏而好学，孜孜不倦，深得浙沪中医界老前辈名家潘澄濂、何任、杨继荪、颜德馨的赞赏和传授。在长达半个世纪的医、教、研生涯中，常青名医勤求古训，发皇医理，承名师，躬临床，善创新，医术精湛，德才双馨，现为全国老中医药专家学术经验继承工作指导老师、国家中医药管理局常青全国名老中医药专家传承工作室导师、浙江省名中医、浙江中医药大学兼职教授、浙江中医药大学博士和硕士研究生导师、中华中医药学会肿瘤分会常委、中华中医药学会亚健康分会常务理事、绍兴市中医院中医内妇科和肿瘤学科创建人及学术带头人。常青名医从事临床半个世纪，谨遵古训而不泥古，锐意创新而不离宗，学术上衷中参西及经方创新，以擅治中医内妇科疑难重症而著称，尤其对恶性肿瘤、心脑血管病、顽固性哮喘、中风，以及痛经、崩漏、盆腔炎、不孕症等均具有独特的诊疗经验。著有《实用中风防治学》及《常青治癌临证心法》等书；多篇治验被载入《中国现代名中医医案精髓》和《中华名医名方薪传》；在国内外发表肿瘤、中风、哮喘、崩漏等内妇科领域的学术论文50余篇，是当代中医重要学术流派"越医"的主要名医之一。

《常青内妇科临证精华》共6章，30余万字，由常青工作室团队经过多年耕耘提炼，整理总结常青名医在内、妇科领域的主要学术思想和诊治特色，以顽固性哮喘、重症肺炎、冠心病、脑卒中、糖尿病、胃癌、肝癌病变等内科重点病和痛经、盆腔炎、崩漏、子宫良恶性肿瘤等妇科重点病为例，从中西医诊断要点、中医论治特色、常氏理法方药经验及验案等角度，展示了常青名医的临床经验及学术精华。

　　该书作为一位当代名老中医的学术思想与临床经验的智慧结晶，不仅有助于我国中医学的传承和发扬，而且对中医临床、教学、科研都具有很好的现实指导意义，故乐此作序。

　　　　　　　　　　　　　　　　原浙江中医学院　院长
　　　　　　　　　　　　　　　　教授　博士生导师
　　　　　　　　　　　　　　　　浙江省名中医研究院　院长

　　　　　　　　　　　　　　　　2016 年 2 月于杭州

张　序

　　名老中医经验和学术思想是中医学精华的重要组成部分，总结、整理名老中医经验，发掘其治病特色和学术思想，有利于中医药的传承、创新和发展。《常青内妇科临证精华》一书集中介绍了全国名老中医常青数十年来临床治疗内科及妇科疾病的主要学术思想及临床经验，章节分明，条理清晰，执简驭繁。

　　校友常青主任中医师，毕业于浙江中医学院（现浙江中医药大学）六年制本科，一贯尊师重道，勤勉好学，潜心研究中医理论基础，长期勤耕临床实践，善于总结学术经验，尤对内、妇科疑难疾病及肿瘤的诊治颇有建树，为当代中医重要学术流派"越医"的主要代表人物之一。常青教授现为国家级名中医，全国老中医药专家学术经验继承工作指导老师，浙江中医药大学兼职教授、博士和硕士研究生导师，国家中医药管理局常青名老中医药专家传承工作室导师；既有深厚扎实的理论功底，又有精湛实效的医疗技术；在繁忙的临证中崇尚佛心行医，德术惠民，深得患者信赖；在国内外期刊发表学术论文50余篇并出版多部学术著作，《实用中风防治学》《常青治癌临证心法》为其代表性专著。常老热忱中医教学并提掖后学，曾兼任光明中医函授大学浙江分校业务副校长、绍兴市中医学校执行校长，长期带教学术继承人及博士和硕士研究生，治学严谨，诲人不倦，为我国中医药学术的传承发展做出了较大的贡献。

　　常老在学术上主张衷中参西和经方创新，学验俱丰而屡起沉疴，这在《常青内妇科临证精华》一书中颇有体现。本书全面总结了常老行医半个世纪以来的学术思想、临证经验及用药特色，并采用内、妇科重点疾病为主线，从中西病名、诊断要点、论治特色、用药特色及验案探析等角度全面阐述多种疑难病诊治特色，阅后使人耳目一新，尤其是常氏用药特色和验案部分见地深刻，具有较高的学术价值。

　　此书的出版，有益于医者治学，有惠于百姓疗疾，有助于医道传承，实乃幸事，故特为之序。

　　　　　　　原浙江省卫生厅厅长
　　　　　　　原浙江中医学院妇科教研室主任、教授　张承烈
　　　　　　　浙江省中医学会名誉会长

　　　　　　　　　　　　　　　　　　　2016 年 3 月 6 日于杭州

常青同志

为民除疾
德术双馨

陈礼安
二〇一八年三月

绍兴市委原书记陈礼安题词

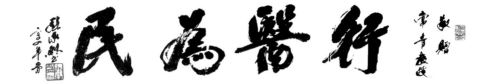

行医为民

浙江省卫生厅原厅长张承烈题词

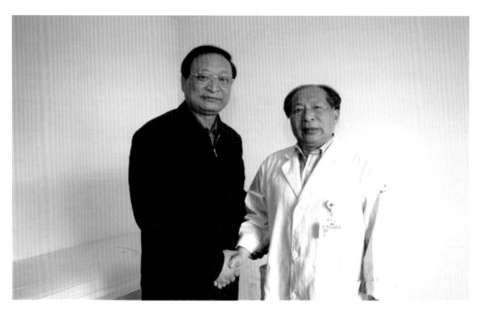

2015 年 5 月国家卫生和计划生育委员会副主任兼国家中医药管理局局长王国强同志（左）

看望绍兴首位全国名老中医药专家传承工作室导师常青教授（右）

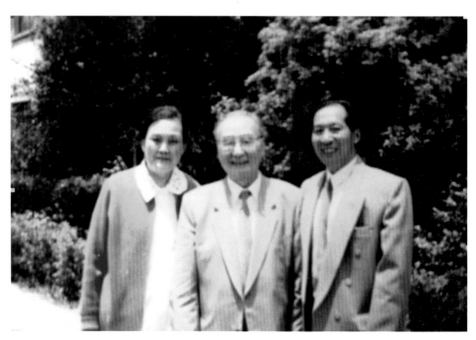

常青教授（右）于 20 世纪 80 年代与恩师首届国医大师何任教授（中）

和师母在杭州合影留念

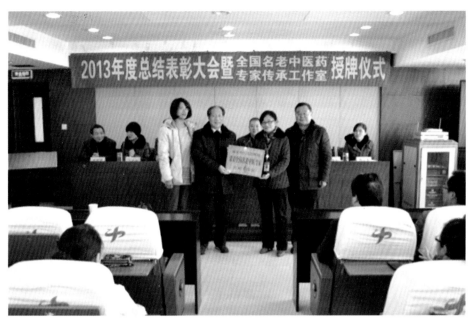

2013 年浙江省绍兴市卫生局为常青全国名老中医药专家传承工作室授牌

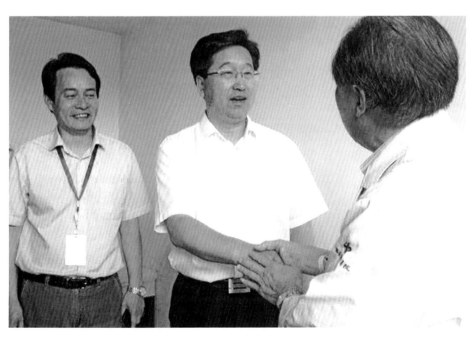

2015 年夏时任绍兴市委书记的陈金彪同志（中）

看望国家级名老中医常青教授

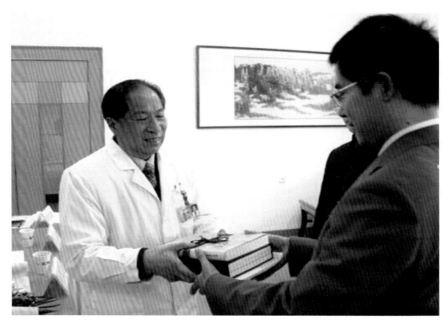

在全国第四批传承结业典礼上常青教授（左）向其学术继承人童舜华博士
赠送学术资料

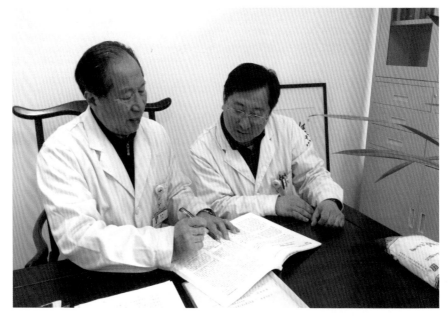

常青教授（左）在工作室向全国第五批老中医药专家学术继承人常胜副主任
中医师传授学术经验

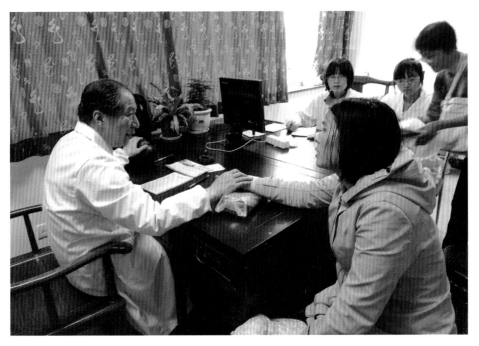

常青教授为患者诊病

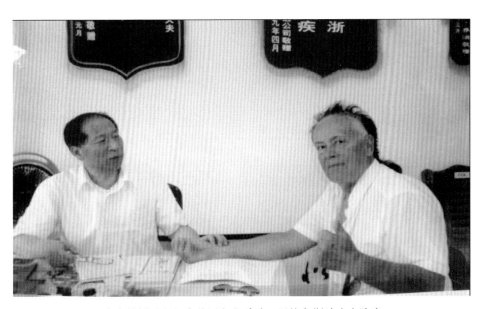

常青教授（左）为美国友人乔治·恩格鲁斯治疗皮肤癌

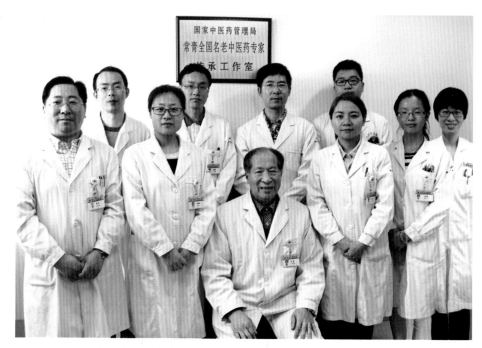

常青教授与部分学术继承人及工作室成员在学术讲座和研讨后留影

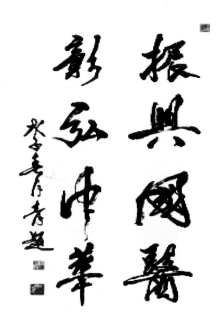

常青教授为学术继承人书写的赠言

前　言

　　名老中医经验和学术思想是中医学精华的重要组成部分，是中华民族特有的高级智能资源，有着鲜明的学科特点和无以替代的学术地位。总结整理、继承发扬名老中医治疗内妇科疑难病症的独到经验，对于促进中医临床诊疗水平的提高、造福广大患者、更好地为人类健康事业服务具有积极的现实意义，也是当前振兴中医的重要举措之一。我们这些中青年正副主任中医师及中医博、硕士研究生有幸跟随全国名老中医药专家、资深中医内妇科专家常青教授继承研习已10年有余，寒暑不辍而领悟良多，深感常老从医50年来对于中医内妇科，尤其是疑难重症的诊疗经验宏富，疗效独到。在国家中医药管理局确定建立"常青全国名老中医药专家传承工作室"之后，我们这个传承团队在常老的引领指导下，特将多年来在中医内妇科学术传承领域的成果加以整理集萃，编写了这本《常青内妇科临证精华》。

　　本书共6章，30余万字，第一至三章较为全面地论述了常老对内妇科重点疾病病因病机的深入研究、独到见解、证治原则、常用治法和用药特色，具体介绍了常老治疗肺炎、哮喘、中风、胸痹、消渴、热病、崩漏、带下、不孕、恶性肿瘤及其他疑难杂病的临证经验、心得感悟和验案，充分体现了常老辨证与辨病相结合、专病与专方相结合治疗内妇科疑难病症的学术思想。第四章介绍了常老临证几十年来所创制的30首具有学术特色的经验方和自拟方歌，并进行了解读。第五章为常老针对亚健康治未病领域在养生保健和颐寿延生方面的相关研究及学术经验。第六章为传承团队的博、硕士研究生及学术继承人的毕（结）业论文和发表的论文，具有一定的学术价值和临床参考意义。全书由童舜华博士和常胜主任统稿，常老审定。

　　在编写本书过程中，我们得到了恩师颜德馨国医大师、浙江省名中医研究院院长葛琳仪教授、原浙江省卫生厅厅长张承烈教授及其他相关领导的大力支持，在此深表敬意和感谢！

　　本书的编写，旨在为继承发扬和传播名老中医的学术思想、临床经验和医德人文做贡献，并为我国中医内妇科领域的学术发展添砖加瓦；希望能为广大中医临床工作者及中医药院校学生提供一定的参考，为广大病患及其家属在看病求医和养生康复的过程中提供指导和帮助。书中若有疏漏不足之处，恳望同道和读者提出宝贵意见，以便再版时修订提高。

《常青内妇科临证精华》编委会

2016 年 8 月

目　录

第一章　常氏内科临证精华

第一节　主要学术思想与诊治特色

一、内伤病诊治的主要学术思想与诊治特色

（一）重视整体观

所谓整体观是指在诊断治疗疾病的过程中，重视人与自然界的密切关系和脏腑阴阳相互制约，以及以经络气血为媒介的整体联系等理法方药理论的全方位运用。

1. 三因制宜，灵活运用

人是一个统一的有机整体，人与自然界是对立统一的，若气候季节的变化、地理水土的不同及人体本身体质的差异破坏那种相对平衡的对立统一关系，就会产生疾病。

常老认为，在辨证施治过程中，不能孤立或机械地看待病证，而应重视"人与天地相参应""人与四时合其序"，治病必须遵守"三因制宜"原则。

如治疗感冒，因四时有春温、夏热、秋凉、冬寒之不同，阳虚之人常"助阳解表"；阴虚之人常"养阴解表"；江南湿重之人常"分消解表"；等等。由此，虽是感冒，然治则用药，也要合乎时令节候、地理方位、体质强弱，其他疾病，莫不如此。

2. 脏腑阴阳，相互制约

脏腑制约是脏腑间的五行制化作用，也是中医整体观念的具体体现。

常老认为，在临床上广泛应用脏腑阴阳相互制约的理论，首先应区别生理和病理状态，从而决定如何进行治疗，其次根据脏腑阴阳失调的不同层次来判定病情的轻重，并通过治疗来制约脏腑以协助治本及阻止传变等。更好地把脏腑阴阳制约理论运用于临床，无疑可提高医疗效果。

如常老曾治一小儿病毒性肺炎，西药抗生素、中药清热解毒之剂均用过，效果不显，病情反重，不仅伤肺气，而且脾胃之阳亦伤，出现腹满、腹泻、舌淡、脉微之象。常老应用甘草干姜汤加减，温脾胃之阳，使患儿转危为安。不治肺而治脾胃，温脾胃之阳以复肺阳，这就是常老正确运用脏腑阴阳相互制约理论的权变救逆之法，颇值后学效法。

3. 经络气血，疏达流通

常老认为，人体是统一的有机整体，赖"经络相连，气血相通"。在临床辨证论治过程中，重视"经络气血，疏达流通"，把握病机，开启思路，常获佳效。

如以类风湿性关节炎为例，常老认为本病多是病邪闭阻气血经络而引起经脉、肌肤、关节、筋骨疼痛，酸楚麻木，屈伸不利或关节肿大、畸形、僵直、肌肉萎缩，活动障碍，严重者影响脏腑。故在立法处方上尤重益气活血、温经通络的原则，经多年临床观察发现，对类风湿性关节炎确有疗效。如此立法处方，给人以启发，值得我们进一步研究探索。

（二）强调辨证论治

辨证论治是中医学的精髓。常老经常强调要加强理论学习，提高辨证水平。他常说："掌握好辨证论治，是继承和发扬中医学的关键。若临床脱离辨证，一味去追求特效方药或热衷于抄录偏方、验方，不肯在辨证上下工夫，以患者症状去找所学之方，一旦遇到与所谓特效方药不对号的情况或自己没有经历过的病证，就心中无底，束手无策。或开大方，漫天撒网，以冀一获；或临时拼凑一方，不遵法度，支离杂乱，其结果只能使患者横夭莫救。"常老认为，疾病发展的根本原因就是阴阳失调。太过，就会发生实证、热证；不及，就会发生虚证、寒证。中医治病就是有针对性地加以调节，使之趋于平衡，即《黄帝内经》所说："谨察阴阳所在而调之，以平为期。"中医的辨证论治就是寻求病因、病机、治疗等规律的过程。患者的体质、致病因素、病情轻重、病程长短均不会完全相同，这些不同的矛盾要用不同的方法才能解决，运用中医理论来指导辨证论治是根本途径。如临床上治疗肝病引起的转氨酶升高，若不分虚实寒热，一概用五味子降转氨酶；碰到冠心病心绞痛，不管标本缓急，用活血化瘀治疗；对西医诊断为炎症的疾病，盲目投以大量苦寒的清热解毒药，脱离辨证，生搬硬套，很难达到预期疗效。常老并不否认偏方、验方的治疗效果，但他常是在辨证的前提下运用，譬如好箭配良弓，相得益彰。

常老认为，中医辨证论治是有规律可循的，临床上可以归纳为以下三方面。

1. 四诊合参，善抓重点

望、闻、问、切四诊是中医在长期的医疗实践中，不断积累经验，行之有效的诊断方法。疾病的发生与发展变化是错综复杂的，因此要通过四诊收集病情信息，进行全面客观的综合分析、判断推理，做出正确的辨证与诊断。

常老认为，对四诊所提供的病情信息既要遵照逻辑思维的规则进行分析、综合，又应按系统善抓主要矛盾，进行推理、鉴别。只有这样，才能避免以假乱真和以真误假。同时强调不能把脉诊神秘化，以切诊代替四诊，盲目夸大其诊断意义。如常老曾治一上呼吸道感染患者，男性，23岁，暑季发热4日，体温39.4℃，身大热，汗大出而热不解，口渴，脉洪大，此无疑为阳明经证，某医自认舌中心白腻苔如拇指大，又诉胸闷，以藿朴夏苓汤3剂无效，常老则投以白虎汤合藿朴夏苓汤，仅服2剂，热退病愈。本案说明舌中心拇指大白腻苔具有鉴别意义，湿阻中焦不容忽视，仅一味药的有无则疗效截然不同。四诊合参，善抓重点的重要性，由此可见。

2. 理法方药，完整统一

真正的辨证论治要由理、法、方、药四个方面构成，辨证对立法不对不行，立法对用药不对也不行，四者必须完整统一。

常老强调要以法治病，不以方求病。要据理立法，依法订方，遣方用药，揆合法度，只有这样才能真正进入辨证论治的境界。如以冠心病的治疗为例，近年来受"血瘀论"的影响，一见冠心病就用"活血化瘀"的方药治疗，其疗效并不理想，这就是因为理法方药不一致。常老认为本病是一种老年性由"损"所致的"虚"证，不主张单纯或长期应用"活血化瘀"方药，而是按照辨证施治的原则，将理法方药融为一体，着重"通心阳""益心气""养心血""调营卫""定心志"。其临床常获卓效的道理，不言自明。

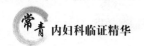

3. 同病异治，异病同治

常老认为"同病异治"与"异病同治"是中医辨证论治的基本特点，也是中医别具异彩的独特之处。但古时的含义与现在的含义是不一样的，从前的"病"字是指病症或病因，现在"病"字的含义则多指病名而言。如常老曾治"冠心病"和"神经衰弱"两个不同的患者，但均属气机不畅，心肝失调，皆用越鞠甘麦大枣汤而治愈。又如常老曾治两个同患"病毒性肺炎"的患者，一个用千金苇茎汤，另一个则用竹叶石膏汤，均获痊愈。再如常老治疗高血压的泻肝清热、平肝息风、育阴潜阳、滋补肝肾、温肾补阳、培补心肾、调和阴阳等法，更是同病异治的明证。

（三）崇尚衷中参西

常老推崇近代名医张锡纯衷中参西学说，认为中西医应该互相学习，取长补短，融会贯通。由于中西医理论体系不同，故两者的病名、诊断、治疗等也不相同，但可以通过辨证与辨病相结合的方式统一于患者身上。临床上，西医辨病所见是中医之短，而中医辨证所见也是西医之短，这样互取其长，互补其短，即形成了中西医结合双重诊断的辨证论治方法。辨证与辨病相结合，绝不是按照西医的诊断，摒弃中医理论应用中药，而是立足于中医整体观念和辨证论治的特点，借助于西医现代仪器的诊断手段，对某些仅凭中医直观感觉难以确切辨证的疾病，可以明确疾病的性质和病位，加强立方用药的针对性，扩大中医的辨证依据和丰富辨证内容，能更好地发挥中医治疗之优势。参照西医化验检查进行辨证论治，为判定中医疗效增加一些客观指标，打破传统中医视症状和体征消除为治愈的认识，可以提高中医治疗的水平。遵循中医辨证论治的原则遣方用药，在取得疗效的基础上进行药理实验研究，明确其治疗机制后再付诸临床，指导实践，可使古方得到新用，开辟用药新途径，使中医理论进一步完善。常老认为，许多疾病，如单纯用西药治疗，疗效不理想；如单纯用中医辨证论治，有些治疗机制难以阐明。中医要发展，就必须在不脱离中医理论的前提下，将现代科学技术中可用的成果和西医的某些检测方法，有选择地吸收过来为我所用，这是中西医结合的重要方法之一。

（四）辨证辨病结合

常老认为，临床落实衷中参西的关键之一是辨证辨病的有机结合。有感于此，常老在诊治疾病时，常参考现代的各种检查结果及西医诊断，中西合参，辨证辨病相结合，明显提高了疗效。常老深悟，在科技日新月异、飞速发展的今天，中医要想跟上时代步伐而不被淘汰，就必须与现代科技相结合，融会贯通，拓宽思路，提高疗效，方为上策。故提出"现代仪器检查是中医望诊的延伸"之观点。赞同中西合参，辨证辨病相结合，但反对用西医诊断套用中医治疗。如一王姓患者，自诉两胁胀满、紧束已月余。某医诊断为肝气郁滞，服柴胡疏肝散合金铃子散加减数剂鲜效。求诊于常老时，症见食欲不振，胃脘隐痛，两胁胀满，时轻时重，喜叹息，舌质淡紫，苔薄黄，脉沉无力。询知缘于3天前，婆媳争吵所致。从病因上看，诊断为肝气郁结无误。然经细询得知患者食后两胁胀满、紧束，站立时加重，平卧时症状若失。常老抓住这一主要症状，嘱其做X线钡餐透视，报告胃底位于两髂嵴连线下5cm。故诊断为中气下陷（胃下垂），施以补中益气、升阳举陷之补中益气汤。似此者，临床比比皆是。因此，常老认为：中医学要科学化，就必须在辨证论治指导思想的基础上，与现代科学技术相结合，不断注入新的生命活力，以适应现代社会发展的需要，才能取得更好的疗效。

（五）难病独取中焦为先

中医学中有"脾胃为后天之本，气血生化之源，有胃气则生，无胃气则死"之语。金元时期李东垣说："内伤脾胃，百病由生。"在临诊的时候，很多患者也有"先让我能吃饭"的要求，这充分说明了脾胃在人生理病理上的重要性。常老在诊治过程中，非常重视脾胃，提出调理脾胃时要注意以下五个方面：①无论任何病症，脾胃功能正常，说明病症较轻，正气尚健，病易于恢复。②在治病过程中，药物要靠脾胃的吸收才能发挥作用，若脾胃不健，药物吸收必受影响，故常在辨证处方中加入焦三仙（焦神曲、焦麦芽、焦山楂）、鸡内金、陈皮、砂仁等健脾和胃药。③对于病因不清、症状复杂、辨证用药一时难于下手的诸如恶性肿瘤等重难病，常老提出了"难病取中"理论。采用首先调理脾胃的方法，脾胃健则正气旺。由于正确运用"难病取中"这一"敲门砖"，许多疑难病也随之而解。④在运用补益类药物的时候，要做到药味要少、剂量要小，尤其是要配合理气消导之品，使补而不滞。⑤在用攻伐之品时，要做到祛邪而不伤正，尤其不能伤及脾胃。若脾胃一伤，病必加重。故常老常说："欲治百病，首调脾胃。"如常老治一患者失眠 30 多天，在服镇静安神药无效的情况下，根据其食欲不振而采取疏肝理气、调理脾胃之品而获痊愈。在脾胃病的治疗中，常老观察到随着现代人生活水平的提高，痰湿内蕴、痰瘀交阻的患者越来越多，故提出"治脾胃勿忘祛湿瘀"的观点。在治疗脾胃病湿瘀交阻时，根据舌脉证，断湿大于瘀抑或瘀大于湿，从而采取不同的治则与方药，取得良好的疗效。另外，在治脾胃病湿瘀交阻时，常老认为，若舌质紫暗，舌苔厚腻，用活血化瘀、芳香化湿之品，本当有效而无效时，辄须考虑癌变的可能，应及早做相应的检查以明确诊断。

（六）慢病首重脾肾

常老根据《黄帝内经》"正气存内，邪不可干"的理论，认为慢性久病、重病在发病上以虚为本，在治疗上应以扶正为主，尤为重视脾肾两脏对人体生理病理的重要作用。脾为后天之本，气血生化之源，血之统在脾；肾为先天之本，元阴元阳之宅，气之根在肾。脾肾两脏与其他脏腑之间相互滋生和影响，若脾肾有病，不但本脏受累，而且很容易影响到其他脏腑；反之，其他脏腑气血虚衰，也必累及脾肾。当慢性疾病发展至五脏受损，症情纷繁，治疗棘手之际，惟有培补脾肾一途，其他症状则迎刃而解。这与清代医家吴谦"凡病久虚不愈，诸药不效者，惟有益胃补肾两途"的见解是一致的。如常老治疗气阴两虚型糖尿病，常常重用生黄芪、苍术健脾益气，敛脾精；重用生地黄、玄参滋阴补肾，固肾精，立足于培补脾肾之本，则燥热消渴自除。

常老融会了李东垣、张景岳等研究脾肾学说的理论，许多慢性病、疑难病均可在辨证的基础上施以培补脾肾治疗，达到扶正祛邪之目的。如常老治疗干燥综合征，患者除有口眼干燥及唾液、泪液缺乏之外，常伴乏力、气短、食不甘味等脾虚见症，属脾气虚弱、气不化津上承所致，故每以补中益气汤加沙参、生地黄、麦冬、五味子等益气生津则津液自生。又如常老治疗白细胞减少症，常根据肾主骨生髓的理论投以大剂量益肾填精药物治疗后，血象恢复正常。

常老治疗脾肾一般分为脾肾分治、脾肾合治和脾肾互治三个方面。如慢性肾衰竭尿毒症患者，多有泛恶呕吐、不思饮食、神疲倦怠等脾胃不和见症，常老常用香砂六君子汤加减治疗，不仅能消除症状，而且血肌酐、尿素氮也会有不同程度下降。消化性溃疡患者，病位虽在胃，但每兼腰痛畏冷、阳痿不举之象，常老以补肾温阳为主，佐以苦寒之品，寒温并施，以达到补火暖土之目的。慢性腹泻患者，病在胃肠，根蒂为脾肾阳虚，寒湿不化，常老常用肾着汤合四神丸温肾祛寒，酌加苏梗、藿香梗、白芷、薏苡仁、怀山药、芡实健脾燥湿，亦属从肾治胃之法。

（七）推崇气血理论

气血是构成人体的两大基本物质，人体赖气血之温煦、濡润、滋养以维持生机。既病之后，必然会发生气血偏盛偏衰的病理变化。常老非常重视气血学说的研究，推崇朱丹溪所说："气血冲和，百病不生，一有怫郁，诸病生焉。"擅用气血辨证的方法诊治内伤杂病和妇科疾病，是提高临床疗效的切入点之一。

（八）善于活血化瘀

常老十分推崇活血化瘀之法。他认为王清任重视实践，敢于疑古，勇于创新的精神，值得我们钦佩和学习，王清任在《医林改错》中自创新方33首，其中大部分是活血化瘀的方剂，如血府逐瘀汤、膈下逐瘀汤、少腹逐瘀汤、补阳还五汤等，可治疗许多疾病。常老在临证时，不仅对这些活血化瘀方药应用自如，而且能在辨证的基础上参考现代药理研究进一步发挥其治疗作用。

对血瘀证的诊断，常老除了注意颜面瘀斑、皮下青紫、肌肤甲错、癥积肿块、刺痛或痛有定处、舌黯脉涩等血瘀征象之外，特别提出了舌下络脉诊法，指出凡舌下有斑点或静脉青紫怒张者，即属内有瘀血之象。如常老曾治疗1例精神分裂症患者，多方治疗无效，视其舌下静脉怒张明显，乃改投血府逐瘀汤加减而愈。

常老认为，瘀血既是一种病理产物，同时又是一种致病因素。凡寒热、气虚、气滞、损伤皆可导致血瘀。治疗时要"伏其所主，必先其所因"，要根据"气行则血行，气滞则血滞"的理论指导活血化瘀方药的配伍，方中不能纯用一派血分药，必须配伍气分药，才能更好地发挥祛瘀作用。因此，他在应用活血化瘀治则时，常酌情配合其他治则，疗效更佳。常老临床常用活血化瘀配伍法则有：①益气活血法：如用补阳还五汤加减治疗气虚血瘀之卒中后遗症、动脉硬化、系统性红斑狼疮、外阴白斑等。②逐瘀活血法：如用桃红四物汤或血府逐瘀汤治疗血瘀气滞之闭经、高血压、神经衰弱失眠、真性红细胞增多症等。③温经活血法：如用少腹逐瘀汤或艾附四物汤加减治疗寒凝血滞之痛经；黄芪桂枝五物汤加味治疗下肢静脉炎等。④清热活血法：如用温清饮加金银花、连翘、蒲公英、紫花地丁等治疗糖尿病燥热入血之疮疖频生等。⑤软坚活血法：如用大黄䗪虫丸、小金丹等加减治疗妇女子宫肌瘤、乳腺增生、甲状腺瘤、前列腺肥大等病。对某些外观血瘀征象并不明显的慢性疑难病，常老也考虑其病机发展可能有血脉瘀滞不通，治疗时常辅以活血药物。他认为，久病、重症每多夹瘀血，在主方中适当加用活血药，可提高疗效。如治疗慢性阻塞性肺气肿、肺纤维化、肺心病等常加当归、川芎、丹参；治疗慢性肾炎、糖尿病肾病等常加益母草、鸡血藤、丹参，使瘀血得去，脉络疏畅，往往收到满意效果。

（九）治病必求其本

常老遵循《黄帝内经》"治病必求其本"之旨，诊病必细审其因，辨明机理为要。对于如何求本的认识，在病因、诊断、证候、治则等方面卓有阐发。

关于中医病因，一岁之内，四时气候不同，自然环境对机体的影响亦有所变异，外因分风、寒、暑、湿、燥、火。常老认为"六淫莫过于风"，如寒、热、湿与风兼见，则有风寒、风热、风湿诸类，此时治病当以解表为第一要义。

湿为长夏主气，其湿气偏胜，四季皆有之。吾绍兴江南湿地更是如此，长夏致病多数是湿温，而在四时多为湿热。湿乃黏滞之邪，发病多不甚急，病程较长，缠绵难愈，不论湿温、湿热都是如此，不似寒邪一散即解，热邪一清即除，因此不能操之过急。如肝炎，以脾阳不运为本，湿热则为标，治当循序而施，开始以通阳利湿，经过一定时间湿邪方退。否则急于求成，反而欲速不达，故治病要抓住其本质重点。

常老一再告诫，用药需处处顾护胃气，人以正气为本。如某翁患肝硬化、糖尿病20余年，多次因腹水、肝性脑病而住院治疗。长期以来请常老诊治，坚持服用中药。常老始终以补脾益胃之法，拟五味异功散化裁，或佐以消癥散瘀，或佐以养阴生津之品，虽几番遭磨难，满腹青筋怒张，但至今肝功能及血糖水平尚稳定，生活能自理。如常老会诊某男，其初纳尚可，便尚调，因用抗生素及清热解毒剂数月，终至胃气衰败，纳运俱废，大便洞泄，诸药不应。常老力摒苦寒，救护胃气，选用回阳益胃之品，先止其泻，挽胃气于垂亡，终使胃气得保而治入坦途。可见常老临证完全符合"治病必求其本"的宗旨，并深得《黄帝内经》真谛而加以提高。

（十）贵在圆机活法

常老勤求古训，博采众方，认为经方、时方均是前人的经验结晶，皆可借鉴。方之所贵，不在古方与今方之分，也不是拿古人成方原封不动去治病，而是主张因时、因地、因证、因人，随机而法变，斟酌加减。常老常说："立法处方贵在既不失古人立方本意，又不拘执于某一成方，避免机械搬用古人用方，失于灵活。"指出了师古而不泥古的重要性。通过数十年的实践，他借鉴经方之精炼，时方之轻灵，机圆法活，通常达变，每于临床皆有心得和发挥。如逍遥散、越鞠丸本为理气解郁之剂，推广用于治疗发热、咳嗽等症，皆有显著疗效；麻黄汤本为辛温解表之方，经随症加味应用治疗结节性红斑而获奇效。

常老效仿古人之法而不泥其方，理法严谨，经损益而创拟了几十个经效新方。如以半夏白术天麻汤合温胆汤加蒺藜、菊花等治疗眩晕；以黄芪赤风汤合补阳还五汤加络石藤、石菖蒲、胆南星等治疗中风；以理中汤加官桂、海螵蛸、白芍、延胡索等治疗消化性溃疡；以五味异功散加丹参、三棱、莪术、茵陈等治疗肝硬化腹水等，形成了自己治病的一系列新方，验之临床，每多卓效。如常老治1例证属脏躁的女性患者，曾服中西药效果始终不佳，综合脉症，辨为痰湿蕴久化热，重用温胆汤合半夏秫米汤，复以甘麦大枣汤加马宝研吞合用，标本相得，气机调畅，痰热皆除，服10余剂，诸恙得愈。由此可见，运用古方，不能胶柱鼓瑟，必须圆通化裁，方可收捷效。

常老临证，遣方用药，注意分寸，力求纯正，而且灵活之中有法度。常老认为，大凡用药如用兵，药不在多，而贵在约，处方精要则药力专一，突出重点，击中要害。诸如脱证，阳脱者参附汤，阴脱者生脉散，气脱者独参汤，血脱者当归补血汤，腑实者重用承气，少仅一味，多则不过三味。他反对面面俱到，杂乱无章，甚则相互抵消。他不但用药平稳，方小药精，而且处方用量该轻则轻，该重则重，每于变化之处见神奇，精简之中收效果。有病用药宜慎，中病即止，无病不须服药，亦不迎合病家，滥投滋补，主张"药补不如食补"，此为安身调理之道。其临证圆机活法之道处处可

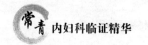

见"常氏用药风格"。

二、外感病诊治的主要学术思想与诊治特色

（一）外感热病重视新感伏气

常老治疗外感热病时，对新感伏气尤为重视。认为外感热病门类虽多，但可以总结为新感与伏气两类，二者区别在于"感而即发"和"感而徐发"。感受温热病邪后，即时发病的称新感温病，不即时发病而郁久再发的称伏气温病。新感温病是外感新病，其发病机转，由表入里；伏气温病则是从里达表。前者初起表现为发热、恶寒或微恶寒、汗出或无汗等症；后者初起即见不恶寒、发热而口渴等阳明里热之证。

常老认为，伏气温病病势较新感温病复杂，所谓新感者，其人正气足而邪浅，其病轻，治之易愈；伏气者，其人正气弱而邪深，其病重而传变莫测，即使治之合法，亦如剥丝抽茧，层出不穷。由于伏气有在气在营之分，在气者，其道近，较易外达；在营者，其道远，而伏气又深，故欲其外达，必需时日，所以常老强调，在外感热病初期，出现新感表证，邪入尚浅，首先是驱逐外邪，不令深入最为关键。如果继新感症状出现之后，变化迭出，病程缠绵，就相当前人所谓"新感引动伏邪"。无论伏气温病，或新感引动伏气，常老都主张按柳宝诒"伏气由内而发，治之者以清泄里热为主，其见证至繁且杂，须兼视六经形证，乃可随机立法"，使其温热之邪不致内炽。他一再告诫，温病之邪，变化最快，易耗津劫津，祛之不速，留则生变，为医者绝不可迟疑。治疗上必须掌握病机，随证施治，由博返约，执简驭繁，自可适应变化，曲尽病情。此足见常老对新感伏气辨治的重视程度。

（二）清透养阴不忘顾护阳气

1. 善用清透

外感热病病势急骤，变化最速，其传变先由表入里，由浅入深，为病之逆传；由里出表，由深出浅为顺证，故清透法为治疗外感热病之常法。常老认为，透者乃引邪外出。透能开通闭郁，宣畅气血，使邪热从卫分透出，以达祛邪之目的。所以，清透不仅为祛散表邪所必须，尚能使内伏之邪外透，不仅适用于卫分证，亦适用于气分证及营血分证。正如叶天士所谓"在卫汗之可也""若其邪始终在气分流连者，可冀其战汗透邪""入营犹可透热转气"。

常老认为，一般凡属伏气温病转化的趋势，都是由里而达表，伏暑亦然。如伏暑初起恶寒、发热、无汗者，宜用新加香薷饮加减，亦可用益元散加葱、豆豉、薄荷轻清宣透；夹湿者，参以芳化淡渗，同时应佐用藿香、佩兰、荷叶、青蒿、西瓜翠衣之类，以清暑化湿；若热亢邪盛，发热而渴、汗出，可与新加白虎汤；或因其连及膜原而配入柴胡、黄芩；或因其邪热在营，可与加减葳蕤汤加青蒿、玄参、牡丹皮。总在立法圆机，以疏通气机，透达伏邪为原则，务使达到邪去正安之目的。

2. 养阴保津

外感热病，"阳胜则阴病"，伤阴是必然的结果。诚如叶天士所云："热邪乃燥胃津，必耗肾液。"吴鞠通也谓："温为阳邪……最善发泄，阳盛必伤阴。"著名中医蒲辅周也说："温热病未有不灼伤津液的……防其伤阴为温病之第一要义。"正因为热邪有此基本特性，所以决定了养阴保津法则在外感热病治疗上的重要地位。

外感热病属于感受温热之邪而起，最易损伤津液。常老既十分欣赏喻嘉言的"病温之人，邪退而阴气犹存一线者，方可得生"，又倍加推崇王孟英的观点"热病未有不耗阴者，其未之不尽则生，尽则阳无留恋，必脱而死"。故常老指出，保津护液，在温病治疗上至关重要，而成为一大法门。所谓"留得一分津液，即存一分生机"。然护津不独滋阴生津而已，实有保护津液免受耗亡之意。祛邪杜其伤津之源，以免苦燥伤津；渗利之品，也不能过剂，使阴耗不致下竭，皆护津之法也。

因此，常老常在清、透、泄之中，参以生津之品，则寓护津于祛邪之中。如治风温热邪深入，运用清热泻火法，常配伍雪梨汁、苹果汁等养胃生津之品；若温邪已解，津液已伤，脉细数者，则宜重用益胃汤；若暑温之邪热深陷，津液耗伤，或在少阴，或在厥阴，宜用加减复脉汤之类；暑温后期胃阴被伤，津液已涸，可用益胃、增液辈，或五汁饮；暑热伤气，汗多、脉散大，急用生脉散；若余邪不清，宜用竹叶石膏汤等，每获奇效。

3. 慎用苦寒

常老认为，"热者寒之"虽是外感热病治疗的基本原则之一，但一见发热即谓之"炎症"，应用大剂苦寒清热解毒之品，已为临床实践证明是

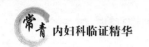

行不通的，也是违背辨证论治原则的。

临床上，常老根据病位深浅、病邪性质、病情轻重、病势进退随证施治。如病在卫分，只用辛凉轻剂或平剂，则热随表解。因卫分证病轻邪浅，若用苦寒滋腻，可使气机涩滞，邪不得外透。热入气分，则法用甘凉。热入营分，虽病邪已深，病情亦重，仍用甘寒清营，旨在由营透气，不可苦寒太过阻遏外出之机。直到热伤血分，阴伤精耗，才宜凉血清热养阴。即使里热结实，苦寒清热也要中病即止。常老强调，凡治外感热病"以寒治热"，若应用苦寒太早、太过，则反增寒凝之弊，甚至热病转寒中。更不能大剂苦寒滥使妄用，以致热邪因冰伏而内闭，延误时间，变生他证。

如一乙脑患者朱某，男，29 岁，住院 1 周，中西医治疗无效，曾进大剂辛凉苦寒之品，高热不退。常老会诊时，仍高热不退，四肢微厥，神识时有昏蒙，语言不清，胸腹濡满，大便稀溏，小便不利，头部汗出，漱水不欲咽，口唇干燥，舌质淡红，苔白，脉寸尺弱，关弦缓。常老认为，外感湿温过用苦寒，虚实互见，邪陷中焦，中阳失运，不能达邪出表，治宜辛通苦降，扶助正气，以茵陈五苓散合藿朴夏苓汤加太子参化裁。服后全身汗出，热退尿多利止，腹满减。但此时邪热虽去，正气大伤，现筋惕肉瞤，肢厥汗出，脉微欲绝，有阳脱之危，急以生脉散加味：生晒参 15g，麦冬 15g，五味子、熟附子各 6g，生龙骨 30g，生牡蛎 30g。浓煎徐服，药后肢厥渐回，神识渐清，汗出减，舌齿转润，脉搏徐复，阳回阴生。后又以参苓白术散合生脉散加石斛、白茅根等养阴益胃，兼清余热，数剂后痊愈出院。

4. 顾护阳气

常老认为，外感热病固然以伤阴耗液为主要矛盾，但阴阳互根，阴虚可以及阳，导致阴阳俱亏，气阴两虚者也屡见不鲜。此时不可单纯养阴清热，应加入益气之品，取"阳生阴长"之义。故常老临证常以人参白虎汤、清暑益气汤、沙参麦冬汤等随机化裁，以达养阴清热不伤阳气之目的。常老还主张，外感热病恢复阶段，此时往往余热未尽，气阴不复，加之胃气未醒，脾运不良，更宜益气养阴，不可纯投滋腻，以免碍胃留邪之弊。这种注重益气生津，阳能生阴，自我恢复生机的学术思想，是常老治疗外感热病的一大特色。

温热之邪既易伤阴液，亦耗损阳气。或素体阳虚，或湿热久羁，或滥用寒凉，或误投攻伐，均能导致阳气虚弱，故有"热中变为寒中"之谓。常老常以仲景桂枝龙骨牡蛎汤化裁，以顾护阳气；若患者虽有高热，但兼面色苍白，汗出不止，舌红转淡，此乃阳气已衰之征兆，即取此方合生脉散，扶阳护阴；若出现冷汗淋漓，四肢厥逆，呼吸急促，脉微欲绝等亡阳之象，则以此方合参附汤、四逆汤急救回阳。这都体现了常老治疗外感热病，既重视顾护阴液，又注重保护阳气的学术思想。

如常老治疗重症肺炎伴严重贫血案：胡某，女，65 岁，住院患者。虽已用多种抗生素 1 月余，多次输血，但病情日益加重。常老会诊时见其形瘦神呆，久热不退，喉间有痰，褥疮形成，肺部阴影大片不消，白细胞计数 3.8×10^9/L，舌苔白，脉短涩。常老认为此为气阴枯竭，不能荣润五脏，以致元气虚怯、营血消烁之危证。治宜甘温咸润、益气生津之法。急投三甲复脉汤加减：生晒参、炙甘草、阿胶、白芍、生地黄各 12g，生龙骨、生牡蛎、炙鳖甲、炙龟甲各 25g，远志肉 9g，浓煎300mL，鸡子黄 1 枚另化冲，童便 1 小杯先服。连服 3 周后上方去童便、生地黄，加大枣 10 枚，浮小麦 30g。2 周后因痰多，再加胆南星 12g，天竺黄 12g。药后 1 周，褥疮消失，皮肤滋润，药后 2 周，不规则发热消失。1 个半月后，肌肉渐丰满，体重显著增加，咳喘及肺部阴影逐渐消失，食欲转佳，由精神萎靡转为谈笑自如。

（三）强调时机善于截断扭转

外感热病，变化迅速，证势重笃，病程较短。其治之法，医家大多遵循叶天士"在卫汗之可也，到气才可清气，入营犹可透热转气……入血就恐耗血动血，直须活血散血"的法则。对此，常老根据其经验，认为叶氏所论虽然有理，但若时时墨守成规，则未免有失治病之机，毫厘之失，祸即旋踵。故常老主张外感热病初起，表邪较重而无里热之征象者，当以清透为法则，不可投清解苦寒之品。所谓"透"不独专于发汗，实为开门驱贼之计也。透能开通郁闭，使邪从肌肤而外出，不致入里，若祛之不速则留生他变。

常老临证常用豆豉、薄荷、桑叶、菊花、牛蒡子、金银花、连翘等辛凉味薄之品，以轻清透达，引邪外出。若表邪不著而见口干苦，苔薄黄者，为病邪已有转气分之象，则合入清气泄热之剂以截断其传变，方投麻杏石甘汤、白虎汤之类。若气分热甚，高热不退，又具心烦不寐，舌质红绛者，则说明病邪又有传入营血之势，宜在清气泄热之中，佐以赤芍、玄参、生地黄、竹叶等清营凉血之品，以防气分邪热进一步深入。常老谓：外感热病的治疗，关键在于准确辨证，巧施截断之法，尽早驱邪外出，不可优柔寡断，贻误时机，失治误治。

如常老治疗一小儿病毒性肺炎：宋某，男，9岁，暑期随父母外出旅游，受热感寒，致使发热不退而住院。遂邀常老会诊，症见高热，体温39.7℃，烦躁，妄语若狂，面赤额汗，身上无汗，腹满不实，气喘息促，舌苔白腻微黄，脉浮数。常老辨证为内热外寒，肺气郁闭。急以辛凉透表，速开肺闭之麻杏石甘汤加味：麻黄6g，杏仁6g，生石膏60g，甘草、桔梗各6g，前胡10g，桑白皮10g，僵蚕10g，地龙10g，淡竹叶12g。只服2剂，体温正常，诸症若失，继续调和肺胃，又服5剂而获愈。

（四）温病瘥后注重调理脾胃

常老对温病瘥后的调理，十分重视脾胃，或健脾益气，或滋养胃阴，或嘱以饮食调理，因病而异或因人而异。如发热退后食入不化，或大便溏薄，或倦怠嗜卧，常以香砂六君子汤，或异功散、参苓白术散，或理中汤加减，以健脾和中；形寒而畏风自汗，脉象缓弱，舌质胖嫩者，宜用桂枝汤，或玉屏风散合甘麦大枣汤，或黄芪建中汤调理，此皆补气之法。如病后不思饮食，口渴欲饮，口干舌燥，二便艰涩者，宜用益胃汤、沙参麦冬汤之类，养胃阴以生津液，此属补液之法。若温病后气阴重亏，脾胃亦弱，或用橘、术、姜、砂之类，以和胃阳；或在甘寒养胃药中酌加佛手、绿萼梅、香橼皮、枇杷叶等以和胃阴；夹有食滞可加焦山楂、建曲、麦芽等，达到理气消食而不伤中之目的。

再如热病后，脾胃虚弱，往往不胜药力，常老又主张药补不如食补，提倡病去则食养以冀康复。常老曾用食疗配合调治一热病后胃气将败之老翁。患者素罹患多种老年性疾病，突发心痹，3日后，又发高热，咳嗽、痰黄而稠，舌红赤，苔黄而厚，脉浮弦滑数。经中西医结合治疗40余日，热势渐退。但出现泄泻不止，日10余次，西医诊断为伪膜性肠炎，迫使抗生素全部停用。此时脾胃俱败，上不能纳，下泻不止，群医束手。常老独辟蹊径，以食疗为治，重养胃气，选用上好之莲子肉、芡实、大米（炒黄），磨粉为糊，少少鼻饲；另外选用回阳固本之附子汤，小剂缓缓救治，果获成功。由此可见，常老热病善后调治，无论投以药石，或食疗为养，时刻不忘顾护脾胃这个根本。

三、其他医论

（一）见微知著防患未然论

常老时谓：病之生也，其机甚微，甚变甚速，通幽知变，一叶而知秋，见微而知著，抢先而预防之，庶不至于病入膏肓而后治之矣。

如中风，必有先兆。若眩晕之渐，劳则耳鸣目眩；或手足渐觉不遂，麻木不仁，肌肉微掣；或口眼㖞斜，语言謇滞，六脉滑而无力，此中风之兆，去卒厥仆倒不远矣，须防之。当养气血，节饮食，戒七情，远房帏；古以滚痰丸、防风通圣散之属，常老则自拟防中1号~4号经验方，辨证分型涤痰息风，活血化瘀，未雨绸缪，遂得有备无患之妙。

又如肿瘤，若见心腹苦痛，久而不瘥，害于饮食，肌肤羸瘦；或喘息奔溢，气逆背痛，少气善忘，目瞑肤寒，皮中时痛，此为其征兆也。必详审何经受病，何物成积，见之既确，则宜结合现代检测手段以微观断病，宏观辨证，并及时培真气，护胃气，断厚味，节色欲，戒暴怒，正思虑，扶正驱邪以绝后患。

常氏认为：见微知著，终不至碌碌亡羊补牢之趋，临床须有此技巧，则防患防变于未然而辨证截断之。方能以疗效取胜，而斯为中医特色与高手矣。

（二）制方遣药活法圆机论

常老时谓：药须制方，合宜而用。妙法在心，活变不滞。有是病则用是药，病千变而药亦千变，活泼而如珠走盘。病之当服，则大黄、附子、细辛均是至宝，病之不当服，则人参、鹿茸、黄芪皆是砒霜。若不知常变，胶柱鼓瑟，一概施治，则酿患无穷。

识病如识寇，用药如用兵。医者识病之寒热虚实，开阖缓急，而后合宜用药，方能无差。故常老强调，用药须掌握用量，力求灵敏，权衡轻重，多寡得宜，方为合法。病重而药轻，杯水难救车薪之火，病轻而药重，人命或有累卵之危。如常老于抢救中风实证之速效夺命汤中生大黄用量竟达30g之多，可见一斑。

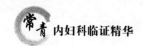

（三）甚者独行巧夺生机论

常老时谓：治病若弈棋，当先救急。急者何？救其重而略其轻也。遇暴疾危证，施治之法，在于切中要害，把握病之关键生机。于犬牙交错，千头万绪中快刀斩乱麻。峻治之法，应若发机。若胸无定见，畏首畏尾，犹豫不决，"眉毛胡子一把抓"，则生机息矣！故凡施治之药贵乎精。如阳明腑实急症，首重大黄，一味独行亦能实去腑安矣。但若元气虚弱，势若燃眉，急在正气，培之不早，临期无济也。所畏在虚脱，但固其根本为要。如常老抢救晚期恶病质癌症，心力衰竭者则独参汤或参附汤或生脉针予之。背水一战而往往可救人于危殆之中。是以胆大心细，行方知圆，甚者独行，巧夺生机，临床才能游刃有余，而方显中医疗法之特色。

（四）以德治心身心并治论

常老时谓：为医须德艺双馨，仁恕博爱，以人命为至重，专以存心济世也，博施救援之志，而绝鹜利之心。唯诚恳待人，精诚所至，金石为开。尤予精神创伤，心理障碍之患者，更须事事体贴，时时关系，若身受之，至诚同情，方能取得病家信任以至如同至亲，则后药之而无误矣。故谦以养德，好学益知，则业更精，识日广，德益隆，望越显，信愈深，而任何沉疴心病皆可起矣。

（五）四诊合参首重察舌论

常老时谓：诊病须四诊合参，但首重察舌。舌象是反映体内变化非常灵敏的标尺，是窥测内脏变化之窗口。无论八纲，病因，六经，三焦，卫气，营血，气血津液及脏腑经络等辨证，均以舌象为至要辨证依据。察舌以分虚实，则虚实不误；别脏腑，则脏腑不差；辨阴阳，则阴阳不谬；配主方，则主方不殁。尤其疑难之顷，症无可参，脉无可按，唯以舌为凭。故察舌在指导遣方用药上具有特殊临床意义。当然察舌尚需宏观和微观相结合。微至舌乳头血管、淀粉酶、离子微量元素、pH值及血液流变学等。唯有心中了了，才不失为识病疗疾之良医也。

（六）难病取中顾心护胃论

常老时谓：人以胃气为本，有胃气则生，无胃气则亡。治病之法，必以谷气为先。若积聚渐久，元气日虚，此而攻之，则积气本远，攻不易及。胃气被戕，后天先伤，愈攻愈虚，不死于积而死于攻矣！此其所在命，不在乎病，所当察。治虚邪者，当以缓治，培脾胃，固其本，疏其经，俾元气日强，邪气消而有养正积自除之妙也。故凡一切难治之痼疾，常老称之为难病，而取中者，常老之意在于重视调治中州为要务。许多晚期棘手之癌症，有人多妄投以毒攻毒，或以单方张冠李戴，结果往往反促早死于非命，而常老则每每强调，治癌特别是治疗晚期危重患者，尤须时时照护胃气，或者必先健脾和胃以缓图生机，许多实例证明此法对于改善晚期癌症患者症状，带癌生存，甚则力争临床治愈，不失为独到之策。又心为君主之官，精神之舍，主明则下安，主不明则十二官危。若心脏功能健全，则百官听命，各司其职，人体生命活动方能正常维持，一有创伤，则危殆立至。鉴此，常老时时戒教，对于一切积聚，尤其是晚期癌肿，当察其所痛，知其所应，有余不足，可补则补，可泻则泻，但绝不可贸然以大毒之剂攻之，则积不能除，而心阴心阳先伤，或患者已有心病之危而不察不顾之，以致颠覆之害，此为大忌。常老时云：中老年癌症患者，多有心脑血管痼疾之夹杂，若一味抗癌治癌而忽略心力之衰竭，每属标本不明而铸大错。故常老每于治癌之中巧设顾心护胃之品，实为至理妙策和宝贵经验。

（七）辨证论治尤重因机论

常老时谓：中医辨证论治，强调从客观病情出发，谨守病机，审谛证候，临机应变，各施其宜。人有千面，病有百变，要对证下药。医贵通达，灵机活泼，胆大心细，是为工巧。常老强调，辨证论治固然重要，但尤须审机论治，穷真受病之源。盖病有标本，多有本病不变而标病见者，有标本相反不相符者。若见一证，即医一证，唯恐有失。唯见一证，而能求其证之所以然，则本不误矣。病证变幻，实似虚，虚似实，外似内，内似外，难以枚举，皆宜细心求其本。如头痛有伤寒头痛、血虚头痛、肾虚头痛和痰瘀头痛等。伤寒头痛之中又分太阳、阳明、少阳、厥阴头痛之属。治之之法，必先求其得病之因，知其所犯，然后命药，病因消除，病机得平，则诸病自愈矣。

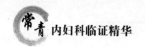

（八）综合治癌辨治至要论

常老时谓：肿瘤为难治之症，而非不治之症。他强调必须圆机活法综合治疗，其中辨证论治当为至要首务。结者散之，客者除之，留者行之，坚者削之，咸以软之，苦以泄之。当分初、中、末之治，或以攻为主，或攻补兼施，或以补为主，辨证论治加专科专方及单方特药往往建功。当然，中医辨证论治与手术、放化疗等有机结合是综合治癌之核心。其进退利弊当因人、因机而择善从之。同时，必须节饮食以明忌宜。凡新鲜水果蔬菜既富营养又有抗癌辅助之功者，为一箭双雕之药食，是为宜。而凡肥甘、炙煿、辛辣、腌制食物及烟酒、霉变污染之品均当忌。再者辅以气功疗法，以使动静结合，调和气血，消瘤散结，宁心安脑，提高免疫，也在所要。此外，心理治疗，节欲养性，从容达观，疗创伤，增信心，避恼怒，免忧伤，亦为癌症康复之所必须。更值得一提的是，常老每以内外合治以拓疗癌之效，盖散其毒不令壅滞，祛其瘀不令腐化，疏其经而直达病所，此皆常氏内外合治之妙也。

第二节　内科病临证精华

一、顽固性哮喘

（一）中西医病名及诊断要点

中医：泛指各种年龄段 1 年以上经常发作、诸法乏效、难以断根的各种难治性哮喘，发作时胸闷咳喘、痰声辘辘、张口抬肩、不得平卧、唇舌紫黯、脉滑数或细滑尺弱之喘证或哮证或喘哮同发者，均可归属于此。

西医：指用常规治疗（如吸入大剂量糖皮质激素和短效 β_2 受体激动剂）后症状仍难以控制的哮喘，临床表现类型有激素抵抗或激素依赖性哮喘、脆性哮喘、致死性哮喘，其发病机制较普通哮喘更为复杂，目前尚未完全阐明，也缺乏特效断根疗法。

（二）中医分型论治

1. 发作期

（1）寒哮

主症：呼吸急促，喉中哮鸣有声，痰白稀薄，口不渴，天冷或受寒易发，形寒怕冷。舌苔白滑，脉浮或弦紧。

治法：温肺散寒，化痰平喘。

处方：射干麻黄汤（张仲景《金匮要略》）加减。

用药：射干 12g，麻黄 6g，干姜 10g，细辛 3g，法半夏 15g，紫菀 12g，五味子 6g，款冬花 12g，甘草 6g，大枣 5 枚。

（2）热哮

主症：喘促哮鸣，痰黄稠而黏，烦闷，口苦，口渴，喜饮，汗出。舌苔黄腻，脉滑数。

治法：清热宣肺，化痰定喘。

处方：定喘汤（张时彻《摄生众妙方》）加减。

用药：麻黄 9g，黄芩 12g，桑白皮 15g，北杏仁 12g，法半夏 12g，款冬花 12g，紫苏子 15g，白果 10g，瓜蒌仁 15g，葶苈子 12g，地龙 12g，甘草 6g。

2. 缓解期

（1）肺虚型

主症：自汗、怕风，常易感冒，气短声低，面色㿠白，每因气候变化而诱发。舌淡苔薄白，脉细弱。

治法：补肺固卫。

处方：玉屏风散（危亦林《世医得效方》）加味。

用药：黄芪 18g，白术 12g，防风 10g，茯苓 12g，五味子 6g，炙甘草 6g。

（2）脾虚型

主症：平时咳嗽痰多，食少脘痞，疲乏，气短，便溏，面色萎黄，可因饮食不当而诱发。舌质淡，苔白滑，脉细软。

治法：健脾化痰。

处方：六君子汤（陈自明《妇人良方》）加减。

用药：党参 18g，白术 12g，茯苓 15g，法半夏 12g，陈皮 6g，紫菀 12g，炙甘草 6g。

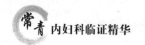

（3）肾虚型

主症：平素气短息促，动则尤甚，腰酸肢软，畏寒肢冷，面色苍白，劳累后本病易发。舌质淡胖嫩，苔白，脉沉细。

治法：补肾摄纳。

处方：金匮肾气丸（张仲景《金匮要略》）加减。

用药：熟附子12g，肉桂5g，熟地黄15g，山茱萸12g，茯苓15g，牡丹皮9g，泽泻10g，淫羊藿12g，补骨脂12g，巴戟天12g，菟丝子15g，炙甘草6g。

（三）常氏用药特色

常老认为，中医历代医家指出，哮喘属顽疾，其主要病机当属脏腑功能羸弱伴痰饮伏肺为宿根，每因外邪侵袭、饮食不当、情志或异常气味刺激、体虚劳倦、脏腑亏损等内外诱因触发，以致痰壅气道，肺失宣降，痰气相搏所致的一种发作性痰鸣气喘疾患。其病因病机错综复杂，又反复发作，患者苦不堪言，属于中医的"顽哮"范畴，常老时常教导吾辈在临床治疗时应辨证施治，区别主次，适当兼顾。

吾辈总结常老经验，认为该病的治疗应从患者整体出发，辨别标本缓急及喘息发作时间的不同来遣方用药。临床当遵循《王旭高医案·痰喘》之论述："喘哮气急……治之之法，在上治肺胃，在下治脾肾，发时治上，平时治下。"在临证权变方面，需辨明哮喘病程、病位及临床表现的寒热虚实，使我们在治疗中分清主次先后加以分期治疗，在标本兼顾的原则下，做到"治实不忘其虚，补虚必顾其实"和调补脾肾等整体治疗以扶正祛邪，以期根治。鉴于哮喘之病邪以寒饮为主，临床上哮喘类型以寒哮为多。故在治疗中，常老惯用射干麻黄汤等以秉承古方而灵活化裁，以力求速效。特自创桑龙平喘汤，投之临床，颇为应手。

常老急则治标主方是常氏速效平喘汤，又名桑龙平喘汤。组成：桑白皮30g，地龙18g，全蝎6g，炙麻黄10g，杏仁10g，射干10g，炒苏子15g，葶苈子15g，炙款冬花18g，鱼腥草30g，金荞麦30g，全当归18g，生甘草10g（小儿剂量酌减）。功效：肃肺清热，止咳平喘，活血解痉。主治：喘息性支气管炎、支气管哮喘、肺气肿、肺炎等，尤其适用于实证哮喘之急性期。用法：每日1剂，水煎3次，取汁各250mL，上下午及晚上分服。

方解：本方是由三拗汤合射干麻黄汤合三子养亲汤化裁而来，兼容三者之长于一体而尤增活血解痉抗敏经验用药，如能随证配伍，合理应用则多能得心应手，常获速效之功。方中桑白皮、葶苈子、麻黄、杏仁肃肺平喘，麻黄蜜炙可避其过汗伤正而使平喘之功专；而葶苈子配苏子则能降气消痰，与三拗汤相合，一升一降，相得益彰；鱼腥草、金荞麦、桑白皮清肺化痰平喘力宏，辅以炙款冬花润肺化痰；另有当归配地龙活血畅络、润肠通便而平咳逆之气，其中地龙伍全蝎解痉通络、抗敏平喘。全方共奏肃肺清热、降气化痰、活血抗敏、解痉平喘之功。

常老指出哮喘多因感受外邪，或痰浊蕴肺，或情志失调而致肺气上逆，失于宣涤而成，此为病因之标；而其病因之本，则在脾肾本虚，若久病气虚，脾不化浊，肾失摄纳，华盖壅阻，亦致呼吸困难，甚则张口抬肩，鼻翼翕动而不能平卧，为临床常见急重症。有人谓"中医只能治些慢性病"，其实非也，本方正是针对"急则治标"而设，凡痰热遏肺所致哮喘重症，症见喘咳气涌、张口抬肩、痰多黏稠色黄、伴见胸中烦热、身热有汗或无汗、溲黄便秘等，而其脉象滑而带数、舌苔黄腻或滑腻者，尤所宜也。临证若能正确运用，随症加减，则多获朝服夕平之速效，且无西药激素等副作用的弊端。

常老认为难治性哮喘治标在肺，治本在肾。因此，补肾法应为哮喘病缓解期的主要治法。"肺主气，肾为气之根"。故凡哮喘多年反复发作者，多有肾虚。所谓"久病必伤肾"，是之谓也。尤其是长期使用糖皮质激素的患者，即激素依赖型哮喘重症患者更当补肾，甚则施以温阳补肾、纳气固本，以争取断根或戒除对激素之依赖。方用常氏河车苏蛤丸（胶囊），临床应用效果甚好。

常老缓则治本主方是常氏河车苏蛤丸（胶囊）。组成：紫河车15g，苏子15g，蛤蚧1对，巴戟天15g，淫羊藿15g，五味子6g，补骨脂15g，丹参15g，全蝎6g，炙甘草10g。功效：补肾纳气，解痉平喘，固本善后。主治：难治性哮喘及喘息性支气管炎缓解期，亦可用于冬病夏治之哮喘固本治疗。用法：制成丸剂或胶囊剂，每日3次，每次2～4粒。方解：方中紫河车、淫羊藿、巴戟天补肾温阳，苏子、五味子降气敛肺，蛤蚧、补骨脂、丹参补肾纳气、活血解痉，炙甘草调和诸药。全方共奏补肾纳气、燮理阴阳之功。

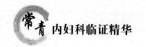

（四）验案

张某，男，35 岁，2012 年 9 月底初诊。哮喘频作已有 3 年，近日受寒咳喘痰多，吐之不利，胸闷气急，入夜张口抬肩，心悸乏力，舌质黯胖，苔白腻，脉濡滑。四诊合参，证属寒痰浊瘀蕴结，脾肾两虚，肺气不降。治拟温肺化痰，降气定喘，清肃华盖。先予桑龙平喘汤。用药：桑白皮30g，地龙 18g，全蝎 6g，炙麻黄 10g，杏仁 10g，射干 10g，炒苏子 15g，葶苈子 15g，炙款冬花 18g，鱼腥草 30g，金荞麦 30g，全当归 18g，生甘草 10g。7 剂。

二诊：诉上药服用 1 周后，自觉症状逐渐减轻，痰涎易咳出，胸闷气急转爽，信心倍增，继来复诊，要求继服中药。常老认为，该患者由于哮病长期反复发作，寒痰伤及脾肾之阳，则可从实转虚，表现为一派虚实夹杂之证候。上法既效后加用常氏河车苏蛤丸（每日 2 次，每次3 丸）。

以上汤剂加丸剂服用 3 个月后，患者自觉已无咳喘之忧，又坚持服常氏河车苏蛤丸 3 个月，至今 2 年来没有复发。

二、肺炎

（一）中西医病名及诊断要点

1. 中西医病名
中医：发热咳嗽胸痛、痰黄或如铁锈，脉滑数或浮数，舌红苔黄腻或滑腻，可诊断为肺痈、肺疫、风温、春温。

西医：社区获得性肺炎。

2. 诊断要点
①新近出现咳嗽、咳痰，或原有呼吸道疾病症状加重，并出现脓性痰；伴或不伴胸痛。②发热。③肺实变体征和（或）湿啰音。④ WBC>10×10^9/L 或 <4×10^9/L，伴或不伴核左移。⑤胸部 X 线片检查显示片状、斑片状浸润性阴影或间质性改变，伴或不伴胸腔积液。

以上 1 ~ 4 项中任何一项加第 5 项，并排除肺结核、肺部肿瘤、非感染性肺间质性疾病、肺水肿、肺不张、肺栓塞、肺嗜酸性粒细胞浸润症、肺血管炎等，可建立临床诊断。

（二）中医分型论治

1. 风热犯肺证

主症：身热无汗或少汗，微恶风寒，咳嗽痰少，头痛，口微渴。舌边尖红，苔薄白，脉浮数。

治法：疏风清热，宣肺化痰。

处方：桑菊饮合银翘散加减。

用药：桑叶10g，菊花10g，薄荷6g，连翘10g，桔梗10g，杏仁10g，芦根30g，甘草6g。

中成药：①乐频清胶囊：2粒，每日3次。②清开灵颗粒：1包，每日3次。

2. 外寒内热证

主症：恶寒发热，肢体酸痛，咽干咽痛，无汗咳嗽，痰黄白相兼，质黏而咳痰不爽。舌红苔黄腻，脉浮数。

治法：宣肺泄热。

处方：麻杏石甘汤加减。

用药：麻黄10g，杏仁10g，生石膏30g，生甘草10g，黄芩30g，鱼腥草30g，桑白皮30g，浙贝母15g，前胡15g。

3. 痰热壅肺证

主症：身热烦渴，汗出，咳嗽气粗，咳痰色黄或痰中带血，胸闷，胸痛，口渴喜饮。舌红，苔黄或黄腻，脉洪数或滑数。

治法：清热化痰肃肺。

处方：清金化痰汤合桑白皮汤加减。

用药：桑白皮12g，黄芩15g，山栀10g，知母10g，贝母10g，瓜蒌10g，桔梗10g，麦冬10g，橘红10g，茯苓10g，甘草6g。

中成药：①急支糖浆：10mL，每日3次。②鲜竹沥口服液：10mL，每日3次。

4. 痰浊蕴肺证

主症：咳嗽痰多，咳痰不利，质黏色白，胸闷脘痞，呕恶纳呆，口淡不渴。舌淡苔厚腻色白，脉滑。

治法：化痰肃肺。

处方：二陈汤合三子养亲汤加减。

用药：半夏10g，陈皮10g，茯苓18g，甘草6g，苏子15g，白芥子

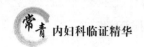

10g, 莱菔子 15g。

中成药: 半夏露: 10mL, 每日 3 次。

5. 肺胃热盛证

主症: 身热, 午后为甚, 心烦懊忱, 口渴多饮, 咳嗽痰黄, 腹胀便秘。舌红, 苔黄或灰黑而糙, 脉滑数。

治法: 泻肺泄热, 清胃通腑。

处方: 麻杏石甘汤合银翘白虎汤合凉膈散加减。

用药: 生石膏 30g, 麻黄 10g, 杏仁 10g, 桑白皮 12g, 黄芩 15g, 瓜蒌 10g, 甘草 6g。

6. 阴虚肺热证

主症: 干咳, 咳声短促, 痰少黏白, 或痰中夹血, 或声音逐渐嘶哑, 午后潮热, 颧红, 手足心热, 夜寐盗汗, 口干咽燥, 日渐消瘦, 神疲。舌红少苔, 脉细数。

治法: 养阴清热, 润肺止咳。

处方: 沙参麦冬汤加减。

用药: 北沙参 15g, 南沙参 15g, 麦冬 12g, 天花粉 12g, 玉竹 10g, 百合 15g, 桑叶 10g, 羊乳 15g, 金荞麦 15g, 鱼腥草 15g, 生甘草 10g。

7. 热闭心包证

主症: 壮热, 烦躁不安, 口渴不欲饮, 甚则神昏谵语, 惊厥或四肢逆冷。舌绛少津, 苔黄, 脉弦数或沉数。

治法: 清营解毒, 化痰开窍。

处方: 清营汤合猴枣散加减。

用药: 水牛角 30g, 丹参 15g, 玄参 12g, 麦冬 12g, 金银花 10g, 连翘 10g, 黄连 3g, 淡竹叶 9g, 猴枣散 10g。

8. 气阴两虚证

主症: 身热渐退, 干咳痰少而黏, 自汗神倦, 纳少口干。舌红, 少苔, 脉细或数。

治法: 清肺泄热, 益气养阴。

处方: 银翘白虎汤合生脉饮加减。

用药: 金银花 10g, 连翘 10g, 石膏 30g, 知母 10g, 麦冬 12g, 人参 6g, 五味子 6g, 甘草 6g。

中成药: ①百合固金口服液: 10mL, 每日 3 次。②川贝止咳糖浆:

10mL，每日 3 次。

9. 邪陷正脱证

主症：呼吸短促，鼻翼扇动，面色苍白，大汗淋漓，甚则汗出如油，四肢厥冷，发绀，烦躁不安，身热骤降。或起病无身热，面色淡白，神志逐渐模糊。舌质淡紫，脉细数无力，或脉微欲绝。

治法：回阳救逆。

处方：人参四逆汤合生脉散加减。

用药：人参 10g，附子 6g，干姜 6g，甘草 6g，麦冬 12g，五味子 6g。

随症加减：夏令夹暑加六一散 10g，痰多可加葶苈子 10g、射干 9g，痰黄脓臭加鱼腥草 15g、野荞麦根 15g，肺热、痰热伤津加南沙参 15g、天花粉 12g，大便秘结加制大黄 10g、火麻仁 12g，瘀血内结加赤芍 18g、三七 12g。

其他治法：①双黄连注射液或鱼腥草注射液或穿琥宁注射液或痰热清注射液常规剂量，静脉滴注。②气阴两虚或邪陷正脱证，可用参麦注射液或参附注射液静脉滴注。

（三）常氏用药特色

常老认为，临床上重症肺炎患者，多为西药久用乏效或少数农村急性患者，表现为肺阴损伤，阴虚火旺，痰热胶着之病机。常老自创速效养阴清肺汤治之，往往效如桴鼓。组成：炙麻黄 10g，苦杏仁 10g，生石膏 40g，南沙参 30g，天冬 30g，鱼腥草 60g，金荞麦 60g，败酱草 30g，百部 30g，象贝母 10g，桑白皮 30g，黄芩 30g，生甘草 10g。功效：养阴清肺化痰。根据常老 50 余年临床经验，其中清肺药均宜重用，一般用量多为30~60g，例如鱼腥草、金荞麦、黄芩、败酱草等，具有清肺解毒、消痈排脓之功，且安全而毒副作用很少。

若肺炎患者兼有哮喘重症，症伴气急胸闷，甚至喘促，若用一般清热解毒、化痰止嗽方法，往往疗效欠佳。常老认为此类患者常法乏效，当从急症处理，常老从多年临床经验中总结创制了桑龙平喘汤，常能收到意想不到的良好疗效。其药物组成及用量为：炙麻黄 9g，射干 9g，紫菀 30g，款冬花 30g，桑白皮 30g，葶苈子 15g，地龙 15g，全蝎 6g，鱼腥草 60g，金荞麦 60g，黄芩 30g，生甘草 10g。全方清热化痰、润肺下气、解痉平喘之余，尚有余留外寒之邪者，亦可一并祛除之。

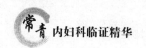

对于痰热仍盛，肺阴已伤的患者，在上述用药的基础上，常老喜用滋阴而不滋腻之南沙参、北沙参、石斛等以补肺阴，并兼顾胃阴，而不致痰热稽留。

（四）验案

张某，男，60岁，退休工人，2012年10月9日初诊。患者1个多月前因外感风寒而出现咳嗽咳痰，当时未予重视，自行去药店购买治感冒咳嗽的药物，症状未减反增，1周前赴当地医院被诊断为急性肺炎，经抗生素静滴5日乏效，转诊中医治疗。刻诊：患者咳嗽咳痰，痰黄质黏，痰量较少，气急胸闷，喘息连连，口干舌燥，潮热阵作，稍恶风寒，舌质干红有裂纹，苔黄腻燥，脉细滑数。诊断：实喘（痰热蕴肺，阴液耗伤）。治法：清热化痰，解痉止嗽，养阴散寒。用药：炙麻黄9g，射干9g，紫菀30g，款冬花30g，桑白皮30g，鱼腥草60g，黄芩30g，浙贝母15g，地龙15g，南沙参30g，天冬30g，地骨皮15g。5剂，1剂/日，分温2次服。

2012年10月15日二诊：患者自诉咳嗽咳痰、气急胸闷、喘息连连诸症明显减轻，口干舌燥、潮热阵作亦减，已无恶风恶寒。察舌红有裂纹，苔黄腻，脉细滑带数。续以上方加减化裁，叠进20剂，诸症已愈，复查胸片示：两肺未见明显异常。

按：该患者从感受风寒之邪至前来求诊中医，时间已1个多月，病情未控未减，反由浅入深，形成急性肺炎。虽予抗生素静滴5日，然病势已深，加之外感未尽，抗生素乃寒凉之剂，可使风寒之邪郁遏难出，病遂难愈。

三、胃癌前病变

（一）中西医病名及诊断要点

中医：胃癌前病变属于中医学"痞证""胃脘痛""痞满""嘈杂""反酸""嗳气"等范畴。主要表现为胃脘痞满胀痛，常伴纳钝、泛恶、嘈杂等症。病因多为因饮食劳倦，损伤脾胃；或因肝郁气滞，胃失和降；或因外感湿热，内伤脾胃，浊瘀中阻；或因素体脾胃不足，病后日久伤正，致胃阴亏虚、脾阳不足。气郁、湿阻、瘀滞而致胃络阻滞、气血不畅、胃失濡养，久则可致本病。

西医：胃镜示胃黏膜变薄、苍白，胃壁蠕动减弱，腺体萎缩，黏膜下血管显露，从而发生胃癌前病变。

（二）中医分型论治

1. 肝胃不和型

胃属土，肝属木，在生理状况下，木克土，为肝主疏泄，以助胃气和降。在病理情况下，无论肝病或胃病，均可出现肝胃不和，所谓"木不疏土""土壅木郁"的状况。症见：胃脘痞闷或胀满，脘痛连及胁肋，胸闷太息，嗳气腹胀，泛酸嘈杂，纳钝心烦，苔薄白，脉弦。常老认为肝胃不和证的治疗重点在疏肝，正如《素问·宝命全形论》所云："土得木而达。"常用药物为：柴胡、八月札、川厚朴花、甘松、代代花、蒲公英、海螵蛸、白花蛇舌草、生甘草、炒鸡内金、炒麦芽、炒谷芽等。其中柴胡、八月札、川厚朴花、代代花疏肝理气，解郁醒脾，药性平和，忌刚用柔，理气而不辛燥，行气而不耗气。蒲公英、白花蛇舌草、海螵蛸清热解毒，健胃护膜。鸡内金、炒麦芽、炒谷芽开胃助消化。

2. 湿浊中阻型

脾胃属土，其性畏湿，易为湿邪所伤。饮食劳倦均可使脾胃纳运失司、腐熟和运化水谷功能失调，出现水反为湿，谷反为滞的病理现象。湿浊中阻，日久不但可郁而化热，形成湿热，也可因湿浊留滞，气血不宣，胃络不畅，瘀血停滞，形成浊瘀交结之象。症见：胃脘痞满，胸闷纳呆，泛恶吞酸，大便溏薄，苔黄腻，舌暗红，脉弦滑。常老认为湿浊中阻型的治疗，当以芳香化浊为主，佐以宣畅气机，兼有瘀象时，还需佐以活血化瘀。常用药物为：苏梗、藿香梗或藿香、佩兰，以及茵陈、生薏苡仁、川厚朴花、代代花、甘松、川贝母、象贝母、蒲公英、海螵蛸、白花蛇舌草、黄连、吴茱萸、炒鸡内金、炒麦芽、炒谷芽等。其中苏梗、藿香梗、佩兰、茵陈、生薏苡仁、甘松芳香化浊，淡渗利湿，又可宣畅三焦气机，且药性平和，为治疗湿郁习用良药，佐以川贝母、象贝母、川厚朴花、代代花以化痰散结，行气和胃，更以黄连、吴茱萸相配，辛开苦降，调和肝胃，并以蒲公英、海螵蛸、白花蛇舌草等健胃防癌护膜。

3. 胃阴亏虚型

胃为阳土，喜润恶燥。胃病日久，气郁化火可以灼伤胃阴；湿热久羁也可损伤胃阴；若用药苦燥辛香太过，也可戕伤胃阴。症见：胃脘隐痛，嘈杂，纳钝，便干，口燥，舌红少苔，脉细数。常老认为滋阴润燥以养胃，是治疗此型的重点。常用药物为：生地黄、枫斗、怀山药、北沙参、厚朴花、代代花、甘草、白花蛇舌草、蒲公英、海螵蛸、炒鸡内金、炒麦芽、炒谷芽。其中生地黄、枫斗、怀山药、北沙参滋阴养胃，为主要药物，佐以厚朴花、代代花、炒鸡内金、炒麦芽、炒谷芽等理气和中，蒲公英、海螵蛸、白花蛇舌草清热健胃，保护胃黏膜。

4. 脾胃阳虚型

脾宜升则健，胃宜降则和。脾胃升降和谐，燥湿相济。若脾失健运、清阳不升，则胃之腐熟和降失司，反之，若胃失和降，必然也影响脾气之升发。胃癌前病变病程长，久病必虚，久病多虚，故脾胃阳虚也是较常见的类型。对于该型的论治，常老认为病位虽在胃，而病机重点在脾，治疗当以健脾为主，佐以和胃。常用药物为：制附子、焦白术、茯苓、仙鹤草、制半夏、苏梗、藿香梗、车前草、海螵蛸、藤梨根、炒鸡内金、生薏苡仁等。方中制附子、焦白术、茯苓、车前草、仙鹤草、生薏苡仁温补脾阳，健脾化湿，苏梗、藿香梗、制半夏、炒鸡内金等和胃化浊，海螵蛸、藤梨根防癌护膜。

（三）常氏用药特色

常老在长期临床实践中创制了以养胃和胃、防治癌变为主的经验方，其主要药物有：北沙参30g，枫斗10g，厚朴花15g，代代花10g，刺猬皮10g，海螵蛸30g，白花蛇舌草30g，蒲公英30g，藤梨根30g，白及10g，三七花6g，炒鸡内金6g，生甘草15g。

（四）验案

孙某，男，58岁，2007年5月9日初诊。患者于2个月前因上腹部隐痛伴嗳气、食欲减退和乏力消瘦，在当地医院行胃镜检查及病理切片，被诊断为慢性萎缩性胃炎伴肠化，Hp阳性，经西药阿莫西林及法莫替丁等口服治疗，症状仍无改善，检查血肿瘤指标，发现铁蛋白和CA19-9分别超标20U和35U，因畏于手术治疗，乃慕名至常老处求诊。症见：面色暗黄，神情焦虑，脘痞口苦，嗳气吞酸，纳呆乏力，舌质暗红乏津，苔薄腻，脉弦细，锁骨上未触及淋巴结肿大。乃从胃癌前病变之肝胃不和、胃阴亏损、痰瘀凝阻论治，以截断癌变之势，用药：北沙参、海螵蛸、蒲公英、白花蛇舌草各30g，干石斛、刺猬皮各10g，八月札、川厚朴花各15g，川黄连 6g，吴茱萸 2g，三七花 6g，鸡内金、生甘草各 10g。7 剂。

复诊：患者喜告脘痞嗳气消失，纳谷有味，病情明显好转，乃去川黄连、吴茱萸，加藤梨根、炒白术各 30g，续进。并嘱注意饮食宜忌和避免忧郁气恼。

上方连服 2 个月复查胃镜及病理切片已未见异常，铁蛋白和 CA19-9 指标亦在正常范围，自觉症状消失，体重增加至 58kg，随访年余未见复发而告愈。

四、冠心病

（一）中西医病名及诊断要点

1. 中西医病名

中医：冠心病属中医"胸痹""心痛""真心痛""厥心痛"等病症的范畴，早在《黄帝内经》中对本病的临床表现和病因即有较为明确的论述，《素问·标本病传论》有"心病先心痛"记载。《素问·脏气法时论》云："心病者，胸中痛，胁支满，胁下痛，膺背肩胛间痛，两臂内痛。"《素问·举痛论》云："心痹者，脉不通，烦则心下鼓，暴上气而喘。"汉代张仲景称本病为胸痹，且把病因病机归结为"阳微阴弦"。

西医：西医把由冠状动脉粥样硬化（或冠状动脉痉挛）引起冠脉管腔狭窄或闭塞，导致该血管供血区域心肌缺血缺氧而引起的心脏病，称为冠心病。根据临床表现特征的不同，将冠心病分为隐性或无症状性冠心病、心绞痛、心肌梗死、心肌硬化（包括心律失常、心力衰竭）和猝死五个类型。

2. 诊断要点

①典型的缺血性心胸痛：胸骨后，手掌大小，阵发性（1~15 分钟／次），钝闷痛，劳累可诱发，休息或舌下含服硝酸甘油可缓解，有时伴随咽喉、牙及头痛，或左上肢麻木及疼痛。严重时可出现呼吸困难、心悸、怔忡及唇绀、水肿等一系列症状。

②心电图动态改变，尤其是心绞痛发作时 ST 段水平或下斜型降低 ≥0.1mV，但阳性率不高，只有 30%~40% 在心绞痛发作时有心电图相应的缺血性改变；心绞痛缓解后心电图可以恢复正常；有时也可出现无痛性心肌缺血改变。所以，心绞痛这一主观症状与心电图缺血性 ST 段下降并非总是同时出现。

③若静息心电图无缺血证据，可动态监测（12 导联 Holter）无痛性或

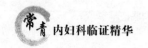

有痛性缺血，也可用激发试验诱发，包括平板或踏车运动试验等。

④最准确而直观的诊断属冠脉造影，准确性约有 99%。

（二）中医论治

1. 舌诊

舌色深绛者，称为红绛舌，见于气血上逆。舌色紫黯，或见舌边散在瘀斑瘀点，见于气血瘀滞，脉络瘀塞，此乃血运不畅的体征。冠心病患者紫黯舌与红绛舌多见。舌下脉络是指舌系带两侧，当金津、玉液穴处，正常情况下，络脉不粗，则无瘀滞，也无分支和瘀点，冠心病患者见舌下筋脉粗胀，此乃气滞血瘀之特征性表现之一，与紫黯舌、瘀斑瘀点舌具有相同的诊断价值。若舌下络脉青紫而且肿胀，可见于冠心病瘀血阻络之重症。

2. 观耳褶征

中医学认为"耳者宗脉之所聚也"，五脏六腑之精气皆汇聚于耳，耳其实是一个缩小的全息单位，可在耳的相应部位出现各种反应，这完全符合中医望诊"视其外而知其内，则知所病"之机理。常老通过多年的临床，观察到冠心病伴有耳垂皱褶者较多，两者具有相关性。

3. 脉诊

冠心病脉象多见弦、细、滑、沉、涩、结、代、微等，且会随着病期不同而有所变化。初期以弦结脉多见，后期以细弱结脉较多见。

（三）常氏用药特色

1. 多从气郁痰瘀论治

随着人们生活水平的提高，饮食结构的改变，生活紧张，生存压力大，导致脾胃受损，脾虚失运，水湿内停，留滞中焦，升降失司，聚湿生痰。痰成后影响脏腑功能、三焦气化、经脉运行，进一步阻滞气机，形成血瘀，痰湿瘀血壅滞脉络引起心窍失养而致病，早在《黄帝内经》中已有明训，曰"心痹者，脉不通"，强调痰瘀在冠心病发病中的作用，对于现代中医辨治该病有着十分重要的意义。

2. 重视患者胃肠功能调理

人是一个整体，上下相通，脾胃主消化，如果脾胃功能受损，饮食不易消化，停留于中，食滞气也滞，气机不畅，胸中气塞，自然胸闷也起。因此，常老指出治疗冠心病要重视"心胃同治"。

3. 临床用药，标本同治

胸痹一证有痰、有瘀、有痰瘀交阻，而且有气虚胸阳不足之证，治疗本病，益气通阳是主要的，辅以活血化瘀祛痰，疗效更好。常老指出补气即是活血，气血同源，气行则血行；冠心病常发于中老年人，随着年龄增长，体内各脏器都将发生退行性改变，心阳不振，血脉瘀阻，胸痛诸证由生。基于以上认识，在冠心病治疗中，应益气温阳、活血祛瘀、化痰利水诸药综合运用。

4. 常老经验方

常老临床治疗胸痹经验方为自拟"二根双参汤"，组成：老茶树根24g，万年青根12g，党参24g，丹参24g，桂枝15g，瓜蒌皮24g，苦参30g，炒白芍15g，薤白头15g，甘松15g，延胡索15g，泽泻15g，炙甘草15g。方中万年青根，根据现代药理研究显示其富含万年青苷，不但具洋地黄样作用且作用较之大3倍，而且有洋地黄所没有的利尿作用；老茶树根，根据现代药理研究显示也有较强的强心利尿和抗心律不齐之功能。现代药理之"强心"亦即中医之振奋心阳，通畅心脉之谓。"二根"相须为用，通阳之功颇强。另伍党参、苦参之益气，丹参之活血，正可赖以补益心气，化散血瘀。上药配合，相须而相得益彰，可使阳气通达而血得温运。如此则气血和畅，自无心阳遏之虑。再配桂枝以助二根通阳之力；伍白芍以制二根搜刮之过。且桂枝、白芍等量最能调和营卫，贯通脉气。用瓜蒌皮、薤白头、甘松则在于宽胸理气化痰，辅桂枝以增强通阳宽胸之功。泽泻者，乃利水通淋补阴之品，得"二根"及桂枝之温通，可导水湿从小便而去。重用炙甘草则能甘温益气，缓急养心，并调和诸药而兼制二根之毒。如此配伍，则"二根"之力因"双参"、桂枝之助而益强，"二根"之毒因白芍、甘草之制而尽除。综观全方，诸药合力，通其阳，壮其气，化其瘀，利其水，从而从不同环节打破"心衰"之恶性病理循环，着力于建立新的良性循环，以冀正复邪除，气血通畅而起"心衰"之沉疴。

（四）验案

叶某，女，69岁，退休，2001年10月22日初诊。患者年方古稀，素患咳喘及下肢水肿已五六年，西医诊断为"冠心病合并肺心病""心力衰竭"而历年来多次住院，虽然缓解一时，但生活长期不能自理。遍投中西药物，收效甚微。近1周来，因外感风寒致病情加剧，由家属抬至而就诊本科。症见：形寒心悸，咳嗽气急（端坐呼吸），面色黧灰，身浮肿，胸闷尿少，唇绀，舌淡黯而偏紫，苔白滑，脉浮细滑数而带结。心电图提示：快速型房颤，不全性右束支传导阻滞。此属外感风寒引动伏饮，心肾阳衰而痰湿阻肺之本虚标实证，治当解表温阳肃肺化饮为先，故予二根双参汤加减：老茶树根 24g，苦参 15g，原三七 15g，丹参 30g，炙麻黄 10g，光杏仁 10g，瓜蒌皮 15g，葶苈子 15g，桑白皮 24g，泽泻 30g，苏子 15g，鱼腥草 60g，炙甘草 9g。3 剂。

按：患者近有外感，故暂不用党参以免气壅恶邪。二诊时，患者步行而至。喜告该药服后甚舒，形寒除而咳喘平，诸恙大瘥，察其唇舌转呈红活之势，脉来细滑而结象显减，唯尚感胸闷、纳钝、少寐而已，故仍予二根双参汤加沉香曲、合欢皮二味，叠进 14 剂而诸症悉平。日后已能自操家务。

五、中风

（一）中西医病名及诊断要点

1. 中西医病名

中医：中风也叫脑卒中，因发病急骤，症见多端，病情变化迅速，与风之善行数变特点相似，故名中风、卒中。分为两种类型：缺血性脑卒中和出血性脑卒中。是以猝然昏倒，不省人事，伴发口角㖞斜、语言不利，出现半身不遂为主要症状的一类疾病。关于中风的记载始见于《黄帝内经》，汉代张仲景在《金匮要略》中专门记述了中风的病名、病因、脉证、分证及鉴别诊断。

西医：本病相当于西医的急性脑血管病，一般是指脑血管破裂出血或血栓形成，引起以脑部出血性或缺血性损伤症状为主要临床表现的一组疾病，又称脑血管意外。该病常见于中年以上人群的急性发作，严重者可发生意识障碍和肢体瘫痪，是造成人类死亡和残疾的主要疾病，也是高血压患者的主要致死原因。

2. 诊断要点

①以神志恍惚，迷蒙，甚至昏迷或昏愦，半身不遂，口舌㖞斜，舌强语謇或不语，偏身麻木为主症。

②多急性起病，有渐进发展过程。

③发病多有诱因，病前常有头晕、头痛、肢体麻木、力弱等先兆。

④好发年龄以 40 岁以上多见。

⑤脑脊液检查、眼底检查、颅脑 CT、核磁共振检查等有助于诊断。

（二）中医论治

1. 注重中风先兆

中风往往在没有明显先兆的情况下发病，但是如果在中风发生之前仔细观察，还是能够发现一些反常的先兆。警惕并抓住这些蛛丝马迹，及时发现，及时防治，常能阻止中风的发生。中医学主张上医治未病。预防，在任何时候都应该放在首位。中风前的蛛丝马迹称为中风先兆，常老较具体地总结了中风先兆的临床表现，并提出了中风先兆的诊断标准及防治方法。如果患者具备了下述症状的第 1 条，再具备 2~5 条中之 1~2 条，即可诊断为中风先兆。①其脉必弦硬而长，或寸盛尺虚，或大于常脉数倍，而毫无和缓之意。②其头目时常眩晕，或觉脑中昏愦，多健忘，或常觉疼，或耳聋目胀。③胃中时觉有气上冲，阻塞饮食下行；或有气起自下焦，上行作呃逆或经常哈欠不断。④心中常觉烦躁不宁，或心中时发热，或睡梦中神魂飘荡。⑤或舌胀，言语不利，或口眼㖞斜，或半身似有麻木不遂，或行动脚踏不移，时欲眩仆，或自觉头重足轻，脚底如踏棉絮。

2. 治分三期

观察中风的主症所见，归纳起来，大致有三种表现，一是进展期，一是稳定期，一是恢复期。常老针对三种主症所见，分别给予不同的方法对症治疗。

（1）超急性期的治疗（发病 72 小时内）

本病在治疗上，首重是开闭与固脱，这是转危为安的关键，诚如古人所说的"气复反则生，不反则死"。临床所见，闭证为多。闭证中，阳闭为多，阴闭少见。脱证少见。开闭用药：阳闭，宜清心开窍，安宫牛黄丸之属。阴闭，宜芳香开窍，苏合香丸之属。固脱用药：阳脱，宜回阳固脱，参附汤之属。阴脱，宜滋阴固脱，生脉散之属。

（2）急性期的治疗（发病 3 ~ 7 天内）

3 ~ 7 天内瘀血痰毒风热在脑，必然引起神气郁而不伸，阳气不能宣发于外，郁积于内，而生瘀血热。治宜清热解毒，活络化瘀，天麻钩藤汤、羚角钩藤汤之属。

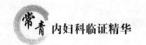

（3）稳定期的治疗

经前两阶段的治疗后，若存口眼㖞斜、语言謇塞、半身不遂等症，此时的着重点应转入益气养血，化瘀通络，以复其健。盖中风者，多因气虚血弱而得之，可选用补阳还五汤之属。

（三）常氏用药特色

常老衷中参西，据出血性中风与缺血性中风的不同，治法方药亦紧扣病机，虚实有别。凡出血性中风，宜镇肝降逆，滋补肾阴，清热通络。选镇肝熄风汤、羚角钩藤汤为基础进行加减变化。重用代赭石、牛膝，盖代赭石能降胃平肝镇冲气，其质重坠下行善通腑气而毫无开破之弊；牛膝善引上部之血热下行。如中风后大便燥结不行，多是"胃气不降，失其传导之职"所致，主张"当以通其大便为要务"，方以代赭石为主，阴虚便秘配用火麻仁、柏子仁等，治以缓下；实热便秘，以大黄相配，或大承气汤，泄热峻下，使大便自然通顺，以减轻原发病灶。凡缺血性中风，宜补气养血，通经活络。选补阳还五汤为基础进行加减变化。重用黄芪、当归，取当归补血汤之意。如中风后期肢体痿废偏枯肿胀，主张辨证用方之中加入桃仁、红花、三七等活血化瘀之品，以达"痿废者久瘀之经络自流通"之目的。

常氏中风基本方：水牛角 30g，赤芍、白芍各 15g，丹参 30g，原三七 30g，川牛膝、怀牛膝各 15g，地龙 15g，桃仁 10g，胆南星 6g，天麻 9g，钩藤 30g，鬼针草 30g。

（四）验案

例1：王某，女，71 岁，退休，2010 年 12 月 20 日初诊。有高血压病病史 10 年，积年眩晕如堕，昨晨起因与邻人争吵而突然昏倒，肢体强痉，送当地医院救治，因疗效不显而转诊于我医院中医专科。诊查：患者面赤痰鸣，口唇向左㖞斜，右侧肢体不遂，便秘 3 天，舌质黯红，苔黄腻，脉弦滑而数，血压：200/105mmHg，CT 显示：左侧基底节区类圆形高密度影。诊断：①西医：脑出血、高血压病 3 级（极高危）；②中医：中风中脏腑闭证（兼中经络）之急性期实热型（风阳上亢、痰热夹瘀、腑实络损）。治法：宜息风涤痰、通腑化瘀、清脑宁络、急救夺命为先，乃投中风夺命饮加减挽之。用药：羚羊角 6g，明天麻 30g，嫩钩藤 30g，淡竹沥 2 支（分兑），天竺黄 10g，赤芍 30g，原三七 30g，川牛膝、怀牛膝各 30g，全蝎 6g，地龙 15g，生大黄 20g（后下），生甘草 7g，另安宫牛黄丸 1 粒研化兑入。7 剂。先予鼻饲，待日后恢复知觉及吞咽功能后继予口服。

二诊：家属喜告药后已排秽浊宿便多次，患者神志转清，头痛、头晕减轻，言语较含糊，舌质转红而有津，苔转薄黄，且脉象已去弦存滑，前方显效，故予原旨出入追进。用药：羚羊角 6g，嫩钩藤 15g，淡竹沥 2 支（分兑），全瓜蒌 30g，川牛膝、怀牛膝各 30g，广地龙 30g，川蜈蚣 4 条，忍冬藤 30g，赤芍 30g，桃仁 10g，原三七 30g，生甘草 9g。14 剂。

三诊：言语已清，右侧肢体活动亦利，并能下床步行，舌红润，脉细滑，血压：135/85mmHg，病入坦途而基本趋愈。乃续以地黄饮子合大秦艽汤化裁，滋阴息风、宣痹通络以善后。

按：该患者由于年迈而素体肾精衰耗，水不涵木，木少滋荣而肝阳偏亢，适因怒动肝火，火无所制，风火相扇，痰瘀互阻，气血逆乱而致突然昏仆、面赤肢痉、半身不遂、口唇㖞斜、舌强不语；而痰涎壅盛、面赤口苦、舌质黯红、苔黄腻、脉弦滑数均为痰瘀互阻，肝热怫郁之象。方中以羚羊角为君，天麻、钩藤为臣，合力而清热镇痉、平肝息风；更用地龙、全蝎之息风通络止痉，川牛膝、怀牛膝之补益肝肾、引血下行，淡竹沥之清热涤痰，三七、赤芍之活血化瘀，生大黄之通腑泄热导浊而同担佐使之力。全方如此组合则标本同治、燮理阴阳，共奏清脑宁络、救急夺命之效。

例 2：患者，女，83 岁，农民，左侧肢体活动障碍 10 天，于 2011 年 12 月 25 日就诊，伴乏力纳差，大便秘结，无头晕头痛，无恶心呕吐，有"冠心病、房颤"病史 10 年，否认高血压病史。查体：双侧瞳孔等大等圆，直径 3mm 左右，光反射灵敏，左侧鼻唇沟变浅，伸舌左偏，左上肢肌力 2 级，左下肢肌力 4 级，右侧肢体肌力 5 级，肌张力无亢减，左侧巴氏征阳性，右侧巴氏征阴性。舌质黯淡，舌体胖，舌边齿痕，苔白腻，脉结代。脑 CT 示：右侧脑室旁脑梗死。中医辨证：气虚血滞，脉络瘀阻。治宜：益气活血通络，佐以化痰通腑。宜常氏中风基本方合补阳还五汤加减，用药：生黄芪 60g，当归 15g，赤芍、白芍各 15g，丹参 12g，红花 10g，川牛膝、怀牛膝各 15g，地龙 10g，茯苓 30g，桃仁 10g，胆南星 6g，石菖蒲 10g，川厚朴 10g，制大黄 6g。连服上方 5 剂后，大便畅，口角转正，足能行，手能握，仍感左侧肢体无力，舌黯淡，苔薄白，脉结代。原方去石菖蒲、制大黄、川厚朴、胆南星，加桑枝 15g，炙桂枝 6g，桑寄生 15g，川续断 15g。继服 7 剂，肢体功能恢复正常。

按：通过四诊合参，辨证属气虚血瘀型，患者有冠心病病史 10 余年，素体不强，中气不足，正符合王清任"元气既虚，必不能达于血管，血管无气，必停留而瘀"之中风论。如此，本案用药由补气药与活血祛瘀药相伍而成，重用生黄芪大补脾胃之气，使气旺以促血行，血行而瘀瘀自消，故获桴鼓之效。

六、糖尿病

（一）中西医病名及诊断要点

1. 中西医病名

中医：糖尿病属中医学"消渴"的范畴，是指以多饮、多食、多尿、乏力、消瘦或尿有甜味为主要临床表现的一种疾病。消渴之病名首见于《素问·奇病论》，曰："帝曰：有病口甘者，病名为何？何以得之？岐伯曰：此五气之溢也，名曰脾瘅。夫五味入口，藏于胃，脾为之行其精气，津液在脾，故令人口甘也。此肥美之所发也。此人必数食甘美而多肥也，肥者令人内热，甘者令人中满，故其气上溢，转为消渴。"根据病机和症状的不同，《黄帝内经》还有消瘅、肺消、消中、鬲消等与消渴相关的病名记载。这些病名所描述的症状大多有与典型糖尿病相类似的临床表现，但仍与现代所论的糖尿病不尽相同。消渴不仅包括糖尿病，还可见于其他相关疾病，如尿崩症、甲亢等。1990 年 10 月在全国首届中医糖尿病学术交流会上提出将西医的糖尿病与中医的消渴病作为同义词使用，如今消渴病已成为糖尿病的中医病名。

西医：糖尿病。

2. 诊断要点

中医：根据 2002 年郑筱萸主编的《中药新药临床研究指导原则》中"中药新药治疗消渴病（糖尿病）临床研究指导原则"的消渴病诊断标准：凡具有口渴多饮、消谷善饥、尿多而甜、形体渐见消瘦证候者即可诊断。

西医：根据 1999 年世界卫生组织（World Health Organization，WHO）正式公布的糖尿病诊断标准：①糖尿病症状（典型症状包括多饮、多尿和不明原因的体重下降），并且任意时间血浆葡萄糖水平 ≥ 11.1mmol/L（200mg/dL）。②空腹（禁热量摄入至少 8 小时）血浆葡萄糖（FBG）水

平 ≥ 7.0mmol/L（126mg/dL）。③口服葡萄糖耐量试验（OGTT）中，2 小时血浆葡萄糖水平 ≥ 11.1mmol/L（200mg/dL）。

（二）中医分型论治

中医学认为消渴病以阴虚为本，燥热为标，治以清热润燥、养阴生津。《外台秘要》引《古今录验》论消渴病有三："一渴而饮水多，小便数，无脂似麸片甜者，皆是消渴病也；二吃食多，不甚渴，小便少，似有油而数者，此是消中病也；三渴饮水不能多，但腿肿脚先瘦小，阴痿弱，数小便者，此是肾消病也，特忌房劳。"此为后世历代医家辨证分型治疗消渴病的理论基础。

1. 上消

肺热津伤证（肺脏燥热，津液失布）

主症：烦渴多饮，口干舌燥，尿频量多。

舌脉：舌边尖红，苔薄黄，脉洪数。

治法：清热润肺，生津止渴。

主方：消渴方。以气虚为主者用玉泉丸；以肺热津亏为主者用二冬汤。

2. 中消

（1）胃热炽盛证（胃火内炽，消谷耗液）

主症：多食易饥，口渴，尿多，形体消瘦。

兼症：大便干燥。

舌脉：苔黄，脉滑实有力。

治法：清胃泻火，养阴增液。

主方：玉女煎。

（2）气阴两虚证（气阴不足，脾失健运）

主症：口渴引饮，能食与便溏并见，或饮食减少。

兼症：精神不振，四肢乏力。

舌脉：舌质淡，苔白而干，脉弱。

治法：益气健脾，生津止渴。

主方：七味白术散。

3. 下消

（1）肾阴亏虚证（肾阴亏虚，肾失固摄）

主症：尿频量多，混浊如脂膏，或尿甜。

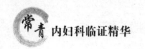

兼症：腰膝酸软，乏力，头晕耳鸣，口干唇燥，皮肤干燥，瘙痒。

舌脉：舌红苔少，脉细数。

治法：滋阴固肾。

主方：六味地黄丸加减。

（2）阴阳两虚证（阴损及阳，肾阳衰微）

主症：小便频数，混浊如膏，甚至饮一溲一。

兼症：面容憔悴，耳轮干枯，腰膝酸软，四肢欠温，畏寒肢冷，阳痿或月经不调。

舌脉：舌苔淡白而干，脉沉细无力。

治法：滋阴温阳，补肾固涩。

主方：金匮肾气丸。

（三）常氏用药特色

常氏经验方为"衡糖理胰汤"。组成：生晒参 9g，怀山药 30g，虎杖 30g，翻白草 30g，玉米须 30g，生绿豆 30g，猪脊髓 3 寸，苦参 15g，黄连 10g，天花粉 30g，知母 15g，萆薢 15g，生甘草 10g。方解：常老经验方"衡糖理胰汤"以偏苦寒之药调糖，甘平之药滋阴。方中黄连、苦参为君药，均味苦而性寒，苦则燥湿，寒则胜热，黄连之气味清而入心经，苦参之气味浊而入小肠，清升浊降，表里同治。臣以翻白草、绿豆、虎杖等清热解毒之品，绿豆通行十二经，入心、胃经为主，虎杖兼有散瘀利湿之力。佐以天花粉，甘寒而退五脏郁热，《本草汇言》言其："善能治渴，从补药而治虚渴，从凉药而治火渴，从气药而治郁渴，从血药而治烦渴，乃治渴之要药也……"佐以怀山药、猪脊髓，两药味甘性平，生养阴精，善除虚羸烦热，前者补肺益脾滋肾；后者填精补髓，善滋肾阴。生甘草为使，调和诸药，泻火解毒。全方兼顾上中下三焦，共奏解毒化浊、滋阴润燥之功。随症加减：兼有蛋白尿者，加玉米须、黄芪、金樱子、芡实等；兼有大便干燥者，加酒大黄、何首乌、麻子仁等；腰膝酸痛者加川续断、桑寄生、狗脊；兼口渴者加北沙参、麦冬、西洋参等；兼血瘀者，加丹参、桃仁、川芎等；失眠者加何首乌藤、合欢皮、交泰丸等。

（四）验案

张某，男，42 岁，2015 年 11 月 15 日初诊。10 天前患者体检发现血糖升高，空腹血糖 7.2mmol/L。今日前来我医院门诊查空腹血糖 7.1mmol/L，餐后 2 小时血糖 10.5mmol/L，糖化血红蛋白 6.4%，期间未曾服用西药，希望中药治疗，故求诊于常老处。刻诊：患者口干偏苦，多饮，多食易饥，伴眼干涩，大便黏滞不爽，小便调，夜寐可，舌红黯苔薄腻，脉弦滑。辨证为消渴，治以解毒化浊，辅以滋阴润燥。用药：怀山药 30g，虎杖 30g，翻白草 30g，绿豆 30g，猪脊髓 3 寸，苦参 15g，黄连 10g，天花粉 30g，北沙参 20g，玉米须 15g，密蒙花 10g，苍术 15g，生甘草 10g。用法：水煎温服，日 1 剂。

2015 年 11 月 20 日二诊：患者诉服药后诸症较前缓解，自测空腹血糖 6.5mmol/L，舌红苔黄，脉弦细。效不更方，继进 14 剂。

七、恶性肿瘤

（一）主要学术思想与临证经验

1. 主要学术思想

癌症是当前严重威胁人类健康的一类疾病。除了早期发现，手术根治外，癌症的治愈率和生存期离广大群众的期望还相差甚远。综合治疗是目前常规且最有效的治疗方式。中医药在其中担负着非常重要的作用，在减轻放、化疗毒副作用，促进术后恢复，控制肿瘤生长，预防肿瘤复发、转移，改善癌症相关症状等方面都能发挥很好的疗效。常老在约 50 年的临床和科研中对中医药运用于癌症的治疗有着深刻的认识，并形成了自己独到的经验。概而言之有四大原则与五大权变。

原则一，标本缓急，注重治本。癌症的正与邪则正气为本，癌毒为标。癌症的致癌因素与临床症状则致癌因素为本，临床症状为标。原发肿瘤与继发肿瘤则原发肿瘤为本，继发肿瘤为标。临证时急则治标、缓则治本，治本为主，治标为辅。

原则二，扶正祛邪，权衡轻重。扶正即是通过以补法为代表的各种方法，补益人体气血阴阳，调整人体脏腑气机功能。祛邪则是以解毒、散结、理气、化痰、祛瘀等方法，抑制和杀灭肿瘤细胞。临证运用时要权衡轻重，认真细致地观察和分析正邪双方力量对比情况，并根据肿瘤大小、病程、病期、体质强弱决定是以祛邪为主，还是以扶正为主，或是攻补兼施。

原则三，病证结合，协同增效。癌症的发生和发展有其独特的规律，是人体正气与癌毒相互斗争的表现。因此，不能只看到肿瘤的一面而忽视了脏腑机能，也不能只强调辨证施治而无视肿瘤的特性。只有有机地相互结合，才能协同增效，取得预想的结果。

原则四，内服外用，表里结合。中药治疗癌症一般采用内服法，而外治法是通过药物的渗透、腐蚀等作用来达到治疗疾病的目的。此法运用于癌症治疗中可大幅减轻药物毒性给机体带来的损害，又可直接杀灭体表的肿瘤。临证时表里结合，或取长补短，或协同增效，更能提高癌症治疗效果。

2.临证经验

常老认为，中医治病应知常达变，掌握原则外还需临机权变。主要经验有：

权变一：难病取中法。此法是常老数十年癌症临床的重要经验之一。对于癌症晚期奄奄一息的患者，常老根据《黄帝内经》"有胃气则生，无胃气则亡"和李东垣《脾胃论》的学术观点，结合自己擅长的运脾和胃、振中扶元的理法方药，自创"难病取中法"，先救其胃气，使之药石可进、正气得振，从而挽危救逆，并为进一步做好抗癌治疗打下坚实基础。

权变二：甚者独行法。此法是中医内科危重症的重要治法之一。常老应用到癌症危重症的治疗，是建立在心细和智圆的基础上，体现了急则治标的胆略。例如在恶性肿瘤肠梗阻影响生机时，则用大剂量大承气汤予以逢山开路，先以急救留人，然后继以其他辨证论治之策。

权变三：针对因机法。临证治病时必须讲求"治病求本"，具体来说，就是必须针对患者所患癌症的病因和病机，加以重点治疗。常老认为这是追本穷源之策，是力争根治肿瘤的必要措施。

权变四：标本兼顾法。在针对因机治本的同时，常老十分重视兼顾影响患者生活质量的有关标症，认为这是减轻痛苦、改善症状、提高生活质量的措施，应当妥善兼顾，恰当应对。

权变五：加减进退法。常老认为，中医治病必须根据体质和病情来辨证论治、加减进退，尤其是对癌症的治疗，更不能一病一方或泥古不化。应当与时俱进，随着病情好转或加重不断调整方药，以求最佳疗效。

（二）恶性肿瘤临证精华

1. 胃癌

胃癌是发生于胃黏膜上皮组织的恶性肿瘤。目前认为其发病与饮食习惯、生活环境和幽门螺杆菌（Hp）感染有关。

（1）中西医病名及诊断要点

1）中西医病名

中医：中医依据临床表现及古代医籍记载，病名有"噎膈""反胃"，是以其特征性症状命名；"积聚"，是对腹腔内肿瘤的统称。

西医：胃癌。按组织病理学分主要为腺癌，包括乳头状腺癌、管状腺癌、黏液腺癌、印戒细胞癌，另有腺鳞癌、未分化癌、鳞癌、类癌等较少见。

2）诊断要点

中医：消瘦乏力、恶心呕吐、呕血黑便、纳差、便溏或便秘、面色萎黄，舌淡红或黯红，苔腻或剥或无苔，脉细滑。

西医：①症状体征：上腹痛、食欲减退、恶心呕吐、呕血黑便、消瘦乏力、腹泻或便秘、上腹部肿块、左锁骨上淋巴结肿大、腹水等。②影像学检查：主要有气钡双重造影，充气或阳性造影剂CT检查，胃癌患者可有阳性发现。③肿瘤标志物检查：常用的胃癌肿瘤标志物有癌胚抗原（CEA）、CA19-9、CA125、CA242、CA724、胚胎硫糖蛋白抗原（FSA）等。④胃镜及超声检查：可直观地了解胃黏膜表面及癌变部位的情况，超声可探查胃壁及邻近器官，是胃癌诊断的重要手段。⑤病理学检查：主要通过淋巴结活检或手术获得组织活检来明确诊断。

（2）中医论治

常老认为胃癌的病机主要为脾胃虚弱、湿浊瘀毒互结、胃失和降三个方面。胃癌患者因长期饮食不节，幽门螺杆菌反复感染，兼病后又因手术切除、化疗影响等导致脾胃功能低下，纳运乏力，常表现为腹胀，纳食不馨，甚者毫无食欲，见食欲呕，形体消瘦，乏力懒言，面色萎黄。脾胃虚弱导致水湿不化，湿浊内蕴，影响血运，又致气血留滞，湿浊瘀血兼夹癌毒施虐，一方面使正气更虚，一方面热毒炽盛，临床可见发热，腹胀痛，呕血，大便秘结或黑便，舌苔黄腻，脉滑数等。而上述正虚邪盛之势，又常导致胃失和降，出现心烦欲呕，食入即吐，或朝食暮吐、暮食朝吐等。针对以上病机常老认为胃癌的治则应以和胃化湿、解毒散瘀、扶正抗癌为主。具体治疗因疾病情况各有侧重：对癌前病变患者，由于此时患者正气尚充，常老主张"截断"治疗，在辨证处方基础上，重用抗癌药物，逆转疾病向癌症发展；手术后无肿瘤负荷患者，治疗目标在于健运脾胃，促进气血生化，提高免疫力，预防复发，治疗当以健脾和胃为主，辅以祛邪及补益；带瘤生存患者，治疗目标在于抑制肿瘤生长，改善临床证候，治疗应在贯穿健脾和胃的基础上，扶正祛邪并施，正气强时侧重祛邪，正气弱时侧重扶正；晚期并发症丛生患者，治疗目标在于减轻痛苦，延长生命，治疗上强调急则治标，缓则治本，病情急迫如呕吐不能食、大出血、剧痛时，先予对症治疗，相对缓解期仍可健脾和胃，扶正祛邪并施。同时在治疗胃癌时还需时时遵循胃"喜润恶燥""以和降为顺"的特性。

（3）常氏用药特色

在上述对胃癌的认识基础上，针对治疗原则常老拟定以旋覆花、焦白术、生晒参、鲜石斛、莪术、原三七、猪苓、白花蛇舌草、白毛藤、藤梨根、三叶青、川厚朴花、炒鸡内金、炙甘草为基础方。方中旋覆花、川厚朴花降逆止呕；焦白术、生晒参、鲜石斛补益脾胃之气阴；莪术、原三七活血散结；猪苓、白花蛇舌草、白毛藤、藤梨根、三叶青清热解毒抗癌；焦白术、猪苓兼能健脾祛湿；川厚朴花、炒鸡内金配莪术健消结合，调和脾胃；炙甘草调和诸药。诸药相合，正对治则，且兼顾一药多用。在具体治疗中，常老善于随症加减，不呕者去旋覆花，呕重者加苏梗、姜半夏、姜竹茹、刀豆子等；正虚明显者减少清热解毒药，以气虚明显则再加黄芪、太子参、绞股蓝等，以阴虚明显则再加北沙参、麦冬、天冬等；癌毒盛而正气尚强者再加半枝莲、半边莲、蛇六谷、蜈蚣、全蝎、干蟾皮等；伴腹水者加车前子、泽泻、白茅根等，量多者结合西医治疗；呕血者去莪术加茜草根、仙鹤草、陈棕炭、侧柏炭等，量大者结合西医止血治疗；腹胀者加八月札、枳壳、大腹皮、台乌药等；胃痛者加代代花、海螵蛸、瓦楞子、炒延胡索等；消谷善食者加左金丸；便溏者加地锦草、白头翁；湿重者减少养阴药，加苍术、藿香、佩兰、豆蔻等；大便闭给予调胃承气汤通便；截断癌前病变可重用藤梨根、白花蛇舌草等抗癌作用确切而副作用轻微之品。

（4）验案

例1：袁某，女，42岁，绍兴市某校教师，2008年2月28日初诊。患者因胃癌于半年前行胃大部切除术，术后化疗6次，来诊时患者感纳差乏力，口中干腻，善太息，体重减轻 5kg，月经偏少，带黄，面色黧黄，形体偏瘦，舌淡黯，苔薄黄腻而干，脉细滑。并有复发加重趋势。用药：苏梗、藿香梗各 15g，川厚朴花 30g，蒲公英 30g，代代花 10g，海螵蛸 30g，焦白术 30g，鲜铁皮石斛 10g，白花蛇舌草 60g，藤梨根 60g，三叶青 30g，半枝莲 60g，炒鸡内金 15g，生甘草 15g。

服上方半个月，诸症改善，饮食量增，乏力亦不明显。后以此方加减调理，至今未见复发、转移情况，目前已恢复教学工作。

例 2：王某，男，73 岁，退休工人，2010 年 10 月 25 日初诊。胃癌术后，化疗 4 次，未能抑制肿瘤进展、扩散。刻诊：面色萎黄，倦怠乏力，饮食难进，呕吐频频，吐出胃内容物及酸水，形体消瘦，便少而干，舌黯红，少苔，脉细尺弱。用药：生晒参 9g，鲜铁皮石斛 10g，藤梨根 90g，白花蛇舌草 90g，北沙参 30g，莪术、白术各 30g，刀豆子 30g，旋覆花 10g（包煎），代赭石 30g（杵），刺猬皮 15g，川厚朴花 30g，炒延胡索 15g，大腹皮 15g，炒鸡内金 20g，炙甘草 15g。3 剂后有所好转，稍能进食，精神亦转佳。

上方出入调理月余，诸症好转，已能进食半流质，舌起薄苔，脉转有力，续以基础方对症加减调理。用药：刀豆子 30g，莪术、白术各 30g，生晒参 9g，鲜石斛 10g，北沙参 30g，原三七 15g，炒延胡索 15g，生薏苡仁 60g，白花蛇舌草 90g，藤梨根 90g，刺猬皮 15g，川厚朴花 30g，炒鸡内金 15g，炙甘草 15g。现实现"带瘤生存"。

例 3：许某，男，62 岁，退休职工，2012 年 8 月 12 日就诊。在杭州某综合医院确诊为胃癌晚期，已无手术指征，遂行化疗 4 次，出现粒细胞减少。刻诊：面色无华，消瘦乏力，胃痛纳钝，口干，便调，舌黯红苔薄黄腻，脉沉细弦带数。用药：鲜铁皮石斛 10g，生晒参 9g，黄连 10g，吴茱萸 5g，川厚朴花 30g，海螵蛸 30g，八月札 30g，蒲公英 30g，生薏苡仁 60g，茯苓 30g，藤梨根 90g，白花蛇舌草 60g，三叶青 30g，半枝莲 60g，原三七 30g，炒鸡内金 30g，炙甘草 15g。月余粒细胞已正常，面色好转，纳食改善，仍予前方加减调治中。

2. 大肠癌

大肠癌是发生于大肠黏膜上皮的恶性肿瘤，包括结肠癌与直肠癌。目前认为其发病与进食高脂肪、低纤维饮食及霉变食物有关，或由大肠慢性疾病恶变而成。

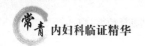

（1）中西医病名及诊断要点

1）中西医病名

中医：中医依据临床表现及古代医籍记载，病名有"肠覃"，见于《灵枢·水胀》；"锁肛痔"指发生于肛门内外的恶性肿瘤；"肠风"，见于《素问》；"脏毒"，见于《圣济总录》，主要指便血；"下痢"，指大便性状的改变，里急后重的症状；"癥瘕""积聚"则为对腹腔内肿瘤的总称。

西医：结肠癌、直肠癌。组织病理学上以腺癌为主，包括乳头状腺癌、管状腺癌、黏液腺癌、印戒细胞癌，另有腺鳞癌、未分化癌、鳞状细胞癌、小细胞癌、类癌等较少见。

2）诊断要点

中医：消瘦乏力，腹痛，便秘或便溏，或大便黏滞带恶臭，或黏液血便，或见黑便，或里急后重，纳差，面色萎黄，腹部肿块，舌淡红或黯红，苔腻或剥或无苔，脉细滑。

西医：①症状体征：早期无明显症状，病情发展后会出现发热、消瘦乏力、贫血、排便习惯改变、里急后重、便血、肠梗阻、腹部肿块、锁骨上淋巴结肿大、低位直肠癌直肠指检可触及肿块等，晚期转移后出现转移部位症状：局部转移出现骶部疼痛；穿孔引起急性腹膜炎、腹部脓肿；肝转移出现肝大、肝区不适、黄疸、腹水；肺转移出现咳嗽咳痰、痰中带血或咯血、胸闷气促、胸水；脑转移出现头晕头痛、偏瘫、昏迷；骨转移出现骨痛等。②影像学检查：主要有钡灌肠X线检查、B超、CT、MRI、PET-CT、经直肠腔内超声检查，可发现肿块及转移灶。③肿瘤标志物检查：常用的大肠癌肿瘤标志物有癌胚抗原（CEA）、CA19-9、CA242、CA724等。④纤维结肠镜：可观察到全部结直肠黏膜表面及癌变部位的情况，是大肠癌诊断的重要手段。⑤病理学检查：主要通过直肠冲洗或擦刷找脱落细胞，浅表转移部位活检，纤维结肠镜或手术获得组织活检来明确诊断。

（2）中医论治

常老认为大肠癌的病机主要为胃肠失于通降、湿浊瘀毒互结两个方面。中医学认为六腑"以通为用""以降为顺"，大肠为传导之官，更应保持通降，使糟粕顺利排泄。大肠癌患者正是因长期过食油腻，缺乏粗纤维，使糟粕滞留于肠道，久而久之，阻碍气机、水湿、血液的运行，再兼癌毒，则成湿浊瘀毒互结之势而成为癌。肠腑不得通降故有大便性状之改变；热毒迫血，或气虚失摄则有血便或黑便；肿块阻滞气血，不通则痛，故有腹痛；

癌毒消耗精血，所以有消瘦乏力、面色萎黄等气血津液不足之表现。针对以上病机常老认为大肠癌的治则应以和胃整肠、利湿行瘀、解毒抗癌为主。在具体治疗上因疾病情况各有侧重：对癌前病变患者，由于此时患者往往正气充盈，常老主张"截断"治疗，在辨证处方基础上，重用抗癌药物，逆转疾病向癌症发展；手术后无肿瘤负荷患者，治疗目标在于调整胃肠功能，增强正气，预防复发，治疗当以和胃整肠为主，辅以祛邪；带瘤生存患者，治疗目标在于抑制肿瘤生长，改善临床证候，治疗应在和胃整肠的基础上，积极祛邪治疗，正气明显亏虚时可适当扶正以耐攻伐；晚期并发症丛生患者，治疗目标在于减轻痛苦，延长生命，治疗上强调急则治标，缓则治本，病情急迫如昏迷、便血、剧痛、大量胸腹水时，先予对症治疗，相对缓解期仍可以和胃整肠、扶正祛邪治疗。

（3）常氏用药特色

在上述对大肠癌的认识基础上，针对治疗原则常老拟定以焦白术、川厚朴花、苏梗、八月札、白头翁、红藤、赤芍、白芍、莪术、原三七、生薏苡仁、猪苓、茯苓、白花蛇舌草、白毛藤、半枝莲、藤梨根、炒鸡内金、炙甘草为基础方。方中焦白术、川厚朴花、苏梗、八月札、炒鸡内金健脾和胃；白头翁、红藤、赤芍、白芍清热活血以整肠；莪术、原三七活血散结；生薏苡仁、猪苓、茯苓、白花蛇舌草、白毛藤、藤梨根、半枝莲清热解毒抗癌；炙甘草调和诸药。诸药相合，正对治则。临证时，常老常因患者的不同情况随症加减，癌毒盛者再加三叶青、猫人参、蛇六谷、蜈蚣等；伴腹水者加车前子、泽泻、白茅根等，量多者结合西医治疗；便血者去莪术、红藤，加茜草根、仙鹤草、白及片等，量大者结合西医止血治疗；肝转移者加柴胡、荷包草、垂盆草等；肺转移者加炙麻黄、射干、杏仁、川贝母、象贝母等；脑转移者加天麻、菊花、钩藤、川芎等；骨转移者加骨碎补、补骨脂、炒延胡索等；腹胀者加广木香、枳壳、大腹皮、台乌药等；胃痛者加代代花、海螵蛸、蒲公英等；便溏者加地锦草、葛根；明显正虚者气虚加生晒参、绞股蓝等，阴虚加鲜石斛、北沙参等。

（4）验案

例1：莫某，男，58岁，上虞市梁湖镇农民，2012年8月26日就诊。结肠癌、胰腺癌手术后，自觉口苦纳钝，脘腹胀满，大便里急后重感，寐尚安，小便清，舌黯红，苔厚腻，脉濡滑。用药：苏梗、藿香梗各15g，广木香10g，大腹皮15g，生薏苡仁60g，炒白术15g，白花蛇舌草60g，藤梨根

60g, 虎杖根 30g, 赤芍、白芍各 30g, 半枝莲 60g, 白头翁 30g, 炒鸡内金 30g, 焦三仙（焦神曲、焦麦芽、焦山楂）各 15g, 生甘草 15g。上药服后，患者诸症霍然。3 个月后常规复查，未见肿瘤进展。

例 2：宋某，男，45 岁，绍兴市区某厂工人，2012 年 8 月 12 日初诊。直肠癌术后转移，曾化疗 6 次，因不能耐受而转中医诊治。刻诊：患者精神尚强健，自觉口干欲饮，纳少腹胀，便干不畅，寐劣，舌质干红，脉沉细尺弱。用药：川厚朴花 30g, 八月札 30g, 藤梨根 90g, 白花蛇舌草 60g, 三叶青 30g, 川楝子 15g, 炒延胡索 30g, 鲜铁皮石斛 10g, 生晒参 9g, 夜交藤 30g, 柏子仁 30g, 炒鸡内金 24g, 焦三仙（焦神曲、焦麦芽、焦山楂）各 15g, 炙甘草 15g。患者服后口干减轻，便畅，腹胀消失，夜寐有所改善，后坚持上方加减治疗，生活已如正常人。

3. 原发性肝癌

原发性肝癌（简称肝癌）是肝细胞或肝内胆管细胞发生的恶性肿瘤。目前认为其发病与感染肝炎病毒、饮食习惯、生活环境和黄曲霉毒素 B_1 摄入有关。

（1）中西医病名及诊断要点

1）中西医病名

中医：中医依据临床表现及古代医籍记载，病名有"肝积""痞气"，见于《难经·五十六难》，为古病名，五积之一，主要表现为胁下肿块；"鼓胀"（指腹部胀大如鼓的一类病证）、"黄疸"（指以目黄、身黄、尿黄为主要临床表现的一种肝胆病证）是以肝癌的主要症状命名；"癥瘕""积聚"是对腹腔内肿瘤的统称。

西医：原发性肝癌。按组织病理学分主要为肝细胞癌、胆管细胞癌和混合性癌。

2）诊断要点

中医：发热，消瘦乏力，恶心纳差，腹胀便溏，或抑郁善太息，或暴躁易发怒，右上腹部不适，黄疸，舌黯红，常见瘀斑，舌下静脉曲张，苔黄腻或无苔，脉细弦。

西医：①症状体征：肝癌早期可无症状，中晚期出现肝区疼痛、纳呆、恶心、上腹部胀闷、腹泻、消瘦、乏力和低热，同时伴有进行性肝大、肝脏质硬有结节、黄疸、腹水、脾大、下肢浮肿等。②影像学检查：主要有超声、CT 和 MRI 检查，肝癌患者可见结节。③肿瘤标志物检查：常用的肝癌肿瘤标志物有甲胎蛋白（AFP）、岩藻糖苷酶（AFU）等。④病理学检查：主要通过腹水脱落细胞、肝穿刺、转移灶穿刺或手术获得组织活检以明确诊断。

（2）中医论治

常老认为肝癌的病机主要为肝失疏泄、瘀毒炽盛、阴血亏虚三个方面。肝脏最主要的功能是疏泄，最大的致病之机便在疏泄失常，无论疏泄不足导致气郁、郁而化火，还是疏泄太过，导致肝阳上亢、肝火上炎，都会耗伤肝之阴、血，又因肝为藏血之脏，气机的紊乱必然引起血运的异常，形成瘀血，同时肝火的煎灼，也会加重血瘀形成，如此渐成气滞血瘀之势，外加致癌之热毒，日久天长，渐积渐重，形成癌肿。肝气郁滞故抑郁善太息，郁而化火则暴躁易发怒，疏泄不及则胆汁不能正常排泄而为黄疸，气滞于肝则右上腹部不适，肝旺克脾则恶心纳差、腹胀便溏，血瘀则有疼痛、舌下静脉曲张，发热或为湿热熏蒸或为阴虚生热，阴血不足则显消瘦乏力。针对以上病机常老认为肝癌的治则应以疏肝健脾、解毒散瘀、扶正抗癌为主。在具体治疗上因疾病情况各有侧重：根治性手术后无肿瘤负荷患者，治疗重点在于调整阴阳，提高免疫力，预防复发，治疗当以疏肝健脾为主，辅以祛邪及补益；带瘤生存患者，治疗目标在于抑制肿瘤生长，改善临床证候，治疗应在贯穿疏肝健脾的基础上，扶正祛邪并施，阴血亏虚不甚时侧重祛邪，阴血亏虚明显时侧重滋阴养血；晚期并发症丛生患者，治疗目标在于减轻痛苦，延长生命，治疗上强调急则治标，缓则治本，病情急迫如大量腹水、大出血、剧痛时，先予对症治疗，相对缓解期仍可疏肝健脾、扶正祛邪并施。

（3）常氏用药特色

在上述对肝癌的认识基础上，针对治疗原则常老拟定以柴胡、八月札、焦白术、鲜石斛、茵陈、垂盆草、莪术、原三七、丹参、猪苓、茯苓、白花蛇舌草、猫人参、半枝莲、虎杖根、川厚朴花、炒鸡内金、炙甘草为基础方。方中柴胡、八月札、川厚朴花疏肝和胃；焦白术、鲜石斛健脾益阴；茵陈、垂盆草保肝利胆，祛湿退黄；莪术、原三七、丹参活血散结；猪苓、茯苓、白花蛇舌草、猫人参、半枝莲、虎杖根清热解毒抗癌；焦白术、茯苓兼能健脾祛湿益气；炒鸡内金配焦白术、茯苓健消结合，调和脾胃；炙甘草调和诸药。诸药相合，正对治则，且兼顾一药多用。临证时根据患者不同情况，常老又常据症加减，正虚明显者减少清热解毒药，以血虚明显则加当归、白芍、熟地黄等，以阴虚明显则再加生地黄、麦冬、枸杞子、女贞子等；癌毒盛而正气尚强者再加三叶青、半边莲等；伴腹水者加车前子、泽泻、龙葵、白茅根等，量多者结合西医治疗；呕恶者加苏梗、姜半夏、姜竹茹、旋覆花等；胃痛者加代代花、海螵蛸、瓦楞子、炒延胡索等；腹胀者加川楝子、枳壳、大腹皮、台乌药等；呕血者去莪术、丹参，加茜草根、仙鹤草、白及片、血余炭等，量大者结合西医止血治疗；便溏者加地锦草、白头翁；大便闭结者结合调胃承气汤通便。

（4）验案

例1：王某，男，62岁，诸暨枫桥镇农民，2009年9月12日来诊。患者在上海住院时被诊断为肝癌晚期，因不耐手术等治疗，求治于常老。刻诊：患者面色苍黄，乏力纳差，口干口苦，小便量少，大便溏薄，形体偏瘦而肚腹胀大，肝脏肋下三指，压痛（+），舌黯红，苔黄腻而干，舌下静脉曲张，脉滑数。B超示肝内肿块8cm×11cm，中等量腹水。用药：焦白术30g，生晒参15g，垂盆草30g，大腹皮30g，平地木30g，车前子30g，白花蛇舌草60g，猫人参90g，茜草根30g，半边莲30g，原三七30g，白头翁30g，炒鸡内金18g，生甘草15g。患者服上方后，日趋好转，尤其是纳食转旺，乏力减轻，面色转润，大便爽畅而半个月后腹水消失，生活自理，复查各项肿瘤指标均在正常范围，之后巩固善后法3年余，取得带瘤生存近5年的良好效果。

例2：陈某，男，70岁，绍兴灵芝镇农民，2012年7月18日就诊。患者经上海长征医院住院检查，确诊为肝癌，且已无手术指征，劝其回绍兴支持治疗。刻诊：患者肝区胀闷隐痛，纳食不馨，常默默垂头不语，夜寐不佳，腹膨隆，全身轻度黄染，舌下静脉曲张，舌黯红苔薄腻，脉弦。用药：柴胡10g，八月札30g，茵陈30g，荷包草30g，白花蛇舌草60g，猫人参90g，半枝莲60g，莪术、白术各30g，龙葵30g，虎杖根30g，原三七15g，炒延胡索30g，生晒参15g，垂盆草30g，夜交藤30g，炒鸡内金15g，生甘草18g。服药半个月后，诸症有所好转，予原方加川厚朴花30g，绞股蓝30g，天冬、麦冬各30g，加强和胃扶正。患者"带瘤生存"，至今病情稳定。

4.鼻咽癌

鼻咽癌是由被覆鼻咽腔表面的上皮或鼻咽隐窝上皮发生的上皮性恶性肿瘤。其发病与遗传、EB病毒感染、环境等因素有关。

（1）中西医病名及诊断要点

1）中西医病名

中医：中医依据临床表现及古代医籍记载，病名有"鼻渊"，见于《素问·气厥论》《素问·至真要大论》，指鼻腔时流浊涕的病症；"控脑砂"，见于《医宗金鉴》《外科大成》，指鼻渊或鼻渊兼头痛病症；"耳鸣证"，见于多部医籍，指自觉耳内鸣响的听觉紊乱现象；"上石疽"，见于《医宗金鉴》，指生于颈项部之石疽；"失荣"见于《外科正宗》，指发生于颈部、耳后的岩肿。归纳起来主要是对鼻咽癌本身症状及淋巴结转移表现的描述。

西医：鼻咽癌，2002 年 WHO 按病理分类分为 I 型鳞状细胞癌（角化性鳞癌）、Ⅱ型非角化性癌、Ⅲ型未分化癌。

2）诊断要点

中医：鼻衄，鼻塞流脓血涕，耳聋耳鸣，眩晕头痛，瘰疬累累，发热口渴，面色潮红，舌红或黯红，少苔，脉细数，重按乏力或尺脉无力。

西医：①症状体征：鼻出血、鼻塞流涕、耳聋耳鸣、头晕头痛、面麻、复视，可兼见颈部淋巴结肿大、口眼㖞斜、口干、发热等，晚期可出现颅神经损害、淋巴结转移及骨、肺、肝等转移的相应症状。②影像学检查：主要有 CT、MRI 及 PET-CT，可发现肿瘤并明确肿瘤向鼻咽腔内和腔外生长的范围，观察与邻近组织的解剖关系及转移情况。③鼻咽镜及鼻咽纤维镜检查：可直观观察鼻咽各壁的结构，明确肿瘤形态及浸润范围。④实验室检查：鼻咽癌无特异性肿瘤标志物，目前 EB 病毒壳抗原抗体 IgA（VCA–IgA）、EB 病毒早期抗原抗体 IgA（EB–IgA）、EB 病毒 DNA 酶中和率（EDAb）等可作为诊断的辅助指标。⑤病理学检查：主要通过转移淋巴结活检、肿瘤组织活检来明确诊断。

（2）中医论治

鼻咽癌病位在鼻咽部，在中医五脏系统的划分上鼻属肺系统，咽属脾胃系统，故常老认为鼻咽癌当从肺、胃二脏论治，再结合鼻咽癌主要表现来看，其病机主要为肺胃气阴亏虚，癌毒邪热炽盛。鼻咽癌患者肺胃亏虚，卫外不固，火热外邪内侵，积于鼻咽部，煎血成瘀、炼液为痰，痰瘀热毒互结而形成肿瘤，同时鼻咽癌的现代医学治疗除手术外即是放疗，放射线对人体的影响类似于热毒，重耗阴液，常致气阴更亏，火毒越盛。肺胃气阴亏虚，阴虚火旺，故发热口渴，面色潮红；金水同源，肺母病及子，肺损及肾，肾阴不足故耳聋耳鸣；精髓不足，脑髓失养，故有眩晕；火热上炎致头痛、舌红；热毒迫血妄行故有鼻衄；痰瘀热互结故鼻塞流脓血涕；阴虚火旺故少苔，脉细数而乏力。针对以上病机常老在鼻咽癌的治疗上提出重在扶正，扶正首要养阴，适时祛邪，祛邪不离解毒的原则。在此原则指导下再依据患者不同的情况平衡扶正与祛邪药物的运用。现代医学治疗后无肿瘤负荷患者专主扶正，稍佐抗癌以防复发。带瘤患者，早期正气尚充，能耐攻伐之时，则在扶正基础上，大剂、多药联合抗癌；中期正邪胶着，则需扶正与抗癌并重或交替进行；晚期邪盛正衰则重在扶正，待正气渐复方能攻邪。又因鼻咽癌病位在上，常老认为用药需轻灵升散，才能使药力持久作用于鼻咽部，故在选用抗癌药物时多选草木类轻清之品，并在处方中加入甘草以减缓药力下行，必要时还加入桔梗、鹅不食草、辛夷等上行作用于鼻咽部的药物，起到引经报使的作用。

（3）常氏用药特色

在上述对鼻咽癌的认识基础上，针对治疗原则常老拟定以地骨皮、鲜石斛、生地黄、玄参、生晒参、天花粉、葛根、赤芍、白芍、川芎、白僵蚕、生薏苡仁、白花蛇舌草、白英、藤梨根、辛夷、生甘草为基础方。方中地骨皮、鲜石斛、生地黄、玄参、天花粉、葛根、生晒参养阴益气兼清虚热；赤芍、白芍、川芎凉血散瘀；白花蛇舌草、白英、藤梨根清热解毒抗癌；生薏苡仁健脾利湿，兼有抗癌作用；辛夷、白僵蚕宣通鼻窍兼可引经报使；生甘草调和诸药并减缓药力下行。诸药相合，正对治则，且兼顾一药多用。然临证时患者情况各有不同，常老善于经权达变，随症加减。对于鼻衄者去赤芍、白芍，加原三七、茜草根、仙鹤草、陈棕炭、侧柏炭等，量大者结合西医止血治疗；鼻塞流脓涕者加苍耳子、白芷、鹅不食草等；耳聋耳鸣者加灵磁石、熟地黄、山茱萸、蝉蜕等；眩晕者加川芎、天麻、钩藤等；疼痛者加炒延胡索、蜈蚣、全蝎、鸡矢藤等；正虚明显者减少清热解毒药，以气虚明显则再加黄芪、绞股蓝等，以阴虚重则再加北沙参、山海螺、天冬、知母等；癌毒盛而正气尚强者再加半枝莲、半边莲、猫人参、粉重楼等；大便闭结者配合调胃承气汤通便。

（4）验案

李某，女，38岁，绍兴市区职工，2012年5月20日就诊。患者被确诊为鼻咽癌半年，术后不能耐受现代医学放射治疗，遂放弃西医治疗，转投中医。刻诊：时时潮热，口干咽燥，口腔溃疡，夜寐不佳，纳食可，大便偏干，小便黄，面色潮红，形体消瘦，舌黯红微裂，脉细弦。用药：生地黄 30g，鲜铁皮石斛 10g，地骨皮 30g，生晒参 9g，藤梨根 60g，白毛藤 60g，炒白僵蚕 15g，半枝莲 60g，白花蛇舌草 60g，粉葛根 30g，生甘草 15g，淡竹叶 15g。上方服用 1 周即觉口渴咽燥、口腔溃疡好转，加减续服月余，诸恙悉除。为巩固疗效，预防癌症复发，仍维持治疗，至今仍康健，并参加轻便工作。

5. 恶性淋巴瘤

恶性淋巴瘤原发于淋巴结和 / 或结外淋巴组织的恶性肿瘤。目前认为其发生与感染、理化因素、免疫抑制等有关。

（1）中西医病名及诊断要点

1）中西医病名

中医：依据临床表现及古代医籍记载，病名有"石疽"，见于《诸病源候论》，指疽之发于肌肤而坚硬如石者；"痰核"，见于《医学入门》，泛指体表的局限性包块；"恶核"，见于《外科全生集》，指痰核之形大者；"瘰疬"，指成串肿大的颈部淋巴结。

西医：恶性淋巴瘤。按组织病理学及临床特点分为霍奇金淋巴瘤（HL）和非霍奇金淋巴瘤（NHL）两大类。

2）诊断要点

中医：颈腋及腹股沟等处作核累累，皮下硬结，脘腹结瘤，胸闷不舒，两胁作胀，舌质淡红苔白，或舌有瘀点，脉沉弦或弦滑；或发热不解，时有盗汗，肿物不断增大，皮肤瘙痒，硬结或红斑，口干舌燥，烦躁不安，大便干或燥结，舌黯红干间裂纹，苔腻燥，脉细弦带数。

西医：①症状体征：恶性淋巴瘤多以淋巴结肿大为首发症状，多发于颈部、锁骨上，也可发于腋下、腹股沟、纵隔、腹膜后、肠系膜等部位，肿大的淋巴结多为无痛性，表面光滑，中等硬度，质地坚韧，均匀丰满，逐渐增大并融合，晚期可破溃。肿大的淋巴结因部位不同可出现不同部位的症状，在扁桃体、鼻咽部可出现吞咽困难、鼻塞、鼻衄及颌下淋巴结肿大；在胃肠道可出现腹部包块、呕血、黑便、贫血、腹痛、腹泻等；在肝脾可出现肝脾肿大、黄疸、腹水等；在呼吸道可出现咳嗽、咯血、胸闷、胸水等；在神经系统可见头痛、截瘫、癫痫样发作；在皮肤可见肿块、结节、皮疹瘙痒等；深部淋巴结肿大可引起局部浸润和压迫症状。全身表现可有发热、消瘦、盗汗、食欲减退、乏力等。②化验检查：外周血象：HL 多见轻中度贫血，白细胞计数正常或轻度升高；NHL 白细胞计数正常，淋巴细胞相对或绝对增多。疾病进展，可见淋巴细胞减少。骨髓象：大多为非特异性，对诊断意义不大。但如发现 R–S 细胞，对诊断有帮助。90% 的患者有染色体异常，血沉加快，血清乳酸脱氢酶活性增加。③影像学检查：通过 B 超、X 线、CT、MRI、胃肠造影及 PET 等可了解浅表淋巴结、纵隔与肺门淋巴结、腹腔与盆腔淋巴结肿大情况及肝脾结节等。④病理学检查：肿大淋巴结或手术切除组织活检。需在多种正常细胞背景上见到 R–S 细胞或其变异型，但要排除传染性单核细胞增多症、EB 病毒感染、淋巴结反应性增生性疾病及服用苯妥英钠等，也可进行免疫病理学检查。

（2）中医论治

常老认为恶性淋巴瘤的病机主要为浊瘀互结、癌毒凝聚，另据肿大淋巴结所在部位特性确定相应病机：如鼻咽部多气阴亏虚，胃肠道多胃失和降或热结肠腑，肝脾则为湿热困阻，在肺则阴虚饮伏。因湿浊、瘀血、癌毒互结故成肿块累累，热毒盛或阴虚火旺故有发热，阴虚故盗汗、口干舌燥、便干等，肝气不舒故胸闷不舒，两胁作胀，脉弦。针对以上病机常老认为恶性淋巴瘤的治则应以化浊行瘀、解毒抗癌为基础，配以各部位相应对症治疗。在具体治疗上因疾病情况各有侧重：化疗放疗后肿大淋巴结消失患者，治疗目标在于扶助正气，提高免疫力，预防复发，治疗当以扶正为主，辅以祛邪；带瘤生存患者，治疗目标在于抑制肿瘤生长，改善临床证候，治疗应标本兼治，扶正祛邪并施以治本，正气强时侧重祛邪，正气弱时侧重扶正，对症治疗以祛标；晚期并发症丛生患者，治疗目标在于减轻痛苦，延长生命，治疗上强调急则治标，缓则治本，病情急迫，如出血、大量胸腹水等先予对症治疗，相对缓解期仍可扶正祛邪并施。

（3）常氏用药特色

在上述对恶性淋巴瘤的认识基础上，针对治疗原则常老拟定以生薏苡仁、猪苓、原三七、赤芍、莪术、白花蛇舌草、三叶青、藤梨根、半枝莲、土圞儿、粉重楼、石斛、地骨皮、炒鸡内金、炙甘草为基础方。方中以薏苡仁、猪苓渗湿化浊；原三七、赤芍、莪术活血化瘀、消癥散积；白花蛇舌草、三叶青、藤梨根、半枝莲、土圞儿、粉重楼清热解毒、抗癌消肿；石斛、地骨皮养阴清热；炒鸡内金消食化积；炙甘草调和诸药、补益正气。全方标本同治、扶正祛邪、燮理阴阳、消瘤解毒。临证时常老又常根据见症灵活加减，肝郁者，酌投香附、佛手、八月札等疏肝解郁；湿浊较重者，酌加茵陈、苍术等化浊利湿；腹水者加泽泻、车前子、黄芪、防己等；瘀血为甚者，酌投丹参、茜草根等加强活血散瘀；癌毒巨盛者，酌加半边莲、白英、蛇六谷、干蟾皮等强力抗癌药物；癌痛明显者，酌投蜈蚣、全蝎、守宫、鸡矢藤、延胡索等通络散结止痛之品；阴虚更甚者，酌加北沙参、麦冬、天冬、生地黄等滋补阴液之品；伴有胃病者，酌投川厚朴花、代代花、海螵蛸等。

（4）验案

徐某，女，53 岁，绍兴漓渚农民，2012 年 8 月 12 日初诊。患者恶性淋巴瘤化疗后，自感乏力，纳钝寐劣，皮肤瘙痒，面色萎黄，舌淡黯苔薄黄腻，脉濡细。用药：生薏苡仁 60g，绵茵陈 60g，猪苓、茯苓各 30g，白花蛇舌草 60g，半边莲 60g，藤梨根 90g，干蟾皮 10g，原三七 30g，白鲜皮 30g，僵蚕 15g，蝉蜕 15g，夜交藤 30g，川厚朴花 30g，炙甘草 18g。服药 7 剂后，脉舌好转，精神转佳，瘙痒感减轻，仍拟原旨续进。

6. 骨癌

骨癌是发生于骨细胞、骨骼的造血成分、软骨及纤维性或滑膜成分的肿瘤。目前认为其发病与骨骼过度生长、慢性炎症刺激、遗传因素、特殊病毒感染、骨内血液回流不顺畅及放射线照射等因素有关。

（1）中西医病名及诊断要点

1）中西医病名

中医：依据临床表现及古代医籍记载，定名为"骨痹"，反映了骨癌的主要临床表现，即疼痛。

西医：原发性骨癌，主要有恶性骨肉瘤、依汶氏肉瘤、软骨肉瘤等。

2）诊断要点

中医：消瘦乏力，发热，骨骼疼痛，肢体远端麻木，局部可触及肿块，便干，尿黄，舌红或黯红，苔黄腻或无苔，脉沉细或滑数。

西医：①症状体征：骨痛，多表现为持续性钝痛，或触碰时疼痛，夜间加剧，晚期疼痛转剧；癌症所在骨表面可触及硬质肿块，或有压痛，或无。易发骨折（病理性或不明原因多处骨折）；肢体远端麻木及发热、消瘦、易疲劳等。晚期可发生肺、肝转移，出现相应症状。②影像学检查：骨 X 片、CT、MRI 及骨扫描，可发现肿块及骨结构变化情况。③实验室检查：缺乏明显特异性指标。④病理学检查：针刺取样活检，成功率在 80%～90%；

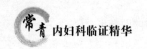

患部切开取样活检；切除或刮除组织病理检查可获得明确诊断。

（2）中医论治

常老认为骨癌的病机主要为骨髓空虚、瘀毒内聚两个方面。中医学认为骨为髓之府，骨髓充盈，则骨骼得养，骨的功能活动正常。各种原因引起精髓耗损，骨髓失充，便会引起癌毒之邪乘虚内舍于骨，阻滞气血运行，渐渐形成肿块。癌毒煎熬，精髓干枯，骨骼失于濡养故而骨痛，且夜间加剧，并且因骨骼失于濡养，脆性加重，而易于骨折，热毒熏蒸于外，精髓亏损于内故有发热，正气虚损故消瘦乏力。针对以上病机常老认为骨癌的治则应以益肾填髓、祛瘀解毒为主。具体治疗则需根据病情有所侧重：根治性手术后无肿瘤负荷患者，治疗目标在于促进正气恢复，预防复发，治疗当以益肾填精为主，辅以祛邪；带瘤生存患者，治疗目标在于抑制肿瘤生长，改善临床证候，治疗应在益肾填精的基础上，积极祛邪治疗，正气明显亏虚时可适当扶正以耐攻伐；晚期并发症丛生患者，治疗目标在于减轻痛苦，延长生命，治疗上强调急则治标，缓则治本，病情急迫如肝转移大量腹水、骨骼剧痛时，先予对症治疗，相对缓解期仍可以益肾填精、扶正祛邪治疗。

（3）常氏用药特色

在上述对骨癌的认识基础上，针对治疗原则常老拟定以生地黄、熟地黄、玄参、骨碎补、莪术、原三七、白花蛇舌草、猫人参、白毛藤、三叶青、虎杖、蜈蚣、全蝎、炙鳖甲、炒鸡内金、生甘草为基础方。方中生地黄、熟地黄、玄参、骨碎补益肾填精，补髓壮骨；莪术、原三七活血散结；白花蛇舌草、猫人参、白毛藤、三叶青、虎杖清热解毒抗癌；蜈蚣、全蝎、炙鳖甲除能以毒攻毒之外，还能深入骨髓，搜络剔邪以祛毒止痛；炒鸡内金、生甘草健脾助运，克制补精药物滋腻之弊，生甘草还有调和诸药之功。诸药相合，正对治则。临证之时，常老还会根据患者具体证候，灵活加减。癌毒盛者再加藤梨根、半枝莲、炮穿山甲等；骨痛明显者加炒延胡索、川芎、鸡矢藤等；肢体麻木者加地龙、路路通、桑枝、姜黄等；肝转移者加柴胡、矮地茶、香茶菜、荷包草、垂盆草、茜草等；肺转移者加炙麻黄、射干、杏仁、川贝母、象贝母、白及等。

（4）验案

沈某，男，41岁，绍兴陶堰油漆工人，1998年8月16日初诊。因左腿痿痹，常易跌仆，在沪上某三甲医院住院治疗，确诊为骨癌，并已有远处转移，经化疗仍为控制病情，遂放弃治疗，在家卧床半年，后得悉常老擅治恶性肿瘤，遂力邀出诊。刻诊：患者精神萎靡，骨瘦如柴，粒米不进，便少而溏，尿黄，舌红少苔而干，脉细弱带数，已是奄奄一息。常老认为此时当以挽救胃气为先，或可力挽狂澜，恢复生机。用药：焦白术 30g，生晒参 30g，鲜石斛 15g，天花粉 15g，川厚朴花 30g，八月札 30g，陈皮 10g，白花蛇舌草 60g，藤梨根 60g，生薏苡仁 60g，猪苓 30g，焦三仙（焦神曲、焦麦芽、焦山楂）各 15g，炒鸡内金 15g，生甘草 18g。先予 3 剂，重用扶正救胃留命，服后纳食稍增，精神略强，患者家属大喜。二诊效不更方，继予此方 7 剂，服后每餐能进食米粥半碗，精神明显好转，面部复现血色，大便亦正常，再以此方加减调理 2 个多月，已能每餐进食软饭 1 碗，据家属反映已与病前相仿。遂上方去天花粉，减生晒参至 9g，鲜石斛至 10g，加生地黄、熟地黄各 15g，玄参 12g，骨碎补 30g，补骨脂 30g，莪术 30g，原三七 30g，三叶青 30g，虎杖 30g，改以益肾填髓、祛瘀解毒治疗。如此治疗 5 年余，病情一直稳定，定期复查，未见复发、转移。后改间歇性服药，或以中成药巩固，至今已近 20 载，生活正常，并能参加轻便工作。

7. 甲状腺癌

甲状腺癌是发生于甲状腺滤泡上皮、滤泡细胞及甲状腺间质的恶性肿瘤。其病因未明，目前认为可能与性别、遗传因素、射线照射、碘、TSH 及其他甲状腺疾病等有关。

（1）中西医病名及诊断要点

1）中西医病名

中医：依据临床表现及古代医籍记载，定名为"石瘿"，此名最早出于《备急千金要方》，指瘿之坚硬如石者。

西医：甲状腺癌。组织病理学上分为乳头状癌、滤泡状癌、未分化癌、髓样癌。

2）诊断要点

中医：颈部胀闷不适感，重者可触及肿块，坚硬如石，瘰疬累累，口干发热，面色潮红，心悸胸闷，舌红或黯红，少苔，脉细弦，重按乏力或尺脉无力。

西医：①症状体征：颈部胀闷，可有无痛性肿块进行性增大，常伴颈部淋巴结肿大，或有面部潮红、心悸。累及喉返神经可出现声嘶，压迫气管可有呼吸困难,压迫食管可有吞咽困难,远处转移可见消瘦、乏力。②影像学检查:主要有 B 超、X 线、CT, MRI 及放射性核素检查,可发现肿瘤,鉴别肿瘤的良恶性,观察与邻近组织的解剖关系及转移情况。③实验室检查:甲状腺癌缺乏特异性肿瘤标志物,甲状腺球蛋白可作为甲状腺切除后的监测指标,升高表明复发或转移。降钙素对诊断甲状腺髓样癌、观察术后变化及确定复发转移有重要参考价值。④病理学检查:主要通过细针穿刺细胞学检查、转移淋巴结活检、肿瘤组织活检来明确诊断。

（2）中医论治

常老认为甲状腺癌的主要病机为肝脏阴虚气滞,痰瘀癌毒互结。甲状腺癌患者多因长期情志不舒,多虑忧思以致肝气郁结,气结则津液、血液疏布、运行皆受影响以致气滞痰凝血瘀互结,郁于颈部而成结节,郁久化热,热耗津液造成肝阴亏虚,阴虚火旺,久之则进一步酿生癌毒。初时以气滞痰凝为主故感胀闷不适,进一步发展后血瘀毒生,故可见肿块坚硬如石,并伴发热口干。阴虚火旺,则有面色潮红,舌红少苔,脉细。伴气虚或血瘀明显时舌偏黯,正气亏虚则脉重按乏力或尺脉无力。母病及子,肝阴亏虚,木不生火,心失所养,故心悸。针对以上病机常老在甲状腺癌的治疗上提出疏肝解郁、化痰散结贯穿始终,养阴活血、抗癌解毒据证而施的原则。甲状腺癌是现代医学治疗效果比较好的癌症,多数行根治性手术治疗,此类患者可专主疏肝解郁、化痰散结治疗,稍佐抗癌以防复发。对不能手术或手术未能根治性切除或淋巴结等处转移患者,正气尚充之时,在疏肝解郁、化痰散结基础上,联合破血行气、解毒抗癌治疗;正气渐虚,正邪胶着,则在上述基础上添加扶正之品;邪盛正衰的晚期患者,则重在扶正的基础上继续疏肝行气、化痰解郁治疗,如正气渐复,则可适当佐以解毒抗癌治疗。

（3）常氏用药特色

在上述对甲状腺癌的认识基础上,针对治疗原则常老拟定以柴胡、八月札、赤芍、白芍、象贝母、玄参、夏枯草、生牡蛎、猫爪草、土圞儿、莪术、黄药子、白花蛇舌草、藤梨根、生甘草为基础方。方中柴胡、八月札、赤芍、白芍柔肝疏肝解郁;象贝母、玄参、夏枯草、生牡蛎、猫爪草、土圞儿、黄药子化痰散结;莪术破血散瘀;黄药子、土圞儿、猫爪草、莪术又有抗癌作用;白花蛇舌草、藤梨根清热解毒抗癌;生甘草调和诸药。

诸药相合，正对治则，且兼顾一药多用。临证之时又当根据患者情况不同，随症加减。肝郁气滞明显者加用紫苏梗、枳壳、枳实、郁金、香附等；痰凝重者加海藻、昆布、山慈菇、生薏苡仁等；血瘀明显者加桃仁、川芎、三棱、土鳖虫等；阴虚火旺者加生地黄、麦冬、北沙参、石斛、五味子等；气虚者加黄芪、党参等；癌毒盛而正气尚强者再加山慈菇、粉重楼、天龙等；疼痛者加炒延胡索、蜈蚣、全蝎、鸡矢藤等。

（4）验案

例1：范某，女，50岁，家住绍兴市城南沁雨园，2015年9月2日就诊。患者甲状腺癌术后2个多月，口服优甲乐1片，每日1次替代治疗，目前喉中多痰，手术局部尚感疼痛，四肢麻木，大便不畅，纳一般，小便可，寐安，舌黯红苔偏少，脉细弦。用药：柴胡6g，赤芍15g，八月札15g，象贝母18g，枳壳15g，黄药子30g，乌玄参30g，紫丹参30g，莪术18g，藤梨根60g，知母15g，炒鸡内金10g，生甘草10g。上方服用2周即觉喉中痰涎明显减少，四肢麻木略有减轻，手术部位疼痛已不明显，便通。原方加减续服3个月而诸症悉除。后以基础方巩固疗效，预防复发，至今康健。

例2：刘某，男，68岁，家住绍兴市越城区辕门小区，2014年12月7日就诊。甲状腺癌术后2年余，发现颈部淋巴结肿大，咽痒口干，舌黯红苔薄黄，脉细弦。有高血压病多年。用药：玄参30g，天冬30g，生牡蛎30g，八月札18g，浙贝母8g，白花蛇舌草60g，藤梨根90g，山慈菇10g，金荞麦60g，胖大海4g，夏枯草30g，生甘草10g。上方服后，咽痒好转，再守原方继服月余自觉诸症好转，肿大淋巴结未见增大。现仍坚持治疗，病情稳定，生活自理。

8. 乳腺癌

乳腺癌是发生在乳腺上皮组织的恶性肿瘤。目前认为其发病与家族遗传、月经初潮早、高龄初产、未经产、闭经晚、电离辐射、乳腺囊性增生、避孕药使用和营养状态等有关。

（1）中西医病名及诊断要点

1）中西医病名

中医：依据临床表现及古代医籍记载，将乳腺癌命名为"乳岩"，此名首见于南宋·陈自明的《妇人良方》，曰："若初起，内结小核，或如鳖、棋子，不赤不痛。积之岁月渐大，嵾岩崩破如熟石榴，或内溃深洞，此属肝脾郁怒，气血亏损，名曰乳岩。"较为全面地阐述了乳岩的症状与病机。

西医：乳腺癌。组织病理学上分为非浸润性癌与浸润性癌，前者包括导管内癌和小叶原位癌，后者包括浸润性导管癌和浸润性小叶癌，其他少见的还有髓质癌、小管癌、胶质癌、乳头状癌、腺样囊腺癌。

2）诊断要点

中医：乳房肿块，甚者红肿、溃烂，情绪抑郁善太息或暴躁易发怒，月经不调或经前乳房胀痛，舌淡红，苔少或薄腻，脉细弦。

西医：①症状体征：乳腺癌早期为无痛性肿块，以外上象限居多，质较硬，边界不清，表面不光滑，移动性差，继而可出现酒窝征、橘皮样改变、皮肤卫星结节、皮肤溃烂、炎症样改变、乳头回缩、溢液和湿疹样变，局部淋巴结肿大并浸润胸肌乃至胸壁，晚期可转移至肺、肝、脑、骨、胸膜和肾上腺等。②影像学检查：主要有超声、钼靶和 MRI 检查，可观察乳腺癌肿块形状、边缘特征、密度、大小、钙化点、导管改变及淋巴结情况。③肿瘤标志物检查：乳腺癌缺乏特异性肿瘤标志物，常用的相关肿瘤标志物有癌胚抗原（CEA）、CA15-3、CA242 等。④病理学检查：主要通过乳腺结节穿刺、转移灶穿刺或手术获得组织活检来明确诊断。

（2）中医论治

常老认为乳腺因经络相连，与肝胃关系密切，而对于乳腺癌而言，又与肝之疏泄功能异常息息相关，故其病机主要为肝失疏泄、浊瘀内阻。肝脏最主要的功能是疏泄，最大的致病之机便在疏泄失常，肝之疏泄不及，就会导致乳腺气血运行不畅，乳汁不归正化，使气、血、痰、乳郁于乳腺而成病理产物，郁久酿生癌毒，形成肿瘤。癌毒炽盛则有红肿、溃烂之变，肝气郁滞故情绪抑郁善太息，物极必反，郁之太过必引起肝气上逆，而见暴躁易发怒，肝气的疏泄又会影响月经的正常来潮，肝气不舒，故常有月经不调或经前乳房胀痛。针对以上病机常老认为乳腺癌的治则主要为疏肝健脾、行瘀散结、解毒抗癌三个方面。在具体治疗上因疾病情况各有侧重：术后无肿瘤负荷之人，治疗目标在于平调阴阳，提高免疫力，预防复发，治疗常以疏肝健脾为主，辅以行瘀散结抗癌；带瘤生存患者，正气尚强者，治疗目标在于抑制肿瘤生长，改善临床证候，治疗应将疏肝健脾与行瘀散结抗癌并行，标本兼顾；晚期正气衰微，并发症丛生患者，治疗目标在于减轻痛苦，延长生命，治疗上强调急则治标，缓则治本，病情急迫如大量胸腹水、剧痛时，先予对症治疗，相对缓解期仍可疏肝健脾、行瘀散结抗癌并施。同时乳腺癌又极易转移至肺、骨、肝，治疗时需留意"先安未受邪之地"。

（3）常氏用药特色

在上述对乳腺癌的认识基础上，针对治疗原则常老拟定以柴胡、八月札、焦白术、象贝母、莪术、原三七、生薏苡仁、茯苓、白花蛇舌草、猫爪草、山慈菇、川厚朴花、炒鸡内金、炙甘草为基础方。方中柴胡、八月札、焦白术、川厚朴花疏肝健脾；莪术、原三七、象贝母活血散结；生薏苡仁、茯苓、白花蛇舌草、猫爪草、山慈菇清热解毒抗癌；焦白术、生薏苡仁、茯苓兼能健脾祛湿益气；炒鸡内金配焦白术、茯苓健消结合，调和脾胃；炙甘草调和诸药。诸药相合，正对治则，且兼顾一药多用。面对具体患者，常老又常灵活加减，气虚明显者加生晒参、绞股蓝、黄芪等；血虚明显者加当归、白芍、熟地黄等；阴虚明显者则加生地黄、麦冬、鲜石斛等；癌毒盛而正气尚强者再加三叶青、藤梨根、半枝莲等；伴胸、腹水者加白芥子、车前子、泽泻、白茅根等，量多者结合西医治疗；呕恶者加苏梗、姜半夏、姜竹茹、旋覆花等；胃痛者加代代花、海螵蛸、瓦楞子、炒延胡索等；出现黄疸者加金钱草、垂盆草、茵陈、荷包草等；疼痛明显者加炒延胡索、蜈蚣、全蝎、鸡矢藤等，重者结合西医三阶梯止痛治疗；便溏者加地锦草、白头翁；大便闭结者结合调胃承气汤通便；护肺予生晒参、黄芪、百合等，护骨从补肾入手，予骨碎补、补骨脂、杜仲等。

（4）验案

冯某，女，51岁，中兴路个体经营户，2012年6月3日就诊。乳腺癌术后，化疗多次，经中药辨证治疗，已稳定4年余，但因近日忙于家事，过度劳累，气阴两虚，更兼湿热外感，导致热郁湿滞，喉痹，干咳，肢楚，目红，纳食尚可，便溏而黏，舌黯红，苔薄黄腻，脉滑数。拟标本同治。用药：炙麻黄10g，射干10g，金荞麦60g，胖大海4g，土牛膝30g，板蓝根30g，象贝母18g，藤梨根60g，虎杖根30g，三叶青30g，白毛藤60g，忍冬藤30g，绵茵陈30g，乌玄参30g，生晒参9g，生甘草15g。并嘱注意休息，勿过度劳累，饮食清淡。上药服后外感瘥，正气复，疾病重入坦途。

9. 原发性支气管肺癌

原发性支气管肺癌（简称肺癌）是原发于支气管黏膜和肺泡壁的恶性肿瘤。目前认为其发病与吸烟、空气污染、电离辐射、砷和其他有毒环境下工作有关。

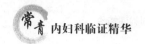

（1）中西医病名及诊断要点

1）中西医病名

中医：依据临床表现及古代医籍记载，病名有"肺积""息贲"，见于《黄帝内经》《难经》《脉经》，为古病名，五积之一，主要表现为胁下有积块而气逆上奔；"咳嗽"，以其主要症状表现命名。

西医：原发性支气管肺癌。按组织病理学分为小细胞肺癌（SCLC）和非小细胞肺癌（NSCLC），后者又包括腺癌、鳞癌和大细胞癌。

2）诊断要点

中医：发热乏力，咳嗽咳痰或干咳，或痰中带血，胸痛，胸闷气促，面色白或萎黄，舌淡红或黯红，苔腻或少苔，脉濡滑，重按乏力或尺脉无力。

西医：①症状体征：刺激性干咳，咳痰或痰中带血，胸痛，胸闷，气促，锁骨上下、颈部及腋下淋巴结肿大，单个或多个融合，边界欠清，质硬，有或无压痛。肿瘤部位呼吸音粗糙或减弱，伴发肺炎时可闻及啰音。②影像学检查：主要有胸部正侧位片、胸部 CT、胸部 MRI 及 PET-CT，可发现大小不等的实质性或伴空洞或有液平的结节。③肿瘤标志物检查：常用的肺癌肿瘤标志物有癌胚抗原（CEA）、神经元特异性烯醇化酶（NSE）、鳞状上皮细胞癌抗原（SCC）、细胞角蛋白片段 19（CYFRA21-I）和胃泌素释放肽前体（ProGRP）等。④病理学检查：有找痰中脱落细胞检查，胸水及心包积液的组织和细胞学检查，纤维支气管镜检查，包括直视下刷检、活检、针吸及支气管灌洗获取细胞学和组织学诊断，CT 或超声引导下胸内肿块或淋巴结穿刺活检，应用纵隔镜、胸腔镜对淋巴结、胸膜、心包进行活检，转移淋巴结活检、手术获得组织活检等。

（2）中医论治

肺癌病位在肺，常老认为肺癌的病机主要为气阴亏虚、痰瘀毒结、宣降失常三个方面。肺癌患者因病前失于养护，兼病后叠经手术、放化疗导致肺之气阴亏虚，常表现为面色黯淡，乏力，口渴，干咳，舌上少津，或舌淡而无苔，脉显无力等症。而与此同时又有癌毒夹痰瘀阻结于肺，一方面消耗正气，一方面蔓延全身，临床可见发热，胸痛，咳痰，痰中带血甚者咯血，面露潮红，舌苔黄腻，脉数等症渐可延及全身出现骨痛、肝区隐痛不适、头晕头痛。又由于正气虚于内，邪毒积于肺，从而导致肺之宣降失常，出现咳嗽、胸闷、喘促等表现。针对以上病机常老认为肺癌的治则应以益气养阴、肃肺化痰、清热解毒、行瘀散结为主。在具体治疗上因患者情况各有侧重：无肿瘤负荷的患者，治疗重在扶助正气，提高免疫力，预防复发，当以扶正为主，辅以祛邪；带瘤生存患者，治疗需扶正祛邪并施，视病情而有所侧重，正气强时侧重祛邪，正气弱时侧重扶正；晚期并发症丛生患者，治疗又需以减轻痛苦，延长生命为首要，强调急则治标，缓则治本，病情急迫如剧痛、大出血、大量胸腹水喘促时，先予对症治疗，相对缓解期仍可扶正祛邪并施。常老还认为肺的整个生理、病理都离不开"宣降"二字，宣降正常则肺不病，肺病则必有宣降异常，故治肺不离宣降，肺癌治疗中也时刻不能忘记调肺之宣发与肃降功能。

（3）常氏用药特色

在上述对肺癌的认识基础上，针对治疗原则常老拟定以炙麻黄、杏仁、黛蛤散、象贝母、生晒参、鲜石斛、莪术、原三七、生薏苡仁、白花蛇舌草、三叶青、土圞儿、炒鸡内金、生甘草为基础方。方中炙麻黄、杏仁调肺气之宣降；黛蛤散、象贝母止咳化痰；生晒参补肺气；鲜石斛补肺阴；莪术、原三七活血散结；生薏苡仁、白花蛇舌草、三叶青、土圞儿清热解毒抗癌；炒鸡内金配生薏苡仁，体现常老"难病取中"之思想，以健消相结合，起到顾护中焦，留存生机的作用；同时象贝母、炒鸡内金兼有散结之用；生薏苡仁兼能健脾祛湿；生甘草调和诸药。诸药相合，正对治则，且兼顾一药多用。然临证时患者情况各有不同，常老善于经权达变，随症加减。对于不咳者去黛蛤散；正虚明显者减少清热解毒药，以气虚明显则再加黄芪、绞股蓝等，以阴虚明显则再加南沙参、北沙参、麦冬、天冬等；癌毒盛而正气尚强者再加半枝莲、半边莲、蛇六谷、蜈蚣、全蝎、干蟾皮等；伴发肺部感染者加桑白皮、黄芩、鱼腥草、瓜蒌；伴胸水者加车前子、泽泻、白茅根等，量多者结合西医治疗；咯血者去莪术加茜草根、仙鹤草、陈棕炭、侧柏炭等，量大者结合西医止血治疗；伴有胃病者加苏梗、川厚朴花、代代花、海螵蛸、瓦楞子等；咳嗽重者加光杏仁、百部、紫菀、款冬花等；痰多者加白前、前胡、白芥子等；胸闷喘促者加葶苈子、苏子等；咽部不适者加射干、土牛膝、金荞麦；疼痛者加炒延胡索、鸡矢藤等；脾虚湿重者减少养阴药，加苍术、藿香、佩兰、豆蔻等；大便闭结者配合调胃承气汤通便。

（4）验案

刘某，男，76岁，退休，某医院职工家属，2009年6月10日初诊。患者因肺癌晚期，并多处转移，在外埠辗转就医乏效而求治于常老。刻

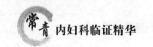

诊：患者神疲乏力，面色黧黄，剧烈咳嗽，呼吸偏促，偶有痰中带血，腹胀满，纳差，大便偏干，寐欠佳，形体消瘦，舌黧红，苔厚腻，脉细滑。用药：黛蛤散 15g，杏仁 10g，川贝母、象贝母各 9g，炙百部 30g，生晒参 9g，鲜铁皮石斛 10g，原三七 30g，生薏苡仁 60g，半枝莲 60g，白花蛇舌草 60g，粉重楼 30g，全瓜蒌 30g，藿香梗 15g，川厚朴花 30g，焦三仙（焦神曲、焦麦芽、焦山楂）各 15g，生甘草 15g。上方加减服用半个月，患者血止，诸羔明显减轻，2 个月后生活自理，继而巩固治疗数月，复查各项肿瘤指标恢复正常，病情稳定，自觉良好，几如常人。

八、阑尾炎

（一）中西医病名及诊断要点

1.中西医病名
中医：肠痈。
西医：阑尾炎。

2.诊断要点
该病开始多在中上腹或肚脐周围腹痛，患者不能准确地辨明疼痛的确切部位。经数小时或十几个小时后，腹痛转移到右下腹部，疼痛呈持续性。后期一般在右下腹部有一个明显的压痛点。伴有恶心、呕吐、食欲减退、腹泻或便秘等症状。全身症状多伴有头晕、头痛、无力等。如果病情严重还会出现发热、心慌等症状。麦氏征阳性，结肠充气试验阳性。B超检查排除泌尿系结石和盆腔炎症。

（二）中医分型论治

1.病因
①饮食失节，食滞于肠。②情志损伤，卫外不足。③外力过度，肠络破损。

2.辨证论治
（1）湿热
①湿重证
主症：右下腹疼痛，腹胀脘痞，便溏不爽，尿短色赤，并有恶寒发热。身重身困，呕恶，口淡无味，欲饮不多。脉滑数，舌质红，苔白腻，或黄腻。

证析：此为湿热内蕴，湿重于热所引起。湿盛，蕴结于中，壅滞不通，则见腹胀痛等症。湿阻经脉，则身重身困。口淡无味，欲饮不多等也是湿邪内阻，脾为湿困的缘故。脉舌征象也是湿邪内盛，湿重于热。

治法：清热除湿，兼以通络。

处方：平胃散（《太平惠民和剂局方》）加薏苡仁、黄连、枳壳、木通、赤芍；薏苡仁汤（《医宗金鉴》）。

②热重证

主症：右下腹疼痛较剧，按之则更甚。发热重，恶寒轻，恶心呕吐，不欲饮食，口干，口渴喜冷饮，心烦口臭。脉数有力，舌质红，苔黄腻。

证析：此为湿热内蕴，热重于湿所引起。热盛蒸淫肠络，则症见高热，剧烈腹痛。湿热内阻，腑气不通，则症见呕逆恶心，腹痛拒按。口干，口渴喜冷饮，便秘尿赤等均是热邪为患，灼伤津液所致。脉舌征象也是热重之表现。

治法：清热除湿，解毒清肠。

处方：大黄牡丹皮汤（《金匮要略》）、肠痈秘方（《景岳全书》）。

（2）气滞血瘀

主症：右下腹疼痛较剧，有包块形成，拒按，腹皮微急，发热自汗，大便秘结，小便短赤，呕吐恶心，腹胀脘痞。脉数有力，舌红绛，苔黄燥。

证析：此为气滞血瘀，气滞则腹胀，血瘀则形成肿块，气滞血瘀热结，灼腐为脓则疼痛较剧而拒按。发热、尿短等症为血瘀郁而化热所引起。脉舌征象也是血瘀郁久化热之表现。

治法：活血祛瘀，消肿排脓。

处方：金铃子散（《素问病机气宜保命集》）、仙方活命饮（《妇人良方》）。

（3）成痈溃破

主症：右下腹疼痛，胀满拒按，腹皮绷紧，高热寒战，面红目赤，唇干舌燥，烦渴思饮，频频呕吐，便结尿赤。脉弦数，或急数，舌红绛，苔黄厚而干，或黄燥中黑。

证析：热毒久郁，肠络损伤，肉腐血败，则症见疼痛拒按、腹皮绷紧等。热毒内盛，则症见高热、面红、目赤等。口干、便秘等也是热毒内聚，损伤津液所引起。呕吐、便结等为热盛，损伤肠络，腑气不通的缘故。脉舌征象也是热毒炽盛之表现。

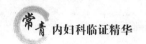

治法：清热解毒，消痈排脓。

处方：牡丹皮散（《外科正宗》），大便不通者去人参、黄芪，加大黄、芒硝，腹胀脘痞者加檀香、台乌药，或香附；仙方活命饮（《妇人良方》）。

（4）迁延复发

主症：右下腹痛，反复发作，面色苍白，四肢厥冷，口干不渴，或喜饮热，尿清便溏。脉细弱，舌淡，苔白。

证析：久病伤阳，气虚不足，正气无力抗邪，则症见肠痈反复发作。面色苍白、四肢厥冷等为阳虚不能温煦所致。脉舌征象也是气虚阳弱之表现。

治法：补气益阳。

处方：薏苡附子败酱散加减。

（三）常氏用药特色

常老认为本病多因饮食不节、寒温失调、情志不遂、劳累过度，致肠腑血络损伤，瘀血凝滞，肠腑化热，瘀热互结，导致血败肉腐而成痈脓。瘀热互结是病理基础，因此清热解毒、活血化瘀贯穿疾病治疗始终。初期，症见转移性右下腹疼痛，呈跳痛或刺痛性质，或可触及包块，压痛或反跳痛，发热，脘腹胀闷，恶心，大便秘结，舌红紫黯或有斑点，脉弦滑或弦紧。以热毒蕴结、气滞血瘀为主要病机，治以清热解毒、行气活血为主，重用大黄牡丹皮汤，酌加金银花、蒲公英、连翘、红藤、败酱草、木香、枳壳、延胡索等以加强清热解毒、理气止痛之功。脓毒盛期，症见腹痛剧烈，弥漫性压痛及反跳痛，恶寒或寒战，高热，烦渴欲饮，或有界限不清之包块，舌质红绛而干，苔黄厚干燥或黄厚腻，脉弦滑数，或洪大而数。以热毒壅盛、肉腐血败为主要病机，治以清热解毒，祛瘀排脓，方用大黄牡丹皮汤，热毒盛者合透脓散，湿邪盛者合红藤煎。脓局限期，症见右下腹疼痛，可触及包块，压痛，低热或不发热，舌质红，苔薄黄，脉数。以余毒未尽、瘀热内阻为主要病机，治以解毒散结，消肿排脓，方用薏苡附子败酱散加减，酌加红藤、冬瓜子、牡丹皮、玄参、大贝母、牡蛎、三棱、莪术、皂角刺等，以清热破瘀，软坚散结，促进包块吸收消散。

常老强调在疾病发展的各个阶段均需严密观察病情变化，脓成初期，病情较轻，早期积极治疗，有望炎症消退、脓液局限而直接进入脓局限期。脓毒盛期，全身中毒症状明显，宜配合全身支持及对症治疗，若出现脓肿破裂致弥漫性腹膜炎或机械性肠梗阻征兆，应及时采取手术治疗。脓局限期，中毒症状缓解，脓液局限，但病情迁延和复发成为此期治疗的难点。常老通过多年的临床经验体会到疾病早期，因大量应用抗生素及清热解毒、凉血、泄热中药等寒凉之品，耗伤阳气，可致机体阳气受损，热邪郁遏于里，肿块不易消散，导致久治不愈或反复发作。"肿坚之处，必有伏阳"，常老在此期重用附子，意在振奋阳气，温通经络，辛热散结以消肿散瘀，配伍薏苡仁、败酱草清热解毒，消痈排脓，并佐以破血消瘀、软坚散结之品，促进包块吸收消散，每每获得良效。

（四）验案

张某，女，37岁，主诉因右下腹疼痛、肿块3天于2012年5月16日就诊。半年前出现右下腹疼痛、发热，在社区卫生室诊断为急性阑尾炎，给予抗感染及对症治疗半个月，症状消失。3天前突然右下腹阵发性疼痛，恶心，不欲饮食，发热38.8℃，便秘，并发现右下腹肿块。本医院B超提示：阑尾区低回声包块，大小5.6cm×3.4cm，考虑阑尾周围脓肿。舌红苔薄黄，脉弦滑数。患者坚决要求中药治疗。经常老辨证分析当属肠痈（脓成初期），治以清热解毒，行气活血。用药：生大黄12g，牡丹皮10g，桃仁10g，冬瓜子30g，蒲公英30g，木香10g，枳壳10g，红藤90g，败酱草30g，薏苡仁60g，赤芍15g，生甘草15g。

服药7剂，患者腹痛症状基本消失，右下腹肿块缩小，局部压痛，体温37.1℃，纳食二便尚可，舌淡红苔薄黄，脉弦滑。考虑余毒未尽，瘀热内阻，治以解毒散结，消肿排脓。用药：制附子10g，薏苡仁30g，败酱草30g，桃仁10g，牡丹皮10g，木香10g，红藤90g，冬瓜子30g，三棱10g，皂角刺10g，生甘草15g。上方加减服用15剂，复查B超肿块消失，继服3剂巩固疗效，并嘱其高营养易消化饮食，饱餐后忌剧烈活动，保持大便通畅。随访1年未复发。

九、胆囊炎

（一）中西医病名及诊断要点

1. 中西医病名

中医：胁痛、胆胀、黄疸。中医虽无急性胆囊炎及慢性胆囊炎的病名，

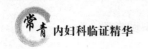

但早在《黄帝内经》便有相关论述。《灵枢·五邪》曰："邪在肝，则两胁中痛。"《素问·缪刺论》曰："邪客于足少阳之络，令人胁痛不得息。"《灵枢·本脏》谓："胆胀者，胁下满而痛引小腹。"故根据临床表现，急性胆囊炎可归于"胁痛"范畴，慢性胆囊炎归属于"胆胀"范畴。慢性胆囊炎日久迁延难愈，可致胆囊萎缩。

西医：急性胆囊炎、慢性胆囊炎。

2. 诊断要点

急性胆囊炎是由胆囊管梗阻、化学性刺激和细菌感染等引起的胆囊急性炎症性病变。临床症见发热，右上腹疼痛，或右胁肋胀痛放射至肩背部，伴恶心呕吐，或轻度黄疸，墨菲征阳性，外周白细胞计数增高等。可归属于中医胁痛、黄疸、胆胀等范畴。

慢性胆囊炎因胆囊结石、高脂饮食等诱发，呈慢性起病，也可由急性胆囊炎反复发作、失治所致。临床表现为反复右上腹疼痛或不适、腹胀、嗳气、厌油腻、右上腹部有轻度压痛及叩击痛等。

（二）中医分型论治

1. 病因病机

（1）病因

胆囊炎好发于 20 ～ 50 岁之间，女性较男性多见，具有反复发作的特点。常因饮食不当、感受外邪、情志不遂、劳累过度等因素诱发。

①情志不遂：若因情志所伤，暴怒伤肝，抑郁不舒，致肝气郁结，胆失通降，胆液郁滞，不通则痛，发为本病。

②饮食失节：嗜食肥甘厚味，或嗜酒无度，损伤脾胃，致中焦运化失职，升降失常，土壅木郁，肝胆疏泄不畅，胆腑不通，发为本病。

③感受外邪：外感湿热毒邪，湿热由表入里，内蕴中焦，肝胆疏泄失职，腑气不通；或热毒炽盛，蕴结胆腑，使血败肉腐，蕴而成脓；或外感寒邪，邪入少阳，寒邪凝滞，肝胆疏泄失职，胆腑郁滞，发为本病。

④虫石阻滞：蛔虫上扰，枢机不利，胆腑通降受阻；或因湿热内蕴，肝胆疏泄失职，胆汁郁积，排泄受阻，煎熬成石，胆腑气机不通，不通则痛，发为本病。

⑤劳伤过度：久病体虚，劳欲过度，使得阴血亏虚，胆络失养，脉络拘急，胆失通降，不荣则痛，发为本病。

（2）病机

本病的基本病机是胆失通降，不通则痛。情志不遂、饮食失节、感受外邪、虫石阻滞，均致胆腑不通，发病多为实证。若久病体虚，劳欲过度，精血亏损，肝阴不足，胆络失养，则不荣则痛。本病病位在胆腑，与肝失疏泄、脾失健运、胃失和降密切相关。急性胆囊炎以实证为主，慢性胆囊炎以虚实夹杂证多见。急性胆囊炎因病情反复发作可以转化为慢性胆囊炎。

2. 辨证分型

（1）急性胆囊炎

1）胆腑郁热证

主症：①右胁部持续剧烈灼痛或绞痛；②胁痛阵发性加剧，甚则痛引肩背。

次症：①口苦口黏；②恶心呕吐；③发热恶寒；④身目明显黄染；⑤小便短赤，大便秘结；⑥舌质红，苔黄或厚腻；⑦脉滑数。

主症 2 项加次症 2 项即可诊断。

2）热毒炽盛证

主症：①持续高热；②右胁疼痛剧烈；③胁痛拒按。

次症：①身目发黄，黄色鲜明；②大便秘结，小便短赤；③烦躁不安；④舌质红绛，舌苔黄燥；⑤脉弦数。

主症 2 项加次症 2 项即可诊断。

（2）慢性胆囊炎

1）肝胆气滞证

主症：①右胁胀痛或隐痛；②疼痛因情志变化而加重或减轻。

次症：①厌油腻；②恶心呕吐；③脘腹满闷；④嗳气频作；⑤舌质淡红，舌苔薄白或腻；⑥脉弦。

主症 2 项加次症 2 项即可诊断。

2）肝胆湿热证

主症：①胁肋疼痛，胀痛或钝痛；②口苦咽干。

次症：①身目发黄；②身重困倦；③脘腹胀满；④小便短黄；⑤大便不爽或秘结；⑥舌质红，苔黄或厚腻；⑦脉弦滑数。

主症 2 项加次症 2 项即可诊断。

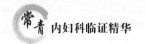

3）胆热脾寒证

主症：①胁肋疼痛，胀痛或紧痛；②恶寒发热。

次症：①口干口苦，恶心欲呕；②腹部胀满，大便溏泻；③肢体疼痛，遇寒加重；④舌质淡红，苔薄白腻；⑤脉弦滑。

主症 2 项加次症 2 项即可诊断。

4）气滞血瘀证

主症：①右胁疼痛，胀痛或刺痛；②口苦咽干。

次症：①胸闷，善太息；②右胁疼痛夜间加重；③大便不爽或秘结；④舌质紫黯，苔厚腻；⑤脉弦或弦涩。

主症 2 项加次症 2 项即可诊断。

5）肝郁脾虚证

主症：①右胁胀痛，情志不舒；②腹胀便溏。

次症：①倦怠乏力；②腹痛欲泻；③善太息；④纳食减少；⑤舌质淡胖，苔白；⑥脉弦或弦细。

主症 2 项加次症 2 项即可诊断。

6）肝阴不足证

主症：①右胁部隐痛不适；②两目干涩。

次症：①头晕目眩；②心烦易怒；③肢体困倦；④纳食减少；⑤失眠多梦；⑥舌质红，苔少；⑦脉弦细。

主症 2 项加次症 2 项即可诊断。

3. 分型治疗

胆囊炎的治疗按照"急则治标，缓则治本"的原则。治疗大法是疏肝利胆。急性胆囊炎常用清热化湿、通腑利胆法，清热解毒、通腑泻火法治疗；慢性胆囊炎常用疏肝利胆、理气解郁法，清热利湿、利胆通腑法，疏利肝胆、温寒通阳法，理气活血、利胆止痛法，疏肝健脾、柔肝利胆法，养阴柔肝、清热利胆法治疗。中医治疗目标：①控制症状，消除炎症；②缩短病程，减少复发；③降低并发症发生率。

（1）急性胆囊炎

1）胆腑郁热证

治法：清热利湿，行气利胆。

主方：大柴胡汤（《伤寒论》）加味。

药物：柴胡，黄芩，生大黄（后下），枳实，赤芍，半夏，生姜，厚朴，茵陈，栀子，金钱草。

2）热毒炽盛证

治法：清热解毒，通腑泻火。

主方：茵陈蒿汤（《伤寒论》）合黄连解毒汤（《外台秘要》）加减。

药物：茵陈，栀子，大黄，黄连，黄芩，延胡索，金银花，蒲公英，金钱草，牡丹皮，赤芍。

（2）慢性胆囊炎

1）肝胆气滞证

治法：疏肝利胆，理气解郁。

主方：柴胡疏肝散（《景岳全书》）加减。

药物：柴胡，香附，川芎，枳壳，白芍，黄芩，金钱草，郁金，青皮，生甘草。

2）肝胆湿热证

治法：清热利湿，利胆通腑。

主方：龙胆泻肝汤（《医方集解》）加减。

药物：龙胆草，黄芩，栀子，泽泻，柴胡，车前子，生大黄（后下），金钱草，生甘草。

3）气滞血瘀证

治法：理气活血，利胆止痛。

主方：血府逐瘀汤（《医林改错》）加减。

药物：当归，生地黄，桃仁，红花，枳壳，柴胡，川芎，川楝子，郁金，鸡骨草，延胡索，五灵脂，生甘草。

4）肝郁脾虚证

治法：疏肝健脾，柔肝利胆。

主方：逍遥散（《太平惠民和剂局方》）加减。

药物：当归，白芍，柴胡，茯苓，白术，陈皮，郁金，金钱草，炙甘草。

（三）常氏用药特色

1. 湿热内盛——重剂清热通腑，中病即止

湿热内盛型多见于慢性胆囊炎急性发作期，在缓解期的基础上感受寒凉入里化热，热壅湿滞，或复为情志所伤，肝郁湿滞化热，或伤于辛辣，湿热内蕴肝胆。症见胁肋胀痛，连及肩背部疼痛，胃脘饱胀，口中黏腻乏

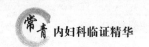

味，食欲不振，食量减少，小便黄染甚至巩膜黄染，大便秘结或黏滞不爽，舌红苔黄，脉数。治以清利肝胆湿热，通腑泻浊法，大柴胡汤加减：柴胡、黄芩、白芍、半夏、枳实、栀子、生大黄、藿香梗、金钱草、延胡索。腹胀盛加大腹皮，巩膜黄加茵陈，湿热既衰以四君子汤合藿香汤加减收功。

2. 肝郁痰瘀——疏肝活血化痰，不忘情志疏导

湿热久羁或伤于情志则肝郁酿湿成痰致瘀，可见胁痛隐隐走窜不定，连及肩背部亦痛，入夜则胁痛固定不移，喜叹息，性格多疑，女子月经不调，口干苦，舌紫，脉弦细，以上症状随情志好坏而增减。治以疏肝活血，燥湿化痰法，柴胡疏肝散加减：柴胡、枳壳、炒川楝子、川芎、赤芍、白芍、陈皮、香附、郁金、法半夏、延胡索。胁痛显加乳香、没药，口苦著伍栀子，痰湿盛佐大贝母。

3. 肝肾阴虚——养阴不助湿，化湿不伤阴

由于肝郁、湿热、痰浊、瘀血日久不去，耗伤肝肾之阴，病机由实转虚，易形成肝肾阴虚证，表现为胁肋隐痛、五心烦热、饥不欲食、渴不欲饮、舌质干红无苔，脉细数，兼肝郁则叹息，夹湿热有腻苔，并瘀血见紫舌。治以滋补肝肾，清热养阴，一贯煎加减：生地黄、熟地黄、天冬、麦冬、南沙参、北沙参、赤芍、白芍、枸杞子、全当归、鲜石斛。有肝郁佐柴胡，兼湿热助藿香，夹瘀血伍土鳖虫。数服后出现纳呆苔腻者，改投藿香汤加减：藿香、白芷、法半夏、炒苍术、炒白术、茯苓、白芍、枳壳、黄芩、焦山楂、焦神曲、石菖蒲、桂枝，或与一贯煎交替应用，以防化湿伤阴，养阴助湿。

4. 脾肾阳虚——易夹湿、伤阴、致瘀

本型可由前三型发展而来，表现为胁肋隐痛、胃脘嘈杂、纳呆乏力、面色㿠白、畏寒怕冷、胃脘及腰膝冷痛、大便稀溏、舌苔薄白、脉沉迟细。治以温补脾肾，附子理中汤加味：党参、炒白术、制附子、肉桂、肉苁蓉、茯苓、山药、藿香、苏梗。夹湿邪有腻苔加桂枝、煨草果，伴肾阴亏损有盗汗遗泄佐熟地黄、枸杞子，夹瘀滞胁刺痛伍红花、制乳香、制没药。

（四）验案

沈某，男，39岁，2011年5月21日就诊。患者原有慢性胆囊炎病史，近伤于酒食，胁肋胃脘胀痛，连及肩背部亦疼痛，口中黏腻乏味，口干口苦口臭，心胸烦热，渴饮冷水，尿黄便秘，舌质红，苔黄腻，脉弦数。B超示：胆囊壁水肿，白细胞计数 $13.2 \times 10^9/L$。证属"胁痛"，湿热内蕴肝胆，治以清肝利胆、通腑泻浊。以大柴胡汤加减，用药：柴胡、半夏各10g，枳椇子、黄芩、虎杖、金钱草、茵陈各30g，延胡索、枳壳各15g，生大黄15g（后下）、红藤60g。常法煎服。

上方服10剂主症消失，去生大黄再服10剂，唯余肠鸣纳钝口腻，改投健脾益气、温中燥湿法，以四君子汤合藿香汤加减，用药：藿香、佩兰、焦山楂、焦神曲、炒苍术、炒白术、茯苓、炒白芍各15g，泽泻、金钱草各30g，法半夏、煨草果各10g。服5剂肠鸣止，纳谷有味，复查肝胆脾B超及血常规正常。

十、肝硬化腹水

（一）中西医病名及诊断要点

1. 中西医病名

中医：肝硬化腹水多属中医"鼓胀"的范畴，鼓胀系指肝病日久，肝脾肾功能失调，气滞、血瘀、水停于腹中所导致的以腹胀大如鼓，皮色苍黄，脉络暴露为主要临床表现的一种病证。本病在古医籍中又称单腹蛊、臌、蜘蛛蛊等。

西医：肝硬化腹水，其中包括肝炎后性、血吸虫性、胆汁性、营养性、中毒性等肝硬化之腹水期。

2. 诊断要点

①初起脘腹作胀，腹渐胀大，按之柔软，食后尤甚，叩之呈鼓音及移动性浊音。继则腹部胀满膨隆，高于胸部，仰卧时则腹部胀满两侧尤甚，按之如囊裹水，病甚者腹部膨隆坚满，脐突皮光。腹部青筋暴露，颈胸部出现赤丝血缕，手部出现肝掌。四肢消瘦，面色青黄。

②起病多缓慢，病程较长，常有黄疸、胁痛、积证的病史，以及酒食不节、虫毒感染等病因。

③腹部B超、CT检查、腹水检查，以及血清蛋白、凝血酶原时间等检查，有助于诊断。

④本病以脉弦或弦细滑，舌干黯瘀或舌下静脉青紫，苔白腻或滑腻或

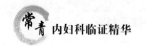
少苔居多。

（二）中医论治

1. 辨缓急

鼓胀虽然病程较长，但在缓慢病变过程中又有缓急之分。若鼓胀在半个月至1个月之间不断进展为缓中之急，多为阳证、实证；若鼓胀迁延数月，则为缓中之缓，多属阴证、虚证。

2. 辨虚实

鼓胀虽属虚中夹实，虚实并见，但虚实在不同阶段各有侧重。一般说来，鼓胀初起，新感外邪，腹满胀痛，腹水壅盛，腹皮青筋暴露显著时，多以实证为主；鼓胀久延，外邪已除，腹水已消，病势趋缓，见肝、脾、肾亏虚者，多以虚证为主。

3. 辨气滞、血瘀、水停

以腹部胀满，按压腹部时按之即陷，随手而起，如按气囊，鼓之如鼓等症为主者，多以气滞为主；腹胀大，内有积块疼痛，外有腹壁青筋暴露，面、颈、胸部出现红丝赤缕者，多以血瘀为主；腹部胀大，状如蛙腹，按之如囊裹水，或见腹部坚满，腹皮绷紧，叩之呈浊音者，多以水停为主。

（三）常氏用药特色

常老指出本病初期，虽腹胀大，正气渐虚，但经合理治疗，尚可带病延年；若病至晚期，腹大如瓮，青筋暴露，脐心突起，大便如鸭溏，四肢消瘦，则预后不良；若见吐血、便血、神昏、痉厥，则为危象，预后不良。

本病的病机特点为本虚标实，虚实并见，故其治疗宜谨守病机，以攻补兼施为原则。实证为主则着重祛邪，合理选用行气、化瘀、健脾利水之剂，若腹水严重，也可酌情暂行攻逐，同时辅以补虚；虚证为主则侧重扶正补虚，分别施以健脾温肾、滋养肝肾等法，扶正重点在脾，同时兼以软肝化瘀，清化导滞。还应注意"至虚有盛候，大实有羸状"的特点，切实做到补虚不忘实，泻实不忘虚，切忌一味攻伐，导致正气不支，邪恋不去，出现危象。

常老经验方是疏肝化瘀软坚汤。组成：八月札30g，茜草根30g，大腹皮18g，虎杖30g，垂盆草30g，车前子30g，半枝莲60g，原三七18g，炒鸡内金15g，昆布30g，莪术30g，炒白术30g，生甘草10g。方中莪术、昆布、鸡内金软坚散结；原三七、茜草根、虎杖活血化瘀；八月札、大腹皮疏肝理气消胀；白术健脾利水；车前子利水；垂盆草、半枝莲清热解毒；生甘草调和诸药。全方共奏疏肝健脾、利水消胀、软坚活血之功。

（四）验案

陆某，男，46岁，反复腹胀2年，加剧2周。症见腹大坚满，脉络怒张，胁腹胀痛，面色黧滞，烦热口苦，渴不欲饮，小便赤涩，大便稀烂，每日2~3次，舌质黧红，苔黄腻，脉弦数。既往有乙肝病史10余年。B超示肝硬化大量腹水。经护肝利尿抽腹水治疗，病情反复。中医诊断：鼓胀（湿热夹瘀，肝脾郁结）。治法：清化湿热，疏肝运脾，软肝化瘀。用药：八月札30g，茜草根30g，大腹皮18g，虎杖30g，垂盆草30g，车前子30g，半枝莲60g，原三七18g，炒鸡内金15g，昆布30g，莪术30g，炒白术30g，生甘草10g。5剂。

二诊：服药后，每日畅泻稀水大便数次，泻后腹水减，精神稍欠，服上方5剂后，腹围减少，体重减轻2.5kg。舌质转红润，黄腻苔已退去其半，予上方再进5剂。

三诊：服药后腹水消去大半，舌苔退，舌质亦转红活，小便清长，饮食转佳，唯感乏力、腰酸。系利水之后，脾肾亏虚之证显露，予上方减车前子，加菟丝子30g。

四诊：服药后腹水已消，胃纳佳，予鳖甲煎丸巩固治疗。

按：此系肝气郁结、脾虚失运，不能行通调水道、化气利水之职能，湿、热、瘀内停，日积月累而成腹水。鼓胀水湿内停为病之标，肝郁脾虚为病之本。标实本虚治以攻补相兼之法，皆相得宜。

十一、痹证

（一）中西医病名及诊断要点

1. 中西医病名

中医："痹证"一词的由来要追溯到《黄帝内经》，在《素问·痹论》中有"风寒湿三气杂至，合而为痹也"之说。经历代医家归纳总结，凡是由于风、寒、湿、热等外邪侵袭人体，闭阻经络，气血运行不畅所导致的，以肌肉、筋骨、关节发生酸痛、麻木、重着、屈伸不利或关节肿大等为主要临床表现的病症均属痹证范畴。

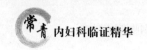

西医：痹证包括现代医学中的类风湿性关节炎、坐骨神经痛和肩周炎等，难治愈，易复发，给患者造成极大痛苦。本病的临床表现多与西医学的结缔组织病、骨与关节疾病等相关，常见疾病如风湿性关节炎、类风湿性关节炎、反应性关节炎、肌纤维炎、强直性脊柱炎、痛风等，其他如增生性骨关节炎等出现痹证的临床表现时均可参考本节内容辨证论治。

2. 诊断要点

①本病发病不分年龄、性别，但青壮年和体力劳动者、运动员及体育爱好者易于罹患。同时，发病的轻重与寒冷、潮湿、劳累及天气变化、节气等有关。

②突然或缓慢地自觉肢体关节肌肉疼痛、屈伸不利为本病的症状学特征。或游走不定，恶风寒；或痛剧，遇寒则甚，得热则缓；或重着而痛，手足笨重，活动不灵，肌肉麻木不仁；或肢体关节疼痛，痛处焮红灼热，筋脉拘急；或关节剧痛，肿大变形；也有绵绵而痛，麻木尤甚，伴心悸、乏力者。

③舌质红，苔多白滑，脉象多见沉紧、沉弦、沉缓、涩。

④实验室和 X 线等检查常有助于痹证的诊断。

（二）中医论治

1. 治疗痹证常用虫类药物

痹证病因病机复杂，病程往往迁延日久，久病入络。清代叶天士明确指出"初为气结在经，久则血伤入络""百日久恙，血络必伤""邪留经络，须以搜剔动药""藉虫蚁血中搜剔以攻通邪结"。据此，常老常选土鳖虫、水蛭活血祛瘀，全蝎、蜈蚣搜风剔络，乌梢蛇、白花蛇祛风除湿，地龙活血清络热，蜂房祛风毒，僵蚕祛风痰通结，安神定惊。

2. 辨病位用药

辨病位用药是根据痹证的病位不同，在辨证的基础上有针对性地使用药物，以提高治疗效果。如痹痛以上肢为主者，选加桂枝、桑枝、羌活、威灵仙、姜黄、川芎；痹痛以腰以下为主者，选加牛膝、木瓜、狗脊；筋骨疼痛日久，腰膝酸软者，选加续断、千年健、骨碎补、桑寄生等；痹痛日久，四肢挛痛、筋骨拘挛、手足麻木明显者，选加海风藤、青风藤、秦艽、鸡血藤等。

3. 标本兼治

痹证不外乎正虚邪侵。正气虚主要是肝肾不足，中医学认为，肝主筋而肾主骨，肝肾亏虚则筋骨痿弱，因此，治疗该病首先要补肝肾；邪气盛主要是风、寒、湿邪入侵，停滞于关节筋脉之间，阻滞气血，导致气滞血瘀，不通则痛，出现身体各个部位的疼痛、麻木。如果是以风邪为主，那就表现为以游走疼痛和肢体麻木为主要症状，可以重用防风、麻黄等祛风通络；如果是以湿邪为主，则表现为重着疼痛。

（三）常氏用药特色

常氏经验方用药：独活15g，桑寄生30g，川牛膝、怀牛膝各30g，蜈蚣2条，威灵仙30g，红藤90g，络石藤30g，千年健15g，原三七30g，赤芍、白芍各30g，生甘草15g。

方中独活辛苦微温，善治伏风，除久痹，且性善下行，以驱下焦与筋骨间的风寒湿邪；红藤、络石藤、千年健祛风湿，通经络；蜈蚣、威灵仙通络止痛；桑寄生、牛膝补益肝肾，强化筋骨，且桑寄生兼可祛风湿，牛膝尚能活血以通利肢节筋脉；原三七、赤芍、白芍活血养血，所谓"治风先治血，血行风自灭"之意；生甘草调和诸药。诸药合用达温经蠲痹、益肾活血之功。

（四）验案

桑某，男，37岁，2014年4月8日初诊。主诉右侧腰背部及下肢反复酸楚3年，伴麻木不仁。患者3年前在无明显诱因下出现右侧腰背部及下肢酸楚不适伴抽筋，大便偏溏，脉沉细滑带弦，舌黯红，苔白腻。中医诊断：痹证（着痹）。辨证：肾虚血瘀，风湿入络。西医诊断：腰椎间盘突出症。治法：温经蠲痹，益肾活血。用药：独活15g，桑寄生30g，川牛膝30g，怀牛膝30g，蜈蚣2条，威灵仙30g，红藤60g，络石藤30g，千年健15g，原三七30g，赤芍30g，白芍30g，生甘草15g。7剂，日1剂，水煎，分2次服用。

二诊：服药1周后大便成形，日解1次，夜寐较前好转，上方再进7剂。

三诊：上方调治2周后，面部褐斑较前转淡，夜寐安，效不更方，原旨再进7剂巩固而收功。

按：本案因感受风寒湿邪而患痹证，日久不愈，累及肝肾，耗伤气血，证属正虚邪实，治以扶正与祛邪兼顾，既可驱散风寒湿邪，又可补益肝肾气血。

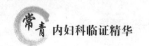

附：常氏对绍派伤寒特色的运用与发挥

1. 绍派伤寒论治特色

常老认为江南地处卑湿，外感湿邪为患，多有夹杂证。"绍派伤寒"以六经融三焦，寒温一统，辨证重湿。湿邪停滞，皆因气之不运，运气的方法，临床以辛苦淡并用，上中下同治。即为"宣、运、导"三法，上焦宜宣，开肺气、疏腠理，甚则开窍，均属宣之范畴；中焦宜运，燥湿、化湿、开膈、快脾，归纳于运字之中；下焦宜导，渗湿、导湿，旨在分利小便，有"治湿不利小便，非其治也"之义。临证需辨湿邪夹证，方能中的。

湿喜归脾，脾属太阴，与胃同居中央，为运化之枢纽。脾胃有病，每见胸膈痞闷，纳少肢倦。湿去则脾运，脾运则胃苏，水谷的道路畅通。得谷者昌，为培后天之本。湿犯中焦，实则阳明，虚则太阴，此为医所共知；但中宫为运化之枢机，枢机不利则全身之气化皆不行，上下焦之湿亦因此而凝滞不化，故治湿有宣上、运中、导下并用，尤其以运中为先，立化湿透热之法，取透湿达邪之效。

湿热为患，本已缠绵难愈，再有夹证，则治之更难。"绍派伤寒"临床实践家胡宝书先生认为："湿热夹食者，务消其食；夹痰者，务化其痰，否则邪有所恃，热不易退，湿不易去，病多反复。"①湿热夹食证，设有消食化滞方，常用山楂炭、建曲、莱菔子、藿香梗、川厚朴、陈皮、焦栀子、滑石等。方为保和丸的变法，所不同的是，加川厚朴、焦栀子、滑石促使中焦之湿食得化而下泻，既利小便以泻湿浊，又通大便以导食积，方中不用峻药攻下，无伤正之虞，且能祛除因湿去不尽而遗留复发之祸根。常以建曲、鸡内金、广郁金、山楂炭、莱菔子、川厚朴、陈皮、姜半夏、广木香消食开胃导滞。②湿温夹表证，如药后无汗或汗而不畅，则解表利湿，希冀汗出而解。常用薄荷、荆芥疏表透邪，再以川厚朴、半夏、滑石、大豆黄卷、焦栀子、连翘壳、荷叶等清热利湿。③下利兼有阴亏者，清利则阴易伤，养阴则邪愈闭，较为棘手。"绍派伤寒"方宗仲景猪肤汤化裁。方中猪肤甘而微寒，润燥入肾，白蜜清虚热、润燥以止咽痛，知母、生地黄、黄连并用，清化利湿而不燥，养阴扶正而不腻。全方祛湿热而不耗阴，利止而病自安。④湿热过甚不能纳食的噤口痢者，以冬瓜仁、石菖蒲、紫丹参、川黄连、砂仁壳、荷叶化湿开膈醒脾，以祛内蕴之湿，祛邪扶正相互协调。

2. 对绍派伤寒主要大家的研究

对俞根初《通俗伤寒论》温病证治特点的研究如下：

（1）特色诊法（观目、按胸腹）

俞氏非常重视诊断方法的运用，《通俗伤寒论》中所载诊法的内容十分丰富，在"伤寒诊法"一章中分别有：观两目法、看口齿法、看舌苔法、按胸腹、问口渴否、询二便、查旧方、察新久等项目，同时还专有一章论"伤寒脉舌"。值得注意的是俞氏脉诊内容甚为丰富，此在温病学著作中少见，同时舌诊内容也堪称大全，除增补吴坤安据叶天士《温热论》中有关舌诊论述而撰的《察舌辨证歌》外，尚分项详论舌质、舌苔、舌形等，而"观目"和"按胸腹"更是其诊法的独到之处，为俞氏之特色诊法。

①观目

俞根初说"凡诊伤寒时病，须先观病人两目""凡病至危，必察两目，视其目色以知病之存亡也。故观目为诊法之首要。目系通于脑，目的活动直接受心神的支配，故目是心神的外在反应"。《灵枢·大惑论》曰："五脏六腑之精皆上注于目而为之精。"目是脏腑精气汇聚之处，目之视觉功能可反映脏腑精气的盛衰，一般而言，得神、少神、失神、假神皆能从"目"表现出来，这正与俞氏所云"开目欲见人者阳证，闭目不欲见人者阴证"相符合。从"观目"可辅助判断温病"卫、气、营、血"之所处阶段，如俞氏曰"目瞑者鼻将衄，目暗者肾将枯，目白发赤者血热"；同时俞氏还言"目白发黄者湿热"，现代医学称之为"眼底发黄"，是湿热黄疸的诊断标准之一。诸如此类，认真归纳其"观目"的内容，多能用于温病的诊断。

②按胸腹

俞氏在引述《黄帝内经》关于胸腹与脏腑关系的论述后指出"若欲知其脏腑何如，则莫如按胸腹，名曰腹诊"，并详述其诊察手法及病候要点。现节取俞氏"按胸腹"与"温病"最直接的有关论述以述之。

俞氏曰："按之胸痞者，湿阻气机，或肝气上逆；按之胸痛者，水结气分，或肺气上壅；按其膈中气塞者，非胆火横窜包络，即伏邪盘踞膜原。""水湿邪气"与"伏邪盘踞膜原"是引发温病的重要因素，俞氏通过按胸、膈进行诊断和鉴别诊断。霍乱、痧胀之疫，每多夹水、夹食、夹血，与邪互并，结于胸胁。为辨夹证，俞氏曰："水结胸者，按之疼痛，推之辘辘；食结胸者，按之满痛，摩之嗳腐；血结胸者，痛不可按，时或昏厥，因虽不同，而其结痛拒按则同。"在按腹方面，俞氏认为："按腹之要，以脐为先，脐间动气，即冲任脉，在脐之上下左右。""寒热真假"的辨别对于温病的诊断具有重要意义，俞氏曰："且可辨其假寒假热，按冲任脉动而热，热能灼手者，症虽寒战切牙，肢厥下利，是为真热而假寒；若按腹两旁虽热，于冲任脉久按之，无热而冷，症虽面红口渴，脉数舌赤，是为真寒而假热。"对于"病温热夹食"之症，俞氏曰："若素禀母体气郁，一病温热夹食，肠中必有积热，热盛则冲任脉动，动而低者热尚轻，动而高者热甚重，兼虚里脉亦动跃者必死。如能积热渐下，冲任脉动渐微，及下净而冲任脉不动者多生；若冲任脉动跃震手，见于久泻久痢者，乃下多亡阴之候，病终不治。"

（2）治温之法寒温并用

何秀山乃绍派伤寒大家之一，何氏曰："其（俞根初）学识折衷仲景，参用朱氏南阳、方氏中行、陶氏节庵、吴氏又可、张氏景岳。"俞氏集各家之所长，将诸家思想融入仲景经典理论之中，同时验证于临床，首次提出了"寒温并用"的观点。《通俗伤寒论》对于温病证治的特点集中体现在其对"伤寒兼证"的论述，正如邓铁涛在《三订通俗伤寒论》序中所说："《通俗伤寒论》，其通俗之处在于发展了仲景的《伤寒论》，书中的'伤寒兼证'，很多内容今天看来已属于温病的范围了。"

（3）治温方药以轻见长

何廉臣亦是绍派伤寒大家之一，何氏称俞根初先生用药"方方切用，法法通灵"。《通俗伤寒论》载方101首（自创者68首），列汗、和、下、温、清、补六法，分六经而治，然纵观此101方，不少为治温病所用，如葱豉桔梗汤、犀地清络饮、蒿芩清胆汤、七鲜育阴汤、五仁橘皮汤、导赤清心汤、阿胶鸡子黄汤、枳实导滞汤、羚角钩藤汤等。俞氏受温病学派"用药轻灵"的影响，治感证时多选用质轻的草木花类药，少用质重之介类药及血肉有情之品。其药之剂量也较轻，常用鲜品及汁，药虽轻，但经俞氏精心配伍，每能屡起沉疴，故所谓以轻取胜。如俞氏蒿芩清胆汤，方中青蒿脑半钱至二钱，淡竹茹三钱，仙半夏钱半，赤茯苓三钱，青子芩钱半至三钱，生枳壳钱半，陈广皮钱半，碧玉散（包）三钱。从俞氏一般经验来说，药量多在三钱之内。俞氏常用之鲜品有鲜生姜、鲜竹茹、鲜葱白、鲜石斛、鲜枇杷叶、鲜茉莉花、鲜荷叶、鲜冬瓜皮、鲜金银花、鲜薄荷、鲜茅根等，取其药鲜力专、透发力强之故。俞氏常用取汁的药有菖蒲汁、生姜汁、生藕汁、竹沥、沉香汁等。俞氏认为治病贵在对症下药，只要药证相符，轻剂可愈重病，若药证不投，药愈重而病愈深。

（4）温病瘥后调理诸法

徐荣斋先生有云：温病瘥后调理诸法十分重要，如以"瘥后不便"为例，一般认为这是由于温病过程中，热邪炽盛，耗伤人体津液，加上患病后机体脏腑功能失调，脾胃功能减弱，致使气血津液生成减少，故见大便秘结不通，治以滋养胃阴，用益胃汤或增液汤，但俞氏论述更为丰富，他认为："大便不行者，热闭、虚闭俱多，风闭、气闭者少。"对于热闭，俞氏用大黄饮子、三黄枳术丸、枳实导滞丸、陆氏润字丸等；下焦阳虚者，用苁蓉润肠丸；老年者，用黄芪汤送服半硫丸；下焦阴虚者，用六味地黄汤加淡苁蓉、白蜜、益血润肠丸、五仁丸等；风闭者，用东垣润肠丸、加味皂角丸；气闭者，用苏子降气汤加枳壳、杏仁，重则用六磨汤。俞氏认为："吾绍之病家，一病之安危，多有责之于医，不知侍疾者对于病人，往往居处不合理，身体不清洁，寒温不适宜，卧起不定时，不但无助医家治疗之能力，实则助长病菌之孳生。"故其强调食物调理法、气候调理法、情欲调理法及起居调理法，这是关于预防、养生及康复的阐发，对预防温病和温病病后调服具有重要指导意义。

3. 常老用药特色

对绍派伤寒湿温病用药特色的研究与发挥可概括为"疏调气机助湿运化，汗利两解辟邪出路"十六字。如湿温病，亦称之为湿温伤寒或湿温兼寒，为感受湿热病邪而引起，初起以恶寒少汗，身热不扬，体重肢倦，胸闷脘痞，苔白腻，脉缓等湿热阻遏卫气为主要症状的急性外感热病，多发于夏秋雨湿炎热季节。由于江南时令气候的特异性，何氏认为，吴、越之地温热卑湿，外界湿热之邪易侵袭人体，而导致湿温病的发生。湿温病发病具有一定的季节性，常多发于首夏及初秋两时。发于首夏梅雨蒸时者，为春温伏热；发于仲秋桂花蒸时者，为夏暑内伏。湿温病的病因病机多由梅雨季节外界湿邪熏蒸，湿邪侵犯人体，潜伏于体内，积久而化温，又因新感暴寒而引发；或夏季暑湿之邪感人，伏于体内，因外感寒邪而诱发。其中湿邪、温邪、暑邪为伏邪，而外感寒邪为新邪，伏邪与新邪兼夹而发，寒、湿、温（暑）三气杂合而致病。其因虽有温、暑之不同，然而潜伏即久，伏邪酝酿蒸变，无一不同归火化而变为热证。又加之外感寒邪搏束，临证往往郁之越久，则病发之愈暴。

现将常老对湿温病的治疗经验加以简要介绍：

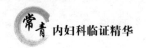

（1）首辨湿热之孰多，以使湿去热孤

常老认为湿温病治疗应分别湿多、热多、兼寒、兼温之界限。以辛淡清化法治湿热，以辛淡温通法治寒湿，湿热治肺，寒湿治脾。湿温病初起邪在气分，当首辨湿热孰多孰少。临证应根据湿热之多少，适当调整祛湿、清热的用药比重，以使湿热之邪分解，而成为孤邪，湿与热不相搏，湿走热自止，以利速解。若湿多热少，湿重于热者，则其人中气偏虚，其病多发自太阴肺脾，且多兼风寒，治宜苦辛淡温法，运脾化湿，可用藿朴夏苓汤，以体轻味辛淡者治之。热多湿少，热重于湿者，其人中气偏实，其病多发于阳明胃肠，虽或外兼风邪，总属热结在里，表里俱热，气分邪热郁遏灼津，但尚未凝结血分，治宜苦辛淡凉法，清泄胃热，可用枳实栀豉汤合刘氏桔梗汤加茵陈、贯众清热解毒之品，或枳实栀豉汤合小陷胸汤加连翘、茵陈之清热，姜汁、炒子芩、木通之苦辛，内通外达，表里两澈，使伏邪从汗利而双解。湿热俱多者，则太阴阳明并治，当开泄清热两法兼用，宜苦辛通降佐以淡渗，可用加味小陷胸汤、加味半夏泻心汤等以通利清化湿热。若邪气渐欲化燥，病者渴甚，脉大，气粗而逆者，重加石膏、知母清肺气而滋化源，惟芦根、灯心草轻清甘淡尤宜，其次用清芬辟疫汤，辛凉芳烈，泄热化湿，使病邪下行从膀胱而解，外达从白㾦而解，或从斑疹齐发而解。

（2）启上闸开支河，以得汗利两解

肺气宣展，三焦气机通畅，则一身之气通达，营卫调和，体内津液之敷布运化正常，气化得行，则湿邪得化。"肺主一身之气，肺气化则脾湿自化。即有兼邪，亦与之俱化"。故治湿必先化气，化气必当宣肺，治疗以启上闸、开支河为原则，以达导湿下行、湿去气通、津布于外、邪从汗解之目的。临证治疗，一方面疏中解表，用藿香、厚朴、葱白、豆豉等，使津液布于外，风寒之邪从肌腠排出，湿邪亦从汗解；另一方面芳淡渗利，用豆蔻、茯苓、滑石、木通等使湿邪从肾、膀胱而排泄，湿去而气通。"汗利兼行，自然湿开热透，表里双解"。治疗湿温病若湿盛湿阻气滞，或夹痰涎阻碍气机，而致大便不利者，宜用藿朴夏苓汤去藿香、厚朴、豆豉，加蔻仁拌捣瓜蒌仁，苏子拌捣郁李仁等品，或重用瓜蒌仁、薤白、枳实等味，味辛质滑，流利气机，气机一开，大便自解，即汗亦自出。气机条畅，内外通达，伏邪亦可从表里两解。

（3）审证之兼夹，以取三焦分消

由于浙绍气候温热潮湿，外界湿热之邪容易袭人，加之时人饮食偏嗜，喜食甘甜厚味，喜饮稠羹酒水，更易内生湿热、痰浊，内外病邪相引故病发多有夹痰、夹水、夹食、夹气、夹瘀等兼夹之证。对于夹痰者方中加星香导痰丸，食滞者加沉香百消曲，或加生萝卜汁、生姜汁少许，既可开浊秽之郁闭，亦可消痰食之停留。湿温证"湿滞热郁，久蕴酿痰，痰、湿、热阻滞三焦。治宜开上、疏中、导下分消法为正治，方亦宗此立法"。治以苦辛开泄兼清化痰浊，方如加味小陷胸汤、加减半夏泻心汤、黄连温胆汤等。若黏腻湿热与肠腑中有形糟粕相搏，出现中脘按之微痛而不硬，大便不解或便出败酱色溏粪，舌苔黄厚而滑，脉沉数，宜用小陷胸汤合朴黄丸，或枳实导滞丸等，缓化而行。但不宜大剂攻下，有走而不守之弊，往往使宿垢不行，反行稀水，徒伤正气，变成坏症。若湿热积久化燥化火，深逼营血，瘀热互结，胃肠蓄血，累及膀胱，而致湿温下焦蓄血之证，症见其人喜笑如狂，少腹按痛，大便色黑如漆，反觉易行，小便色黑自利，舌色黑润，宜桃核承气汤急下之，或合犀角地黄汤以凉血逐瘀。若湿热内蕴肝胆，肝胆疏泄功能失常，湿热泛溢肌肤而身目发黄，症见其人肌肤黄如鲜明之橘子色，腹满，小便不利，宜用茵陈蒿汤缓下之，以清热利湿退黄。

4. 验案

陈某，女，50岁，退休工人，2012年5月20日就诊。主诉发热半月余。患者为某医院住院患者。住院期间，白天体温基本正常，每于20：00左右开始发热，持续2 ~ 3小时，最高体温38.2℃，先后诊断为"风湿病待查""结核病待查""血液病待查"等，静滴盐酸左氧氟沙星注射液等，效果不佳。因患者惧怕骨髓穿刺特来就诊。症见：面色萎黄，神疲乏力，气短，头痛如裹，两胁胀满，舌质黯淡苔黄，脉数。诊断为发热。辨证为湿热郁阻于足少阳胆，少阳枢机不利。治法：清热化湿，和解少阳。方选蒿芩清胆汤加减，用药：青蒿20g，黄芩20g，竹茹12g，枳壳9g，滑石15g，蚕砂15g，茵陈30g，鱼腥草30g，石菖蒲6g，郁金10g，苏梗15g，生甘草5g。3剂，水煎分温2次服。服药当晚，电话告知，晚约18：00喝药，30分钟后遍身汗出，发热时间推后至21：00左右，持续约1小时。嘱坚持服药。3剂后，病情基本稳定。念湿热夹杂，缠绵不愈，效不更方，嘱再进5剂。药尽病退，后以健脾益气方善后。

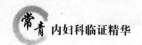

第二章　常氏妇科临证精华

第一节　主要学术思想与诊治特色

一、审证求因，治病求本

常老临证十分强调治病求本，其中审察病因以求其本是常老治疗妇科病常用的思路和方法，屡获良效。例如常老认为月经病发生的主要机理是因为患者外感邪气（尤其是寒邪）、内伤七情、房劳多产（包括多次流产）、饮食不节（比如过食肥甘，贪凉饮冷），加之不少患者的体质因素，造成脏腑机能失调，气血不和，冲任二脉损伤。针对上述病因、病机，常老认为治疗月经病的原则是重在审证求因，辨证论治，治本以调经。如李某，女，27岁，初诊诉经行3天，腹痛剧烈，小腹拘急，月经色黑量少。问知月经方行之际，外出淋雨受寒。平时吃冷饮、水果较多。观其面色黄中带青而黯，唇舌黯淡，脉细弦。诊断为痛经，分析其病因病机为素体虚寒，复感外寒，阳虚寒凝，胞脉瘀阻，治以温经散寒，佐以活血通脉。用温经汤加减治疗，服药第2天，经水畅行，痛经止。嘱咐平时常服生姜红枣汤，慎起居，避风寒。1年后患者因失眠就诊，诉痛经一直未发，月经亦调，大便正常，体质大有改善。

二、衷中参西，病证结合

常老临证善于衷中参西，融会新知，临证论治主张辨证与辨病相结合。常老认为病证结合论治是中医诊疗的特色和创举，是中医取得良好临床疗效的秘诀，进一步推进中医病证结合论治，以推动中医临床医学的发展，是当代中医面临的重要课题。常老主张在坚持辨证论治的同时，应当对病证结合论治的认识日益深刻和重视。辨病侧重于疾病病理变化全过程的认识，强调疾病固有的生理病理变化规律；辨证侧重于疾病阶段病情状态的整体认识，强调机体的功能状态对疾病反应的差异性。采取一纵一横的视角，以辨病指导辨证，以辨证充实辨病，相辅相成，各展其长而互补其短，才能提高临床疗效，促进病证结合论治的发展。对于妇科疾病，西医的遗传学检测、内分泌激素测定、腹腔镜、造影术、B超、妇检等现代医学的检查手段，能反映患者的局部微观病变。辨证论治则能把握宏观整体病机，应用现代医学的诊察检测技术和手段，结合中医辨证论治，有助于对人体宏观整体与局部病变的把握，可以显著提高临床疗效。如盆腔炎和子宫内膜异位症的患者，临床上都能见到痛经、少腹痛、拒按、经色黯红有块、舌质黯苔薄白、脉弦等血瘀症状。前者妇检可见下腹部压痛，后者妇检常见于骶骨韧带或子宫直肠陷凹触及有痛性结节，子宫或附件可触及囊实性包块。B超检查等也有助于二者的鉴别。前者在活血化瘀的基础上，常老还常加入白花蛇舌草、半枝莲、红藤等清热解毒中药，后者则常加入生牡蛎、三棱、浙贝母等破瘀软坚中药。如王某，女，43岁。初诊：因月经过期10多天未潮而就诊，患者心烦头晕，腰膝酸软，半夜烦热，舌质红老，脉细弦数，形体清瘦，从宏观上辨证，考虑为肝肾阴虚、肾精不足。B超检查发现左输卵管积液（33mm×18mm）、子宫腺肌症、子宫内膜厚7mm。从微观辨病，卵管积液、子宫腺肌症提示痰湿瘀阻胞脉，月经过期10多天，但子宫内膜厚仅有7mm，提示肾虚精亏，冲任失养。宏观辨证结合微观辨病，便可确立用滋养肝肾、活血化痰、软坚散结法治疗。服药10剂，经转，诸症明显改善，B超复查发现左输卵管积液消失。以前法出入，继续调治。

再如常老治疗妇科癌症，强调在辨病的前提下，结合辨证论治，扶正抗癌，以扶正解毒、疏肝运脾、益气养阴、化浊消瘀、消瘤散结为大法，并根据不同部位、不同脏腑的癌症，结合专药专方辨病治疗，从而取得较好的疗效。

在新的历史条件下，借鉴现代科学理论和方法，努力从中医自身角度深化对疾病基本病机的探索，对推进和发展病证结合论治尤其具有重要意义。中西医结合辨病的内容主要包括明确疾病诊断、病理变化、基本病机及由此确立治则、治法等。辨识疾病基本病机是辨病的重要内容,目的是为了确立治则、治法,指导辨证论治。由于疾病基本病机的探索是否定之否定的无止境的过程,在临床实践中不断地充实、深化对疾病基本病机的认识,必将推进对该病的辨证论治。

三、三因制宜,善于化湿

常老认为"三因制宜"在妇科病中表现得十分突出,尤其在妇科月经病的治疗过程中,更需要强调因时制宜,适时用药。月经的正常运行,西医理论认为是通过下丘脑 – 垂体 – 卵巢轴调节神经内分泌功能,作用于子宫而形成的;中医理论则认为是由于肾气盛 – 天癸至 – 任脉通、太冲脉盛 – 血海充盈胞宫,月事以时下。一个月经周期包括月经期、月经后期(子宫内膜增殖期)、经间期(排卵期)、经前期(分泌期)。肾气盛、天癸至、血海充盈,作用于胞宫,月事以时下,周而复始,维持了月经各期有规律地转化运行。因此常老遣方用药常常遵循这个规律,适应月经周期的变化,重视周期疗法。常老常说,在经前,血海充盛,用药时应给予疏导;正值经期,血室正开,此时血海满盈而泄,除旧生新,以调气活血,通理胞宫,令经水调达为用药大法;经后血海空虚,阴血阳气并衰,此刻以虚为主,用药宜滋养精血,培养生气,不能强攻。对于经迟、经少、经闭、痛经等月经病的治疗,常须遵循此法。对于经多、经早、行经期延长等月经病,常需在经前 3 天左右起,根据辨证,或清肝凉血,或疏肝和营,或固摄冲任等,经净后则以调补肝脾肾、补益精血为主,经间期可适当酌加一些活血通络药,以促进排卵,促进重阴转阳。

常老继承和发扬了绍派伤寒的学术思想和诊治特色,十分重视诊疗过程中的三因制宜,他认为绍兴为近沿海之地,多湖泊江河,气候多湿,每到梅雨夏暑季节,雨量充沛,空气潮湿,而且持续时间较长,故绍兴人易感外湿而病,加之生活方式的改变,现代人多逸少劳,嗜食生冷酒醴肥甘,饥饱不匀,内伤七情,颇易损伤脾胃,脾胃运化失职,清浊相混,津液不得运化转输,停聚而生内湿,日久化热,入络为瘀,使病情缠绵难愈,迁延日久。脾胃既病以后,脾失健运,湿从内生,又容易招致外湿的侵袭。常老认为百病多由于湿,百病多兼湿为患,因此灵活辩证地把化湿法与多种治法有机结合,如芳化渗利法、化浊行气法、化浊行瘀法、清热利湿法、解毒化湿法、化痰利湿法、化湿通络法、祛风化湿法、散寒化湿法、祛暑化湿法、化湿散结法、运脾化湿法、补肾化湿法、疏肝化湿法、平肝化湿法、宣肺利湿法、和胃化湿法、通阳化湿法、补气化湿法、温阳化湿法、滋阴化湿法、养血化湿法等，提出化湿法是治疗绍兴地区诸多病症的"敲门砖"，广泛地应用于内科、妇科、儿科、外科、五官科疾病的诊疗中，尤其在一些疑难病症中，常常可以出奇制胜，取得良效。对于妇科病，在重视补肝肾、调气血的同时，常常相机参以化湿法，是常老治疗妇科病取效的法宝之一。

四、调理脾胃，难病取中

《景岳全书·饮食门》说："胃司受纳，脾司运化，一纳一运，化生精气。"故脾胃合称为后天之本、气血生化之源。正如《脾胃论》所云："元气之充足皆由脾胃之元气无所伤，而后能滋养元气，若胃气之本弱，饮食自倍，则脾胃之气既伤，而元气亦不能充。"脾胃同居中焦而为中土，相为表里。脾为阴土，脾主健运、升清，以阳气升运为功，故喜燥恶湿；胃为阳土，胃主受纳、通降，以阴润和降为用，故喜润而恶燥。"脾宜升则健，胃宜降则和"（《临证指南医案》），脾升胃降，而为一身气机升降之枢纽。若饮食不节，或七情所伤，或劳逸失度，或药邪伤中，久病迁延，反复发作等均可使中气受戕，脾胃失调，升降失司，燥湿失宜，可导致气血津液的输布运行异常，邪从内生，形成气滞、血瘀、痰凝、湿阻、蕴热、化毒等病理变化，从而形成慢性难治的诸多妇科疾病。此时病机错综复杂，正虚为本，邪实为标，正虚尤以后天脾胃亏虚为关键。一方面由于中气亏虚，脾胃失调，生化乏源，而诸脏皆现不足，元气失充，难以抗邪。另一方面，脾胃气机升降失调，气机郁滞，清浊相混，湿痰瘀毒难以化除。

基于以上认识，常老强调脾胃功能之盛衰对于许多妇科慢性疾病、妇科肿瘤之形成发展和防治康复至为重要。对于缠绵难治的妇科病的治疗，常老灵活地运用健脾和胃、益气养阴、疏肝扶脾、疏肝和胃、安胃畅腑和芳化和中等"难病取中"法，以健脾和胃、振奋中州为首务和敲门砖，使许多重症、难症妇科病患者先达到药石可进、六腑为用、五脏乃安之目的，不仅提高了中医治疗妇科病的疗效，而且有稳中求速之妙。

五、妇人之病，重在补肾

傅青主尊崇《黄帝内经》"女子二七而天癸至……故有子"的学术观点，

认为"经本于肾""经水出诸肾",指出了肾在月经产生过程中的主导作用,肾精充足,血海满盈,月经才能如时而下。《傅青主女科》认为肾为先天之本,肾主生殖,肾藏精,精生血,精血同源又相互滋生,因此肾与妇女经、孕、产、乳均密切相关,傅氏治疗妇科疾患十分重视补肾,善用补肾法治疗妇科疾病。认为调经当以补肾气,益精血,培元固本,调理冲任为大法;重视补肾,兼调五脏。其补肾之法,有温润填精补肾阳法、甘温补肾气法、补肾健脾法、甘咸滋阴养血补肾法、滋肾养肝法、引火归原法等。就其调经14篇中,直接涉及补肾治法者多达10篇,其他篇中也蕴含补肾之意。常老十分推崇《傅青主女科》调经重在补肾的思想,继承并发展了其补肾之法及其应用。常老常用补肾法包括:补肾健脾法、补肾养肝法、交通心肾法、补肾疏肝法、补肾和中法、补肾和营法、补肾化浊法、补肾解毒法、补肾软坚法等,广泛应用于月经不调、妇科慢性炎症、妇科肿瘤、妇科杂病的治疗,总体疗效良好。如孙某,女,27岁。初诊诉产后2个月恶露不绝,恶露量或多或少,色或鲜或淡,乳汁缺少,腰痛,阴部坠滞。苔薄白,舌质黯红,脉濡。妇科检查:阴道壁膨出二度。证属脾肾不足,气阴亏虚。治以益气养阴,补脾益肾,通乳固冲。用药:生晒参9g,枫斗12g,怀山药30g,莲蓬30g,川续断30g,狗脊30g,生甘草10g,炙龟板24g,仙鹤草30g,原三七15g,小蓟炭30g,桔梗10g,白花蛇舌草30g。7剂。本案为产后脾肾亏虚,统藏失司,以致恶露不绝2个月,量或多或少,色或鲜或淡,阴道壁膨出二度,阴部坠滞;产后本已脾肾两虚,气血衰少,今恶露不绝,血去过多,重伤气血,故乳汁缺少。欲通其乳,需补其气血,欲补其气血,需先塞其流,断其恶露,欲断其恶露,则需补其脾肾,益其气阴,固其根本。故常老以生晒参、枫斗、怀山药、狗脊、川续断、生甘草、炙龟板、仙鹤草益气养阴,培补脾肾为主治疗本病;恶露日久,须防留瘀,佐以原三七、小蓟炭、莲蓬、仙鹤草化瘀止血;恶露日久,需防伏阳,出血不止,须防局部感染的并发,用白花蛇舌草,即为此意。莲蓬苦涩,温,入足厥阴血分,功能消瘀、止血、祛湿,可用于治疗血崩、月经过多、胎漏下血、瘀血腹痛、产后胎衣不下、血痢、血淋、痔疮脱肛、皮肤湿疮等症。常老认为莲蓬、桔梗尚有一定的通乳功用,认为莲蓬、桔梗、黄芪同用既可升阳举陷,又可使乳汁增多。7剂后恶露已止,腰腹仍有下坠感,前方加生黄芪30g、漏芦15g、山海螺30g(用以催乳)、杜仲30g,去原三七、小蓟炭、仙鹤草、狗脊、川续断,再用7剂,乳汁也多。

六、崩漏多瘀，化瘀固冲

妇女不规则阴道出血，出血量多势急者为崩，又称崩中；出血量少淋沥不净者为漏，又称经漏。崩与漏互为因果，相互转化，可发生于妇女各年龄阶段，尤以青春期和更年期妇女为多见。传统认识上，凡妇科经、带、胎、产、杂病所出现的阴道下血症，以及多种妇科疾病（如功能性子宫出血、女性生殖器官炎症、肿瘤等）出现阴道出血的共有症状，都归属崩漏疾病范畴。一般青春期和更年期崩漏，其临床表现类似西医的无排卵性功血。育龄期崩漏的临床表现，类似西医的有排卵性功血。对于崩漏的治疗，常老在强调辨证论治的同时，重视化瘀止血法的运用，反对见血止血。其常用化瘀止血法为：①培补脾肾，清泄瘀热法；②益气养阴，和营化瘀法；③清化固冲，和营消瘀法。

1. 培补脾肾，清泄瘀热法

崩漏为病，其主要发病机理当责脏腑气血功能失调，常气血同病，心肝脾肾多脏受累，并以肾亏、脾虚、血热、血瘀为其主要病机，尤其是脾肾虚亏，冲任损伤，不能制约经血，而致非时妄行，为崩漏诸证之本。因此对于崩漏，治法当以培补脾肾为主，兼以清泄瘀热，以冀气血平和，冲任得固。临床权变可分别采用塞流、澄源、复旧等法，由于病机错杂，塞流、澄源、复旧也常相兼施用。常老治疗崩漏重视调补肝脾肾以培其本，清热宁络、化瘀止血以治其标。

对于脾肾亏虚、血热夹瘀引起之崩漏，症见：崩漏量多势急或淋沥不净，色红质稠，或有紫红色血块，伴见腰酸如堕，心烦少寐，舌红苔黄，脉细数等。常老习用自拟固冲止崩汤治疗。

固冲止崩汤组成：炙黄芪 30g，熟地黄炭 30g，墨旱莲 30g，炒白芍 30g，炒杜仲 30g，地榆炭 30g，炒黄芩 20g，菟丝子 30g，益母草 15g，三七 30g，红枣 18g。功效：益肾固冲，清热宁络，化瘀止崩。方中重用炙黄芪补中益气摄血，墨旱莲、炒杜仲补肝肾固经血，三味配合，养肝补脾益肾，培其根本而复旧；炒白芍、熟地黄炭养血敛阴，炒黄芩、地榆炭清热宁络，凉血止崩，塞流而兼澄源；益母草、三七化瘀止血而无留瘀之弊。诸药合用，标本兼顾，蕴热清，瘀滞化，络脉柔则血自归经；肾气充，肝脾调，冲任固则崩漏自愈。临床加减：出血量多，加用棕榈炭、焦栀子；热象偏盛则加生地黄，并重用黄芩；夹瘀明显而小腹疼痛，加用蒲黄炭、五灵脂；阴虚营亏，舌红少苔，脉细数者，加地骨皮、炙龟板等。

病案举例：鲁某，女，32岁，2009年3月22日初诊。漏下半个月，色红质稠，腰酸乏力。舌黯红偏紫，脉沉细数。西医诊断为子宫功能性出血，中医诊断为崩漏，辨证为脾肾两虚，瘀热郁阻。治宜健脾统血、益肾固冲、清热消瘀。用药：炙黄芪30g，焦白术30g，生晒参9g，白茯苓30g，生甘草10g，炒川续断30g，炙龟板24g，知母10g，墨旱莲30g，地骨皮30g，大蓟、小蓟各30g，益母草10g。本案患者漏下半个月未止，伴有腰酸乏力，为肾虚脾弱，统藏失司；漏下色红质稠，舌黯红偏紫，脉沉细数，为阴虚血热兼瘀。经固冲止崩汤加减治疗1周，崩漏止，复以培补脾肾法善后巩固。

2. 益气养阴，和营化瘀法

正如唐宗海《血证论》所言："不补血而去瘀，瘀又安能尽去哉？"崩漏的发生与肝脾肾三脏功能失调密切相关，其病本在脾肾亏虚，病位在冲任胞络，变动在气血阴阳。虚者多因脾虚、肾虚，多以脾肾两虚为主，气阴不足为多见。离经之血，即为瘀血，崩漏日久，必有瘀血，故崩漏日久，必兼化瘀。

对于脾肾两虚，气阴不足，兼瘀阻之崩漏，通常症见：漏下势缓，绵绵不绝，色泽黯淡，或夹黑色小血块，伴见腰酸头昏，神疲乏力，舌淡红或偏红，苔薄白偏干或薄黄，脉细虚等。常老常用益气养阴，和营化瘀法治疗。

常用方药为：生晒参9～30g，鲜石斛12～30g，地骨皮30g，炒黄芩20g，焦白术30g，怀山药30g，炒杜仲30g，金狗脊30g，怀牛膝15g，生甘草10g，地锦草30g，白头翁30g。功效：益气养阴，和营化瘀。方中用生晒参、鲜石斛、焦白术、怀山药、生甘草、炒杜仲、金狗脊、怀牛膝益气养阴，培补脾肾，复其统藏之职，地骨皮、怀牛膝、炒黄芩、地锦草、白头翁益肾坚阴，化瘀止血，塞流澄源。临床运用时，若出血量多，酌加棕榈炭、血余炭。瘀去则络宁，因瘀致崩漏者，固然当以逐瘀为首务，若脉症虽无瘀象，但崩漏日久，气阴亏损，或屡用固摄止血法无效，即当参用化瘀一法，也常以此法加减治疗。

病案举例：尹某，女，56岁，2009年6月14日初诊。绝经后1年余，反复漏下3个月，漏下色黯有块，腰酸乏力，苔薄白，舌黯红而干，脉沉细弦。西医诊断为子宫功能性出血，中医诊断为崩漏，辨证为气阴两虚，瘀阻冲任。投上方7剂，漏下渐减，10剂而止，调治而愈。处方益气养阴，固崩止漏，勿忘化瘀，妙用怀牛膝一味，既取其补益肝肾，又倚其导残瘀下行外出，并非见虚即补、见血止血，收效良好。

3. 清化固冲，和营消瘀法

生殖器官的炎症是引起月经异常的常见原因之一。女性生殖器官对外界半开放，有可能受到来自外界各种致病因素的侵扰。当妇女体质薄弱，或生育太过，或人流多次，以致冲任损伤，或因七情所伤，如焦虑、紧张，或劳累太过等，均可使自身防御功能下降，正气不足，各种致病因素就可能乘虚而入，发生生殖器官的感染，导致各种妇科炎症的产生，使局部血管变得脆弱，行经时出血不易凝止，引起经量增多和经期延长，从中医病机分析，主要与脾肾不足，湿热下注，瘀热互结有关，脾肾不足为本，湿热瘀结为标，治疗常需标本兼顾。

脾肾不足，湿热瘀结之崩漏，症见：月经量多或愆期，经色深红或黯紫，或经血带有异味，常伴下腹部或腰部疼痛，平时黄带、赤带淋沥，气味秽臭，或有尿频尿急尿痛，舌红或黯红，苔根黄腻等。常老常用清化固冲，和营消瘀法治疗。

常用方药为：生晒参30g，焦白术30g，白茯苓30g，甜苁蓉30g，炒川续断30g，白花蛇舌草30g，生薏苡仁60g，炒黄芩20g，土茯苓30g，仙鹤草30g，益母草30g，小蓟炭30g，藕节炭30g，焦三仙（焦神曲、焦麦芽、焦山楂）各15g，生甘草10g。功效：补脾益肾，清化固冲，和营消瘀。方中用生晒参、焦白术、白茯苓、甜苁蓉、炒川续断、焦三仙、生甘草、仙鹤草、小蓟炭、藕节炭补脾益肾，扶正固本，白花蛇舌草、生薏苡仁、炒黄芩、土茯苓、益母草清热化浊，和营消瘀。临床加减：大便溏薄，甜苁蓉易为地锦草；出血量多，酌加地榆炭；腹痛明显，加川楝子。

病案举例：屈某，女，30岁，2009年1月21日初诊。月经过多5天，经色黑，夹有黄带淋沥，腰腹疼痛。舌胖印齿，苔白腻，脉沉细。西医诊断为慢性盆腔炎，中医诊断为崩漏，辨证为脾肾两虚，湿热瘀阻。治宜健脾益肾，清热化浊，消瘀固冲。用上方调治半个月，崩漏、带下均愈，再守前法出入，巩固近1个月。本案月经过多，舌胖印齿，脉沉细，知其脾肾亏虚，统藏失司；黄带淋沥，苔白腻，为湿热下注；经色黑，腰腹痛，为兼有瘀阻。常老用上方补脾益肾，清化固冲，消补并使，经带并治，标本兼顾，对妇科炎症而致月经异常的治疗颇有启发。

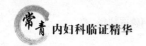

七、诸瘤经疾，要在疏肝

常老认为肝与妇女的生理病理极为密切。从生理上来说，女子以肝为先天，肝藏血，主疏泄，性喜条达冲和。若肝脏功能失常则气血不调，变症百出，妇科疾患丛生。从心理角度来讲，妇人多思多虑，情志病多见，精神情绪的刺激可影响脏腑、气血的正常活动，从而影响冲任功能，故妇科临床见症以肝病居多。肝的病理变化主要有肝气郁结、肝郁化热、肝经湿热、肝气上逆、肝郁脾虚、肝血不足等。

另外，肝在月经的化生和周期、经量的调节方面也起着至关重要的作用，肝血充足则血海充盈，经血按期来潮。肝气条达则血脉通畅，月经能以时下。肝气郁结，血行不畅，则可影响胞宫冲任，进而影响月经以时下。因此常老认为治疗月经疾病，当以疏肝为先。临床月经失调诸病，兼有郁郁寡欢、胸胁胀痛、常喜叹息者，多由肝郁气滞所致，常老主张调经先调气，调气宜疏肝，其自创疏肝调经方组成如下：柴胡6g，玫瑰花10g，香附10g，杭白芍30g，当归10g，川芎15g，淫羊藿10g，丹参30g，炒白术10g，益母草30g，月季花10g，小茴香6g，炙甘草10g。该方疏肝养血，益肾调经。柴胡、玫瑰花、香附疏肝理气，当归、杭白芍、川芎共奏补血养血之效，炒白术健脾益气，丹参、月季花、益母草活血调经，淫羊藿、小茴香补肾温阳，炙甘草补脾益气，调和诸药。临证中具体治疗方法有疏肝解郁、疏肝养肝、疏肝祛湿、疏肝健脾等，同时常老尤其注重此类患者的心理疏导，嘱其要乐观豁达，心情舒畅。

中医理论认为，气为血之帅，血为气之母，二者互为因果，相互累及。女属阴，以血为体为用，气郁则血液运行不畅，久成瘀滞，发为瘤病，即清代医家唐容川所说"气为血滞，则聚而成形"。针对瘤病的发病机理，常老主张应以疏肝理气为着眼点，疏其气血，气血条达，瘀血渐消。其常用妇科瘤病经验方的方药组成如下：柴胡10g，八月札、赤芍、白芍、莪术、白术、猫爪草、三七各15g，生薏苡仁30g，山慈菇、生甘草各15g。方中以柴胡、八月札疏解郁结之肝气，白芍滋养肝之阴血，白术、生薏苡仁健脾和胃、清化湿浊，赤芍、莪术、三七活血化瘀、消癥散积，山慈菇、猫爪草清热解毒、化痰散结，生甘草调和诸药。全方以疏肝理气为先导，扶正祛邪、燮理阴阳、标本同治。

八、带夹腥臭，重剂解毒

常老认为带下病病机与任带二脉息息相关，带脉失约则任脉失固，湿热侵袭于内，引起带下病症。湿热蕴结日久，积瘀化火致毒，带下可夹腥臭之气，可见于各类妇科炎症、宫颈癌等所致带下淋沥，色黄臭秽者。在此类带下的治疗上常老主张热则宜清，毒则宜解，选药直达下焦，重用清热解毒之剂多起沉疴，临证遵循辨证论治的原则，灵活加减。脾虚乏力者，加黄芪、炒白术、党参等；腰酸腰痛者，加杜仲、川续断、桑寄生等；腹胀便秘者，加槟榔、厚朴、大黄等。

常老自创清带回奇汤组成如下：墓头回 30g，土茯苓 30g，椿根皮 15g，白鲜皮 30g，鱼腥草 60g，败酱草 30g，怀牛膝 30g，生薏苡仁 30g，苍术 15g，八月札 15g，海螵蛸 30g，白芷 10g，生甘草 10g。方中重剂使用墓头回、土茯苓、败酱草、鱼腥草清热解毒，燥湿止带，直捣黄龙，主治妇人湿热毒邪所致黄带、绿带、黑带等。其中墓头回、土茯苓、椿根皮、败酱草等清热解毒，燥湿止带，白鲜皮清热燥湿，止痒杀虫，鱼腥草清热解毒，苍术、怀牛膝、生薏苡仁取四妙丸之意，具有清利下焦湿热之效，八月札疏肝理气，海螵蛸温涩收敛，固精止带，生甘草调和诸药，兼具清热解毒之效。全方故称"回奇"。

第二节　妇科病临证精华

一、痛经

（一）中西医病名及诊断要点

1. 中西医病名

中医：痛经是指妇女正值经期或经行前后出现周期性小腹疼痛或痛引腰骶，甚至剧痛晕厥者，又称"经行腹痛"。最早见于张仲景《金匮要略·妇人杂病脉证并治》，曰："带下，经水不利，少腹满痛，经一月再见。"

西医：西医将痛经分为原发性痛经和继发性痛经两种，前者一般多见于未婚或未育女子，系生殖器官无明显器质性病变所致的痛经，属功能性痛经。后者则多见于育龄妇女，是指由于生殖器官存在明显器质性病变，如子宫内膜异位症、子宫腺肌病、盆腔炎等病变引起的痛经，属器质性痛经。

2.诊断要点

（1）病史

①有伴随月经周期规律性发作的以小腹疼痛为主症的病史，或经量异常、不孕、放置宫内节育器或盆腔炎性疾病病史。

②腹痛多发生于行经第1～2天或经期前1～2天，月经的第1～2天内加重，经量增多后症状逐渐消失。原发性痛经往往发生在月经初潮后1～2年内，继发性痛经多发生于月经来潮3年之后，大部分在20岁以后出现。

③常为下腹绞痛、下坠感并向肛门及腰骶部放射，有时合并恶心、呕吐、腹泻等消化道症状，严重者脸色发白、出冷汗、全身无力、四肢厥冷甚至虚脱。

（2）体检

要排除各种器质性病变，无阳性体征者属功能性痛经。妇科检查了解生殖道及宫颈通畅情况，子宫大小、形状、质地是否正常，双侧附件有无包块、有无粘连或固定、有无增厚或压痛，子宫后穹隆有无触痛结节。

（3）辅助检查

B超及宫腔镜、腹腔镜等检查有助于明确痛经的原因。

（二）中医论治

中医学认为，"不荣则痛"或"不通则痛"是痛经的主要病机。妇女在经期及月经前后，由于血海由充盈渐转为泄溢，气血变化较大且急骤，此时情绪波动、外受寒湿、内伤气血等因素导致气血运行不畅，冲任胞脉受阻，月经排出困难，以致不通则痛，或致气血虚弱，肝肾亏损，经行后血海空虚，胞脉失养，以致不荣则痛。

（三）常氏用药特色

常老认为痛经发作期主要是经脉不利,气血阻滞,肝气抑郁,郁则气滞,气滞则血行不畅,宫内经血流通受阻,不通则痛。所以,常老认为治疗痛经发作期应以理气行滞，活血化瘀为本，经前宜活血祛瘀，经后宜补血养血。疼痛缓解后以治本为原则，应及时调整脏腑功能，调和气血，祛除病因，以治本为要。经验方组成如下：柴胡10g，益母草30g，川芎18g，白芍30g，香附15g，丹参30g，茯苓30g，延胡索30g，蒺藜子10g，炙甘草15g。临证中常选用此方加减化裁，收效颇佳。

常老主张在痛经的治疗中须与其他治法紧密结合，如活血调经、清热利湿、温经散寒等。如偏于虚寒者，加艾叶、小茴香；偏于脾虚者，加焦三仙、炒鸡内金；偏于湿热者，加土茯苓、绵茵陈；偏于肾虚者，加川续断、狗脊等。

此外，还应在饮食方面注意远离生冷食品，以免经脉气血凝滞，血脉不通。同时避免精神紧张，消除对疼痛的恐惧情绪，增强心理对疼痛感的抗击力，加强心理治疗。

（四）验案

郑某，女，17岁，高三学生，2013年4月21日初诊。13岁初潮，月经周期45~60天，经行3~5天，末次月经2013年3月15日。症见形体肥胖，郁郁寡欢，面部痤疮累累，平素胃纳不佳，大便溏薄，每次月经来潮即感少腹疼痛，舌质淡胖有齿痕，脉濡弦滑。证属肝气郁结，脾失健运。治宜燮理冲任，疏肝运脾调经。用药：柴胡10g，益母草30g，川芎18g，香附15g，丹参30g，茯苓30g，炒白芍30g，生薏苡仁60g，淫羊藿30g，炒鸡内金15g，焦三仙（焦神曲、焦麦芽、焦山楂）各15g，白鲜皮30g，炙甘草15g。连服7剂，此次经期疼痛较前缓解，甚喜，遂来复诊，要求续方。后坚持复诊4个多月，面部痤疮明显改善，诸症好转，随访再未见腹痛，并已考取某名牌大学。

按：方中柴胡、香附疏肝解郁；川芎为血中之气药，善"下调经水，中开郁结"，为妇科要药；益母草、丹参活血调经，散瘀止痛；茯苓、生薏苡仁健脾利湿；芍药、甘草合用，缓急止痛。

常老在临床诊治中十分重视先后二天的调理，时时不忘顾护脾胃之气，脾为气血生化之源，为后天之本，焦三仙、炒鸡内金等健脾开胃，消食和中，运用此类药物不仅仅通过健护脾胃以增强正气，其中山楂、麦芽还兼有疏肝解郁行气之功效，补而不滞，可谓一举两得。淫羊藿一味重在补肾，肾为先天之本，肾的功能是决定人体先天禀赋强弱、生长发育迟速、脏腑

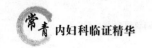
功能盛衰的根本。诸药共用，气血舒畅，冲任调和，则痛经渐消。

二、盆腔炎

（一）中西医病名及诊断要点

1. 中西医病名

中医：热入血室、带下病、经病疼痛、妇人腹痛、癥瘕、不孕。

西医：盆腔炎。

2. 诊断要点

（1）病史

近期有经行、产后、妇产科手术、房事不洁等发病因素。

（2）临床表现

成急性病容，辗转不安，面部潮红，高热不退，小腹部疼痛难忍，赤白带下或恶露量多，甚至如脓血，亦可伴有腹胀、腹泻、尿频、尿急等症状。

（3）检查

妇科检查：下腹部肌紧张、压痛、反跳痛；阴道充血，脓血性分泌物量多；宫颈充血，宫体触压痛拒按，宫体两侧压痛明显，甚至触及包块；盆腔形成脓肿，位置较低者则后穹隆饱满，有波动感。

辅助检查：血常规查见白细胞升高，中性粒细胞更明显。阴道、宫腔分泌物或血培养可见致病菌。后穹隆穿刺可吸出脓液。B超探查可见盆腔内有炎性渗出液或肿块。

（二）中医分型论治

急性盆腔炎发病急，病情重，病势凶险。病因以热毒为主，兼有湿、瘀，故临证以清热解毒为主，祛湿化瘀为辅。治疗须及时彻底治愈，不可迁延。否则，病势加重，威胁生命，或转为慢性盆腔炎，严重影响患者的身心健康，导致不孕或异位妊娠等。

1. 热毒炽盛证

主要证候：高热腹痛，恶寒或寒战，下腹部疼痛拒按，咽干口苦，大便秘结，小便短赤，带下量多，色黄，或赤白兼杂，质黏稠，如脓血，气臭秽，月经量多或淋沥不净，舌红苔黄腻，脉滑数。

治法：清热解毒，利湿排脓。

处方：五味消毒饮合大黄牡丹皮汤。

2.湿热瘀结证

主要证候：下腹部疼痛拒按，或胀痛，热势起伏，寒热往来，带下量多、色黄、质稠、气臭秽，经量增多，经期延长，淋沥不止，大便溏或燥结，小便短赤，舌红有瘀点，苔黄腻，脉弦滑。

治法：清热利湿，化瘀止痛。

处方：仙方活命饮加薏苡仁、冬瓜仁。

（三）常氏用药特色

根据多年临床总结，常老认为盆腔炎患者以湿热蕴毒证者居多，临床主要证候为下腹部疼痛拒按，或胀痛，热势起伏，寒热往来，带下量多、色黄、质稠、气臭秽，舌红有瘀点，苔黄腻，脉弦滑。常老观察发现此类患者往往有产后、妇产科手术、房事不洁等发病因素，导致湿热之邪居于下焦，部分患者平素多嗜好烟酒、辛辣、甜腻、烤炙之品，素体湿热内盛，加之外因，内外合邪，湿热积久，缠绵难愈。

具体用药方面，常老以经验用药为主，用药：生薏苡仁30g，白毛藤30g，白花蛇舌草30g，黄柏10g，白鲜皮30g，土茯苓30g。全方主攻下焦湿热毒邪，药专力宏。若热毒、湿热更甚，患者体质无明显虚损，可加重上述药物的使用剂量，单味药物如生薏苡仁、白毛藤、白花蛇舌草最多可用至60g。

考虑患者的发病有内外两方面因素，常老诊病时每每叮嘱患者应当避免不当外因，饮食清淡，以防湿热内生，否则疾病难愈或易反复发作。

（四）验案

李某，女，38岁，工人，2012年7月10日初诊。主诉：小腹痛、白带量多1年余，加重1个月。2011年6月因子宫出血刮宫后，开始出现右侧小腹隐痛，继而整个下腹部疼痛，白带量多，质稠微黄，经妇科检查，诊断为盆腔炎。曾用抗生素治疗，症状未减，1个月前开始腹痛加重，伴有低热。舌质红，脉弦滑略数。西医诊断：慢性盆腔炎急性发作。中医辨证：湿热下注，热毒内结。治疗：清热利湿，解毒散结。用药：柴胡9g，赤芍15g，生薏苡仁30g，白花蛇舌草60g，白毛藤60g，白鲜皮30g，黄柏15g，半枝莲30g，败酱草30g，红藤60g，生甘草15g。3剂，1剂/日，

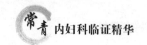

分 2 次温服。

2012 年 7 月 13 日二诊：自诉药后腹痛减轻，白带量减少，复查血常规白细胞已降至正常水平。续以上方加减，共服 15 剂得愈。

按：方中柴胡、赤芍疏肝引经、清热凉血，生薏苡仁、红藤、败酱草清热利湿解毒，白花蛇舌草、半枝莲、白毛藤清热解毒，白鲜皮、黄柏清化解毒，合而用之，标本兼顾，功专力宏，故奏效迅速。

三、乳腺结节

（一）中西医病名及诊断要点

1. 中西医病名

中医：乳癖。

西医：乳腺结节。

2. 诊断要点

中青年妇女最常见的乳房良性肿瘤，以 20 ～ 45 岁为发病高峰。本病多与月经周期密切相关，以乳痛和肿块为突出症状，B 超可辅助诊断。

（二）中医论治

乳癖为乳中生肿块，其病机有虚有实，《疮疡经验全书》认为："乳癖此疾……多生寡薄气体虚弱。"《外科医案汇编》认为："乳中结核，虽云肝病，其本在肾。"《疡科心得集》认为："肝气不舒而肿硬之形成。"综合历代医家论述及常老自身临床观察，常见证为肝郁气滞型、痰瘀互结型和肝肾虚损型三类，前两类以青年女性多见，后一类以中年女性多发，但不论哪一证型，其基本病机都存在"瘀滞不通"的特点，治疗应抓住"以通为用，通则不痛"立法。

（三）常氏用药特色

1. 探究因机，从肝论治

肿瘤多由脏腑阴阳气血失调，痰、湿、气、瘀、毒等搏结日久，积渐而成。常老认为，妇人以血为本，而肝主藏血与疏泄，因此妇科肿瘤多与肝有关。所谓肝主疏泄，即肝气具有疏通、畅达全身气机，进而促进精血津液的运行输布、脾胃的升降、胆汁的分泌排泄及情志的舒畅等作用。只有肝的疏泄功能正常，才能调畅气机，使全身脏腑经络之气的运行畅达有序。而气能运血，气行则血行，肝气的疏泄作用又能促进血液的运行，使之畅达而无瘀滞。若肝失疏泄，气机郁结，则血行障碍，血运不畅，血液瘀滞停积而或为瘀血，或为癥积，或为肿块。同时，气能行津，气行则津布，肝的疏泄作用又能促进津液的输布代谢，使之无聚湿成水生痰化饮之患。若肝失疏泄，气机郁结，亦会导致津液的输布代谢障碍，形成水湿痰饮等病理产物。肝还能促进脾胃的运化功能，若肝失疏泄，肝木克土，导致脾胃运化失司，饮食不能转化为水谷精微，亦可导致湿浊痰饮内生。由上可知，肝失疏泄，可导致气郁血瘀，而痰湿浊瘀邪毒内蕴，若诸邪搏结日久，则必渐成肿瘤。

2. 统筹治则，遣方精当

基于对上述妇科肿瘤病因病机的认识，结合"肝体阴用阳""肝得阴血则柔"的生理病理特性，常老每每强调，治疗妇科肿瘤，当以疏肝养血、运脾和胃、行瘀化浊、清热解毒、消瘤散结、扶正抗癌为总纲。其常用妇科肿瘤经验方的方药组成为：柴胡10g，八月札、赤芍、白芍、莪术、猫爪草、三七各30g，生薏苡仁、半枝莲、白花蛇舌草各60g，穿山甲6g，蜈蚣3条，山慈菇、生甘草各15g。方中以柴胡、八月札疏解郁结之肝气，白芍滋养肝之阴血，生薏苡仁健脾和胃、清化湿浊，赤芍、莪术、三七、穿山甲活血化瘀、消癥散积，山慈菇、猫爪草、蜈蚣清热解毒、化痰散结，半枝莲、白花蛇舌草清热解毒、抗癌消肿，生甘草调和诸药。全方扶正祛邪、燮理阴阳、消瘤解毒而标本同治。若肝之阴血虚亏，可酌加石斛、生地黄、玄参、天花粉等滋养阴血之品；若肝气郁结较甚，酌加佛手、川楝子、香附疏肝解郁；若湿浊较重，可酌加茯苓、猪苓、土茯苓渗利湿浊；若瘀血凝滞为甚，可酌投虎杖、茜草根等加强活血散瘀；若肿瘤较大，经理化诊断，明确为乳腺癌者可酌加石见穿、肿节风、猫人参等加强消瘤散结之功效；若肿瘤恶性程度较高，可酌加红豆杉、三叶青、墓头回等强力抗癌药物。同时，常老临证无论诊务多忙，总是不厌其烦中肯告诫妇科肿瘤患者务必舒畅情志，切忌恼怒悲郁，做到饮食清淡，忌食辛辣油炸及海味发物，注意休养生息，避免劳复、食复、气复、痧复。构建形成全方位的心理、起居、体疗、食疗等养生抗癌体系，再加上长期坚持服用辨证精确并能药中肯綮的方药，方可实现延长寿命，改善症状，提高生活品质，并最终力争临床治愈。

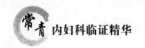

（四）验案

陈某，女，43 岁，2011 年 11 月 13 日初诊。左乳肿块 1 个多月（B 超示：左乳纤维瘤），伴纳钝腰酸，舌黯红苔厚腻，脉弦细滑。诊断为乳核（肝郁血虚、浊瘀凝结），治拟疏肝和血为主，佐以化浊行瘀、消瘤散结。用药：柴胡、鸡内金各 10g，八月札、白芍、赤芍、白术、莪术、炒川续断各 30g，生薏苡仁、藤梨根各 60g，穿山甲 6g，蜈蚣 3 条，山慈菇、生甘草各 15g。

上方加减服用 2 个月后，患者经来胸部胀痛明显减轻，B 超复查左乳纤维瘤较前缩小 2/3。继服原方 1 个月，自觉诸恙若失，复查 B 超左乳纤维瘤完全消失。

四、子宫肌瘤

（一）中西医病名及诊断要点

1. 中西医病名
中医：癥病。
西医：子宫肌瘤。

2. 诊断要点
中医：妇人下腹结块，伴有或胀，或痛，或满，或异常出血，结块固定不移，痛有定处。

西医：①病史：有情志抑郁、经行产后感受外邪，或经、带异常等病史。②临床表现：妇人下腹部有肿块，兼有或胀满，或疼痛，或月经不调，或带下异常等症状。③妇科检查：盆腔内可触及子宫或卵巢的肿块。④辅助检查：B 超等影像学检查有助于确诊。

（二）中医分型论治

1. 气滞血瘀证
主要证候：下腹部结块，触之有形，按之痛或无痛，小腹胀痛，月经先后不定，经血量多有块，经行难净，精神抑郁，胸闷不舒，面色晦暗，肌肤甲错，舌质紫黯或有瘀斑，脉沉弦涩。

治法：行气活血，化瘀消癥。

处方：香棱丸或大黄䗪虫丸。

2. 痰湿瘀结证

主要证候：下腹结块，触之不坚，固定难移动，经行量多，淋沥难净，经间带下增多，胸脘痞闷，腰腹疼痛，舌体胖大，色紫黯，有瘀斑、瘀点，苔白厚腻，脉弦滑或沉涩。

治法：化痰除湿，活血消癥。

处方：苍附导痰丸合桂枝茯苓丸。

（三）常氏用药特色

1. 探究因机，从肝论治

具体内容见乳腺结节。

2. 统筹治则，遣方精当

基于对上述病因病机的认识，结合"肝体阴用阳""肝得阴血则柔"的生理病理特性，常老认为，治疗子宫肌瘤，当以疏肝养血、运脾和胃、行瘀化浊、消瘤散结为总纲。其常用妇科肿瘤经验方的方药组成为：柴胡10g，八月札、赤芍、白芍、莪术、白术、猫爪草、三七各15g，川牛膝30g，半枝莲30g，生薏苡仁30g，山慈菇、生甘草各15g。方中以柴胡、八月札疏解郁结之肝气，白芍滋养肝之阴血，白术、生薏苡仁健脾和胃、清化湿浊，赤芍、莪术、三七、川牛膝活血化瘀、消癥散积，山慈菇、猫爪草、半枝莲清热解毒、化痰散结，生甘草调和诸药。全方扶正祛邪、燮理阴阳、标本同治。随症加减及调护具体内容见乳腺结节。

（四）验案

杨某，女，40岁，教师，2013年3月2日初诊。患者半年前于当地医院体检行B超检查示：子宫肌瘤约15mm×19mm。平素因工作压力大，每次经前必胸胀胸痛，月经常常迟至10余日，经来腹胀腹痛，月经色黯夹块，经量尚可，心烦易怒，寐劣多梦，胃纳及二便尚可。察舌黯红边夹瘀点苔薄，脉细弦带涩。诊断为癥瘕（气滞血瘀证）。治宜疏肝行气，化瘀散结。用药：柴胡9g，八月札15g，白芍15g，赤芍15g，延胡索15g，猫爪草15g，山慈菇9g，浙贝母12g，栀子9g，淮小麦24g，合欢花6g，郁金9g，炙甘草9g。

上方加减调治2个多月后，复查B超示：子宫肌瘤约10mm×12mm，其余诸症均明显改善。后续中药调治2个多月，复查子宫肌瘤约

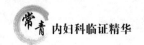

8mm×7mm。嘱患者保持情绪舒畅，切忌郁怒，定期服用中药调治子宫肌瘤及月经诸症。

五、各种带证

（一）中西医病名及诊断要点

1. 中西医病名
中医：带下病。

西医：相当于各种阴道炎、宫颈炎、子宫内膜炎、盆腔炎、妇科肿瘤等疾病引起的阴道分泌物异常。

2. 诊断要点
（1）病史

经期、产后不注意清洁，或不禁房事，或妇科手术后感染史。

（2）临床表现

带下增多，色、质、气味发生异常，伴局部瘙痒、灼热、疼痛。

（3）妇科检查

急性期有明显体征，如外阴红肿、阴道内分泌物增多、宫体压痛、附件压痛等。

（4）辅助检查

阴道或宫颈分泌物涂片或培养见大量白细胞、滴虫、白色念珠菌等，可行宫颈细胞学检查，必要时阴道镜检查或宫颈活检排除恶性病变。

（二）中医论治

中医学认为，湿邪是带下病的主要病因，湿邪有内外之分，肝、脾、肾功能失调易生内湿，气候潮湿、久居湿地或感受雾露之邪易外感湿邪。带下病的主要病机为湿邪伤及任带二脉，张锡纯云："带下为冲任之证，而名为带者，盖以奇经带脉，原主约束诸脉，冲任有滑脱之疾，责在带脉不能约束，故名为带也。"治疗上多采用健脾升阳除湿、温肾培元、滋肾益阴、清利湿热、清热解毒等方法，临床常获良效。

（三）常氏用药特色

常老根据带下色、质、气味不同，将带下异常所致疾病分为黄带、绿带、赤带、臭带。

黄带多为脾虚失运，湿邪内生，郁久化热，流注下焦，临床多表现为妇女阴道内流出黄色脓涕样分泌物，常伴带下异味，外阴瘙痒，小腹疼痛，脘闷不适，舌红苔黄腻，脉濡滑，多见于阴道炎、宫颈炎、急性盆腔炎等生殖道炎症。治疗上常老主张清热与利湿并行，双管齐下，通过健脾化湿，因势利导，湿邪外出，热邪则无所托，热邪既解，湿邪则无所依。用药：苍术 30g，茯苓 60g，厚朴花 30g，海螵蛸 30g，生薏苡仁 60g，紫苏梗 15g，土茯苓 30g，车前子 30g（包煎），败酱草 30g，墓头回 30g，椿根皮 15g。小腹疼痛者，加红藤、川楝子；便溏者，加地锦草、补骨脂、白头翁；畏寒乏力者，加淫羊藿、怀牛膝、黄芪；腰痛明显者，加淫羊藿、杜仲等；纳钝不香者，加炒麦芽、焦六曲等。

绿带主要表现为阴道内流出青绿色而臭秽的液体，临床可见于滴虫性阴道炎所致白带异常。中医学认为色青入肝木，此类带下多为肝经湿热所致，肝郁日久化热，复感湿邪，湿热循肝经下注，发为绿带。常老主张治疗宜疏肝理气，清化湿热。用药：柴胡 15g，八月札 30g，玫瑰花 10g，茵陈 30g，车前子 30g（包煎），焦白术 30g，鱼腥草 60g，生薏苡仁 60g，土茯苓 30g，墓头回 30g，白鲜皮 30g。月经不调者加益母草、丹参；便秘者，加肉苁蓉、生地黄、知母；寐劣多梦者，加夜交藤、合欢皮、柏子仁；乳癖者，加山慈菇、莪术、浙贝母等。

赤带可见带下色赤或赤白相兼，似血非血，淋沥不断，部分常伴轻微腹痛，常见于排卵期前后。常老认为肝火偏旺，肝木克脾土，脾虚则无力运化水湿，湿热交结，灼伤血络，血不循经，同带俱下，治宜疏肝运脾，清化止带。用药：柴胡 10g，八月札 30g，黄柏 20g，土茯苓 30g，苍术 18g，白鲜皮 30g，白毛藤 30g，藤梨根 60g，白茅根 30g，炒槐米 30g，侧柏炭 30g，原三七 30g，生甘草 15g。腹痛者，加延胡索、乌药；阴痒者，加椿根皮等；日久阴虚内热者，加地骨皮、青蒿。

臭带指妇女带下气味臭秽不堪，质如烂肉，常见于妇科恶性病变所致带下异常。此类白带多为正气虚损，日久成瘀，体内湿毒壅盛，与瘀血相交结，流注下焦所致。此类带下的中药治疗以扶正与祛邪并举为原则，治宜扶正抗癌，涤浊化瘀。用药：败酱草 30g，白花蛇舌草 60g，三七花 24g，墓头回 30g，鸡内金 15g，厚朴花 30g，半枝莲 60g，白毛藤 60g，生薏苡仁 60g。方中败酱草、白花蛇舌草、半枝莲、白毛藤等清热祛湿解毒，

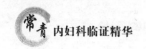

三七花活血化瘀，现代研究证实三七花可增强机体免疫功能，具有抗肿瘤的功效，鸡内金、厚朴花健脾和胃化湿，脾胃和则正气足，体现了常老"难病取中"的学术思想。热毒较重者，加半边莲等；带下偏于脓水样者，加鱼腥草、冬瓜子等。

此外，常老认为带下的治疗应遵循"治外必本诸内"的原则，主张内服与外用相结合，可选用妇科洗剂，亦可采用内服中药方原方外洗阴户，同时饮食忌辛辣厚腻之品，作息规律，保持心情舒畅。

（四）验案

陈某，女，28岁，某小学老师，平素带下色黄有血丝，淋沥而痒，小腹隐痛不适，查有盆腔积液40mm×21mm，脉细濡，舌红苔黄腻。拟运脾清带，化浊行瘀。用药：苍术30g，生薏苡仁30g，牛膝30g，车前子30g（包煎），茵陈20g，败酱草30g，海螵蛸30g，鱼腥草60g，白鲜皮30g，怀山药30g，原三七10g，墓头回30g，生甘草10g。7剂。常老嘱头煎、二煎早晚分服，第三煎外洗，用药期间忌食辛辣油腻之品。连用7天后，白带由赤黄变白，小腹时有隐痛。续方1个月后，白带正常，B超复查已无盆腔积液。

按：该方以四妙丸为主方加减，苍术、生薏苡仁、牛膝共奏清利下焦湿热之效；车前子、茵陈清热利湿，使湿邪从下焦而出，且茵陈提取物尚有抗病毒之功效；海螵蛸主入肾经，适用于带脉不束之带下过多；鱼腥草、败酱草、墓头回清热解毒排脓，现代药理研究证明，三者对各类细菌均有不同程度的抑制作用，鱼腥草还可提高自身机体免疫力；白鲜皮清热解毒，祛风止痒，现代研究发现其水浸剂可抑制多种致病性真菌。纵观全方，清热解毒，利湿止带，具有多靶点、全方位、作用强的特点。

六、崩漏症

（一）中西医病名及诊断要点

1. 中西医病名

中医：崩漏是指月经周期、经期、经量出现严重紊乱，经血非时暴下或淋沥不尽者，前者谓之崩中，后者谓之漏下。

西医：功能失调性子宫出血（简称功血）是由于下丘脑－垂体－卵巢

轴功能紊乱导致子宫异常出血的症状，而全身及内外生殖器官无器质性病变存在，分为有排卵和无排卵两种类型。其中无排卵性功血相当于中医学理论中的崩漏。

2.诊断要点

（1）病史

需详细询问病史，如年龄、孕产史，排除与妊娠和产褥有关的病变、全身性和器质性疾患。尤其需要询问以往月经的周期、经期、经量有无异常，有无崩漏史。有无宫内节育器及输卵管结扎术史，有无激素类药物的使用史，有无肝病、血液病、高血压及甲状腺、肾上腺、脑垂体病史。

（2）临床表现

主要是月经周期紊乱，出血量多如山之崩，或量少淋沥漏下不止。出血情况的表现形式多样，如停经数月而后骤然暴下，继而淋沥不断；或淋沥量少累月不止，突然又暴下量多如注；或流血时断时续、血量时多时少；常有不同程度的贫血。

（3）检查

妇科检查：无明显的器质性病变，无妊娠迹象。辅助检查：B超检查了解子宫大小及内膜厚度，排除妊娠、生殖器肿瘤或赘生物等；血液检查如血常规、凝血功能检查等排除血液系统疾病及贫血程度；卵巢功能及激素测定：基础体温呈单相型；血清雌、孕激素及垂体激素测定等；诊断性刮宫可止血并明确诊断。

（二）中医论治

中医学认为冲主血海，任主胞宫，将崩漏的病机归结为冲任损伤不能制约经血，气血运行失常。引起冲任损伤的原因，以脾虚、肾虚、血热、血瘀多见。

脾虚统摄无权，冲任不固不能制约经血而成崩漏；少女先天肾气不足，冲任未盛；育龄期妇女因房劳多产损伤肾气，冲任虚损；绝经期妇女肾气渐衰，冲任不固，以上原因均可导致肾气不足，冲任不固，因而发生崩漏。素体阴虚，或久病失血伤阴，阴虚内热，虚火内扰，血海不宁，迫血妄行；素体阳盛，肝火易动；或素性忧郁，气郁化火；或感受热邪，或过服辛热之品，以上因素可导致热伏冲任，扰动血海，迫血妄行而成崩漏。情志不畅，肝气郁滞，气滞血瘀；经期、产后余血未尽又感受寒、热邪气，寒凝热灼而致血瘀，瘀阻冲任，血不循经，发为崩漏。崩漏为病，病机复杂，常是气血同病，多脏受累。

（三）常氏用药特色

常老治疗崩漏本着"急则治其标，缓则治其本"的原则，首分出血期与止血期，辨清虚、热、瘀的致病之因，灵活运用"塞流、澄源、复旧"治崩三法。

常老认为治疗崩漏应以治崩三法为治疗总则，出血期应先以止血为目标，待血止后进一步调理脏腑，使气血阴阳调和，从而达到止血及恢复正常月经周期的目的。具体来说即初宜止血以塞其流，中宜清热凉血以澄其源，末宜补血以复其旧。但常老强调在临床施治时切不可生搬硬套，当具体情况具体对待。

崩漏发病，其病因多为虚、瘀、热三端，病变常常是因果相干，气血同病，多脏受累。常老强调在崩漏的治疗过程中塞流、澄源、复旧三者不能截然分开。出血期的治疗不可盲目地过早使用止血收涩类药物，否则会导致病邪滞留于内，病情易复发，须结合患者的具体病情辨证施治。澄源与塞流并举，若仅仅澄其源，而不佐以塞流，则又不能救急，澄源是为了更易塞流，也正是为了复旧。复旧大法或补肾，或扶脾，或疏肝，务求恢复脏腑功能，以巩固疗法。常老认为崩漏治本的关键在于调养冲任，主要调理脾、肝、肾，三脏功能正常，气、血、阴、阳调和，则无崩漏之虞。

（四）验案

朱某，女，26岁，2012年10月21日初诊。既往月经紊乱，末次月经2012年10月10日，至今仍淋沥不尽，伴面色萎黄，头晕乏力，腰膝酸软，舌尚干黯而红，脉沉细数。外院查妇科彩超：内膜厚0.6cm，子宫及附件未见明显异常。诊断为崩漏，证属脾肾两虚型崩漏。治以补肾健脾，固冲止血。用药：炙黄芪30g，炒白术30g，干石斛12g，仙鹤草30g，炒川续断30g，旱莲草30g，白茅根30g，原三七15g，阿胶珠9g，藕节炭30g，小蓟炭30g，陈棕炭30g，炙甘草15g。7剂。7剂后经量明显减少，后来复诊要求调理，连续服药3个月，至今未发。

按：患者为脾肾两虚，统摄无力，冲任不固，血不归经，经血妄行不止，日久淋沥不尽，气血愈耗，故产生一系列虚弱病证。常老运用经验方加减辨证施治，治以补肾健脾，益气摄血法。根据急则治其标的原则，出血期选用藕节炭、小蓟炭、仙鹤草等固涩止血药，原三七散瘀血、止血且不留瘀，方中加用黄芪、阿胶等补气摄血之品，川续断补益肝肾，调理冲任，旱莲草既能补益肝肾，又能凉血止血，炒白术健脾益气，干石斛养阴清热，同时加用白茅根清热止血。纵观全方，体现了治病求本的原则。

七、宫颈癌

（一）中西医病名及诊断要点

1. 中西医病名

中医：中医归属于"崩漏""五色带下""癥瘕"等范畴。

西医：宫颈癌是来自宫颈上皮的恶性肿瘤，为发病率最高的女性恶性肿瘤。目前认为其发病与初次性交过早、性伴侣和孕产次数过多、宫颈糜烂及阴道病毒（主要为人乳头状病毒）感染等有关。

2. 诊断要点

中医：经期延长、经量增多或绝经后不规则阴道出血，带下白色或血性、稀薄如水样或米泔状、有腥臭排液，甚则大量米汤样或脓性恶臭白带，舌黯红或间裂纹，苔腻，脉弦滑或弦细滑带数。

西医：①症状体征：阴道出血，黄白带下或带血丝，尿频，尿痛，脓血尿，便秘，便血，下腹部、腰骶部或坐骨神经痛，晚期出现腹股沟淋巴结肿大和会阴部肿块。②影像学检查：静脉肾盂造影、CT 和 MRI，可了解宫颈及转移情况。③内窥镜检查：阴道镜、膀胱镜、直肠或结肠镜等可直观地观察宫颈癌形态。④实验室检查：宫颈癌的肿瘤标志物主要有血清总唾液酸（TSA）、乳酸脱氢酶（LDH）、鳞状细胞癌抗原（SCC）、癌胚抗原（CEA）、肿瘤相关的胰蛋白酶抑制剂（TATI）等；HPV-DNA 检查。⑤病理学检查：宫颈刮片、宫颈活检和宫颈管刮取术及术中组织活检可明确诊断。

（二）中医论治

常老认为宫颈癌的病机主要为肝郁血瘀、浊热毒结、正气虚亏三个方面。宫颈癌患者多素体肝郁不舒，气滞血瘀，浊热毒邪蕴结下焦，久之遂生癌变。下焦热毒浊瘀互结，故有阴道出血，黄白带下或带血丝，伴有恶臭，尿频，尿痛，脓血尿，便秘，便血，舌苔黄腻，脉弦滑等；瘀结于下，阻滞经络，不通则痛，故有下腹部、腰骶部或坐骨神经痛；正气亏虚故面色黯淡，消瘦乏力口渴，舌淡少苔或舌红干间裂纹，脉弱或细数。

针对以上病机，常老认为宫颈癌的治则应以疏肝行瘀、清热化浊、解毒散结、扶正抗癌为主。在具体治疗上因疾病情况各有侧重：根治性手术后患者，治疗目标在于扶助正气，提高免疫力，预防复发，治疗当以扶正为主，辅以祛邪；带瘤生存患者，治疗目标在于抑制肿瘤生长，改善临床证候，治疗应标本兼治，扶正祛邪并施以治本，正气强时侧重祛邪，正气弱时侧重扶正，对症治疗以治标；晚期并发症丛生患者，治疗目标在于减轻痛苦，延长生命，治疗上强调急则治标，缓则治本，病情急迫时，如大出血、剧痛、尿闭之时，应先予对症治疗，待进入相对缓解期仍可扶正祛邪并施。

（三）常氏用药特色

常氏基本方组成：柴胡，八月札，焦白术，猪苓，莪术，原三七，白花蛇舌草，山慈菇，藤梨根，半枝莲，生晒参，炒鸡内金，生甘草。

临床权变及运用加减：肝之阴血虚亏者，可酌加白芍、生地黄、玄参、天花粉等滋养阴血之品；肝气郁结较甚者，可酌投佛手、川楝子、香附疏肝解郁；湿浊较重者，可酌加生薏苡仁、土茯苓、车前子渗利湿浊；瘀血凝滞为甚者，可酌投虎杖、茜草根等加强活血散瘀；阴道出血多者，可酌加陈棕炭、侧柏炭、白及片、花蕊石等品，量大者结合西医止血治疗；癌毒盛而正气尚强者，可酌投半边莲、蛇六谷、干蟾皮、红豆杉、三叶青、墓头回等强力抗癌药物；癌痛明显者，可酌加全蝎、蜈蚣等通络散结止痛之品；正虚明显者，可酌加黄芪、绞股蓝、北沙参、麦冬、天冬等益气养阴；伴有胃病者，可酌投苏梗、川厚朴花、代代花、海螵蛸、瓦楞子等。

（四）验案

例1：沈某，女，45岁，服装店店主，2011年12月5日初诊。患者于半年前行宫颈癌手术，经放疗、化疗各1次，现潮热阵发，白细胞偏低，大便干结，口干多饮，寐劣多梦，舌红干间裂纹苔黄腻，脉沉细带弦。用药：地骨皮 30g，青蒿 20g，黄芩 30g，知母 15g，银柴胡 10g，炙鳖甲 24g（先煎），石斛 12g，生薏苡仁 60g，白花蛇舌草 60g，半枝莲 60g，柏子仁 30g，炒鸡内金 15g，生甘草 15g。服药 1 周后，潮热、口干减，大便较畅，夜寐转安。续服上方加减调理，至今 1 年有余，上述诸症均瘥，多次复查肿瘤指标及血常规均在正常范围内。

例 2：陈某，女，28 岁，电信职工，2008 年 8 月初诊。患者宫颈癌术后，因呈严重恶病质态，且不耐化疗，慕名求诊于常老。初诊时患者极度消瘦，奄奄一息，面色黧黄，水米难进，腹胀便溏，月经停潮，舌淡黯，苔厚腻，脉沉滑而数。用药：苏梗 15g，藿香 15g，白术 60g，薏苡仁 60g，茯苓 30g，焦三仙（焦神曲、焦麦芽、焦山楂）各 15g，八月札 18g，白芍 30g，三七 30g，藤梨根 60g，半枝莲 30g，白花蛇舌草 60g，生甘草 15g。服药 1 周后，纳食转佳，二便渐调，继续调理数月，精神状态明显好转，能自行前来复诊。随后患者坚持服用中药，继续调理 3 年，现体重已增加 15kg，且有正常月经来潮，期间多次复查肿瘤指标均在正常范围，自觉已无其他任何不适，现已重返工作岗位达 1 年余，符合临床治愈。

按：常老基本方中以柴胡、八月札疏解郁结之肝气，焦白术、猪苓健脾和胃、渗利湿浊，原三七、莪术活血化瘀、消癥散积，山慈菇、半枝莲、白花蛇舌草、藤梨根清热解毒、化痰散结、抗癌消肿，生晒参补益气阴，炒鸡内金消食化积，生甘草调和诸药、补益正气。全方扶正祛邪、燮理阴阳、消瘤解毒而标本同治。

例 1 中患者叠经手术、化疗、放疗后，呈现阴虚火旺之势，常老治拟青蒿鳖甲汤加减，全方标本同治，扶正抗癌，兼顾胃气。方中地骨皮、青蒿、黄芩、知母、银柴胡、炙鳖甲、石斛清热养阴，生薏苡仁、白花蛇舌草、半枝莲运脾化浊、利湿解毒，柏子仁通便安神，炒鸡内金消食和胃，生甘草调和诸药。

例 2 中患者属正虚邪盛而病机错杂，常老认为治宜"难病取中"，当以固护后天为核心，兼以疏肝养血、化浊散瘀、扶正抗癌。方中苏梗、藿香、茯苓运中化浊，重用白术、薏苡仁健脾开胃、保护胃气，焦三仙消食化积，八月札疏肝抗癌，白芍养肝柔肝，三七活血散瘀，藤梨根、半枝莲、白花蛇舌草清热解毒抗癌，生甘草调和诸药、补益正气。服药 1 周后，纳食转佳，二便渐调，乃胃气来复，病有挽救之机，故仍守原法为主，遵循

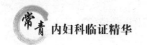
"存人为先，缓消瘤肿"之旨，在扶正振中的同时巧兼祛邪，随症加减消瘤散结抗癌之品，坚持中药调理而得以临床治愈。

八、妊娠胎漏

（一）中西医病名及诊断要点

1. 中西医病名

中医：胎漏、胎动不安，是妇科常见病之一，二者病因病机、治疗方法等基本相同，临床常难以截然分开。

西医：相当于西医的先兆流产，多发生于妊娠早期，少数发生于妊娠中期。

2. 诊断要点

（1）病史

常有妊娠期不节房事史、人工流产史、月经失调史、自然流产史或宿有癥瘕史。

（2）临床表现

妊娠期间，阴道少量出血，而无腰酸、腹痛、小腹下坠者，诊断为胎漏；如有腰酸、腹痛、小腹下坠，或伴有少量阴道出血者，诊断为胎动不安。

（3）妇科检查

阴道少许出血来自宫腔，子宫颈口未开，子宫增大与孕月相符。

（4）辅助检查

尿妊娠试验阳性，B超提示宫内早孕，胚胎大小符合妊娠天数，可见胎心。

（二）中医论治

中医学理论认为，导致胎漏、胎动不安的主要病机是冲任虚损，胎元不固。常见的病因病机包括肾气亏虚、血热伤胎、气血不足、气滞血瘀。肾藏精，主生殖，肾气不足，冲任失固，则致胎元不固；素体阳盛内热或阴虚内热，或摄入炙热肥厚之品过多，热邪内扰，损伤冲任，致使胎元不固；素体气血亏虚，或孕后劳伤心脾，气血生化不足，冲任虚损，胎元失养；宿有癥瘕或孕后跌仆损伤，气血瘀滞，瘀阻冲任，胎元失固。

临床治疗多从补肾安胎、清热安胎、补气养血、活血消癥等方面辨证论治。

（三）常氏用药特色

常老认为胎漏、胎动不安多由脾失健运，肾不固胎所致，《景岳全书·妇人规》云："妇人肾以系胎，而腰为肾之府，故胎孕之妇，最虑腰痛，痛甚则坠，不可不防。"常老常用方用药：太子参 30g，炒白术 60g，菟丝子 30g，续断 30g，苎麻根 30g，白首乌 10g，炒黄芩 30g，白茅根 30g，墨旱莲 30g，炙甘草 10g。方中太子参、炒白术健脾益气；菟丝子、续断、白首乌等补肾安胎，现代药理研究表明，补肾类药物可增强黄体功能，提高血清黄体酮含量；白茅根、苎麻根凉血止血安胎；炒黄芩具清热安胎之功；墨旱莲滋补肝肾，凉血止血。全方共奏健脾益气、滋补肝肾、凉血止血之效，脾气旺盛，肝肾充足，冲任条达则胎元得以稳固。

常老认为，妊娠期用药有四宜：宜清热、宜养阴、宜健脾、宜补肾，临床用药应以此为原则，随症加减。小腹痛下坠者，加炒白芍、炙黄芪、升麻；阴道出血不止者，加仙鹤草、藕节炭、小蓟炭；腰痛明显者，加桑寄生、杜仲；脘闷恶心者，加紫苏梗、砂仁；津液不足者，加石斛、芦根。

（四）验案

王某，女，32 岁，2013 年 3 月初诊。因停经 50 天，阴道出血 1 周就诊，B 超提示宫内早孕，可见胎心。曾于某医院门诊配合黄体酮针保胎治疗乏效，目前面色萎黄，仍有阴道出血，色淡红，伴腰膝酸软，下腹隐痛，舌质黯红，脉沉细滑尺弱。拟益肾固腰安胎，用药：生晒参 30g，炒白术 60g，苎麻根 30g，菟丝子 30g，干石斛 15g，续断 30g，炒黄芩 30g，白茅根 30g，墨旱莲 30g，炙黄芪 30g，炙甘草 15g。7 剂，水煎，日 1 剂，早晚分服。1 周后复诊，药后漏红已止，尚腹痛，继服 7 天，诸羔好转。

按：常老认为，本病临床上虚证较多，实证较少，因病情较急，临床需补肾安胎与止血、补气、清热等药物相结合，才能取得良效。中药保胎是多靶点、多机制、综合作用的结果，既可调节内分泌，又可抑制子宫收缩，在先兆流产的治疗中起重要作用。

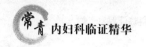

九、习惯性流产

（一）中西医病名及诊断要点

1. 中西医病名

中医：滑胎是指堕胎或小产连续发生 3 次或 3 次以上者，亦称为"数堕胎""屡孕屡堕"。

西医：习惯性流产。

2. 诊断要点

①病史：连续发生 3 次及 3 次以上小产，往往发生在妊娠后的相同月份。

②症状：孕前多有腰酸乏力的症状，孕后无症状或有腰酸腹痛，或阴道少许出血。

③妇科检查：了解女方子宫发育、有无畸形等。

④实验室检查：男女双方染色体，男方精液，女方黄体功能、甲状腺功能等。

⑤辅助检查：B 超、子宫输卵管造影，胚胎染色体检查，宫腔镜或宫腹联合、抗胚胎抗体等。

（二）中医分型论治

中医学理论认为，导致滑胎的主要病机为母体冲任损伤，胎元不固。临床可分为以下证型：

1. 肾虚证

（1）肾气虚证

证候：屡孕屡堕，甚或应期而堕；孕后腰酸膝软，头晕耳鸣，夜尿频多，面色晦暗；舌质淡，苔薄白，脉细滑尺脉沉弱。

治法：补肾健脾，调理冲任。

处方：补肾固冲丸。

常用药：菟丝子补肝肾、益精血、固冲任、固冲安胎；当归、熟地黄、枸杞子、阿胶、续断、巴戟天、杜仲益肾补肾，养血填精，加鹿角霜补肾益精髓；党参、白术、大枣健脾益气以资化源；砂仁理气安胎，使补而不滞。

（2）肾阳亏虚证

证候：屡孕屡堕，腰酸膝软，甚则疼痛如折，头晕耳鸣，畏寒肢冷，小便清长，夜尿频多，大便溏薄；舌淡，苔薄而润，脉沉迟或沉弱。

治法：温补肾阳，固冲安胎。

处方：肾气丸去泽泻，加菟丝子、杜仲、白术。

常用药：干地黄滋阴补肾；山茱萸、山药补肝脾益精血；附子、桂枝助命门以温阳化气；白术、茯苓健脾渗湿安胎；牡丹皮清肝泻火；菟丝子、杜仲补肾安胎。

（3）肾精亏虚证

证候：屡孕屡堕，腰酸膝软，甚或足跟痛，头晕耳鸣，手足心热，两颧潮红，大便秘结；舌红，少苔，脉细数。

治法：补肾填精，固冲安胎。

处方：育阴汤。

常用药：续断、桑寄生、杜仲、山茱萸补肝肾，益精血，安胎；海螵蛸、龟甲、牡蛎育肾阴，固冲任；熟地黄、白芍、阿胶滋阴养血；山药补脾益肾助后天生化之源。

2. 气血虚弱证

证候：屡孕屡堕，头晕目眩，神疲乏力，面色萎黄，心悸气短；舌质淡，苔薄白，脉细弱。

治法：益气养血，固冲安胎。

处方：泰山磐石散。

常用药：人参、黄芪补气安胎，当归、川芎、熟地黄、白芍补血养胎，黄芩清热安胎，续断补肾安胎，砂仁、糯米等健脾益气。

3. 血瘀证

证候：素有癥瘕，孕后屡孕屡堕，肌肤无华；舌质紫黯或有瘀斑，脉弦滑或涩。

治法：祛瘀消癥，固冲安胎。

处方：桂枝茯苓丸合寿胎丸。

（三）常氏用药特色

常老认为滑胎的治疗应及早进行，以未病先防、预培其损为治疗原则。治疗滑胎的具体方法可总结为以下七大类：

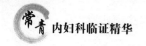

1. 益气固元

气虚则冲任不足，胎失所养，故屡孕屡堕。益气固元法是指通过健脾益气使胎元稳固，常用药物如党参、白术、砂仁、黄芪、苎麻根、炙甘草等。若腰痛明显，则酌加杜仲、桑寄生等补肾之品；若出血多，则加仙鹤草、藕节炭、地榆炭等；若热象明显，则加金银花、黄芩，并加麦冬、山茱萸兼顾养阴。

2. 益肾固冲

胞脉者系于肾，肾气亏虚，肾精亏损则冲任不固，胎失所系。益肾固冲可从温补肾阳、滋阴补肾、健脾补肾等多角度出发，常用药物如杜仲、桑寄生、菟丝子、山茱萸、续断等。若呕吐明显者，加姜竹茹、砂仁、紫苏梗等；若阴虚有热者，加玄参、生地黄、麦冬等；若神疲乏力者，加黄芪、白术、怀山药等。

3. 凉血止血

妇人妊娠后赖气血养胎，血为热灼，络伤血溢则胎元失固。常用药物如苎麻根、黄芩、仙鹤草、侧柏叶等。腹痛下坠者，加白芍、升麻、莲蓬；纳呆者，加砂仁、紫苏梗；腰痛明显者，加杜仲、川续断。

4. 化瘀止血

许多化瘀类药物被认为是妊娠禁忌药，常老认为屡孕屡堕，易致胞宫留瘀，瘀血内阻，有碍新血生成，进而影响胎元稳固，临床中应理性看待，必要时大胆运用，不应死板拘泥。常用药物如茜草、赤芍、蒲黄、三七花等。若有胎漏者，加仙鹤草、藕节炭、苎麻根、小蓟炭等；若乏力明显者，重用黄芪、白术。

5. 炭类止血

常老认为炭类药物苦涩内敛，止血作用增强，治疗滑胎不宜一味大量使用，以防止血留瘀，灵活运用方能锦上添花，巧获桴鼓之效。常用药物如小蓟炭、藕节炭、侧柏炭、棕榈炭、地榆炭等。

6. 宁心止血

心主血脉和神志，心神不宁，气血失调，血不循经而妄行，影响胞宫的孕育功能。常老认为习惯性流产的妇女多精神紧张，屡孕屡堕导致情绪焦虑，甚至影响睡眠，因此治疗上注重宁心安神，止血安胎。常用药物如酸枣仁、远志、莲子、煅龙骨等，心神安定则气血调达，胎元稳固。

7. 健脾统血

脾主统血，统摄血液不溢于脉外，脾为气血生化之源，脾虚则气血生化不足，无力滋养胚胎。常老认为，健脾益气在滑胎的治疗中占据重要地位，不可忽视。常用药物如白术、党参、砂仁、黄芪、大枣等。总之，针对滑胎的治疗，临证中要注意随症加减，灵活运用，提早用药，用药至既往堕胎小产时间后 3 个月最佳，同时嘱患者注意饮食清淡，营养全面，作息规律，防止过劳。

常老经验方是常氏安胎固胞汤。其组成：炙黄芪 60g，川续断 30g，炒杜仲 30g，炒黄芩 20g，炒白术 30g，小蓟炭 60g，藕节炭 30g，莲蓬 30g，砂仁 6g，苎麻根 30g，炙甘草 15g。其中炙黄芪、炒白术、砂仁、炙甘草健脾益气，川续断、炒杜仲补肾固冲，炒黄芩为清热安胎之要药，小蓟炭、藕节炭凉血止血，莲蓬宁心安神，健脾益气，苎麻根清热凉血，诸药合用共奏健脾益肾、固胞安胎之效。

（四）验案

丁某，女，37 岁，婚后 6 年未孕，经调理后喜怀六甲，然而停经 45 天后复腰痛如折，大量出血，经某妇保院急诊住院未能奏效，查无胎心，保胎已无希望，建议人流，家属求治于常老，要求处方，常老认为必须亲诊，前往某妇保院把脉探视，觉察患者右关尚见细滑，两尺隐隐有神，认为尚可固而救也，急投常氏安胎固胞汤 3 剂，深夜叩开震元堂药店大门，后半夜顺利服下汤药，2 天后血渐止，腰痛瘥，3 天后漏止，两脉恢复滑象。再投原方 7 剂，又见胎心，后足月而产一男婴。

按：常老认为滑胎多为脾肾亏虚，阴虚内热，扰动胎元，治疗多采用健脾益肾、清热滋阴、固冲安胎之法。中州振奋，化源充足，气血旺盛，肾气充盛，冲任强固，则胎元稳健，即所谓防微杜渐是也。常老所拟安胎固胞汤正是立足于此，药简力专，每获良效。此外常老特别注重心理护理在滑胎防治过程中的作用，善于疏导患者不良情绪，强调家人要多给予患者关心。

临证中常老主张孕前给予健脾益气，补肾固冲，使母体孕前脾气健运，肾气充足，冲任调达，创造受孕的良好物质基础。孕后及时给予安胎，从而达到顾护胎元、防止滑胎的目的。

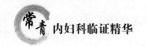

十、不孕症

（一）中西医病名及诊断要点

1.中西医病名

中医：原发性不孕古代又称为"全不产"，继发性不孕古代又称为"断绪"。

西医：不孕症指女子婚后未避孕，有正常性生活，同居两年，而未受孕者，称为原发性不孕；或曾有过妊娠，而后未避孕，又连续两年未再受孕者，称为继发性不孕。

2.诊断要点

①询问病史：男方健康状况、月经史、既往疾病史、家族史等。

②体格检查：注意有无生殖器官发育异常、畸形，有无溢乳等情况。

③特殊检查：通过生殖激素检查、B超监测排卵等检查了解卵巢功能及排卵情况；输卵管造影或输卵管通液术排除输卵管因素引起的不孕。

④免疫因素：如抗精子抗体、抗子宫内膜抗体等。

⑤其他检查：必要时宫腔镜、腹腔镜检查等排除内膜病变、盆腔粘连等。

（二）中医论治

不孕症致病因素很多，发病机理颇为复杂，中医学理论认为，其病因病机为肾虚、肝郁、痰湿、血瘀四种，肾虚则冲任失调，不能摄精成孕；痰湿内留，不利于冲任胞宫的正常疏泄，不利于摄精受孕；瘀血内阻，冲任胞宫气血不通，影响受孕；肝气郁结，疏泄失常，气血不调，冲任不和，胞宫亦不能受孕，治疗也多据此四型论治。

（三）常氏用药特色

常老认为不孕症的病因复杂，但与肾关系至为密切。其病机主要以肾虚为本，郁、瘀、痰、邪为标，在临床上常表现为本虚标实，虚实夹杂的复杂征象。常老所创调经种子汤一是重视调补脾肾；二是重视调理气血；三是用药灵活多变，善于根据个人体质的不同灵活加减。常老临床上以西医辨病，再以中医辨证分型，用调经种子汤加减用药，以补肾益气养血为主，同时随症辅以温阳、滋阴、行气、活血、化瘀等治疗，效果显著。此外，注重对患者的不良情绪进行疏导，强调其依从性，既增强了患者的就医信心，又有利于药物疗效的发挥。

临证补肾治法有益肾阴、温肾阳之别。肾阳虚主要表现为腰膝冷痛，畏寒肢冷，性欲减退，女子宫寒不孕，月经迟至，月经量少，伴下腹冷痛，精神不振，小便频数清长，夜尿多，舌淡红，苔白，脉沉细。常用淫羊藿、仙茅、巴戟天、胡芦巴补肾温阳祛寒；补骨脂、益智仁暖肾固精；鹿角片补肾助阳益精。肾阴虚主要表现为腰膝酸软，头晕耳鸣，发脱，月经量少或停闭，崩漏，失眠，健忘，口燥咽干，五心烦热，盗汗，小便短黄，舌红苔少，脉细数。多用石斛滋阴清热；女贞子、旱莲草、枸杞子滋补肝肾。临证亦有需阴阳双补，阴中求阳，阳中求阴之治法。

常氏调经种子汤组成：淫羊藿 30g，益母草 30g，茯苓 30g，玫瑰花 10g，紫丹参 30g，当归 15g，枸杞子 30g，炒杜仲 30g，菟丝子 30g，炒白术 30g，紫河车 6g，炙甘草 10g。该方以补肾为主，兼以理气活血调经。现代药理研究及动物实验表明，补肾中药可以提高机体内雌激素水平，改善下丘脑 - 垂体 - 卵巢轴，从而促进子宫的生长发育，促进卵泡发育成熟，直至排卵，使基础体温从单相转为双相。近代有关研究表明，补肾加活血药可诱发成熟卵泡排卵，提高排卵率。

（四）验案

夏某，女，30 岁，2014 年 11 月初诊。诉于 2012 年 11 月流产 1 次，至今两年未孕，月经不调。14 岁月经初潮，月经期 4~7 天，月经周期 30~60 天，末次月经 2014 年 8 月 29 日。B 超卵泡监测提示排卵困难，曾求助西医促排卵治疗未成功，输卵管造影检查显示双侧输卵管通畅，曾四处求治，奔波于各大医院，身心俱疲，慕名前来，来诊时眉头紧蹙，面露愁容。常老详询病史，并予以安慰宽心，四诊合参，治以疏肝调经、补肾种子、燮理冲任。用药：淫羊藿 30g，益母草 30g，巴戟肉 30g，枸杞子 30g，当归 10g，炒白芍 15g，玫瑰花 10g，炒白术 30g，香附 10g，白茯苓 30g，路路通 10g，紫河车 6g，炙甘草 15g。7 剂。

二诊：服药后自觉心情畅快，前来复诊，面露喜色，予上方加减一二。后多次复诊，月经于 2014 年 12 月 4 日来潮，又继前方加减治疗 4 个月，月经基本按月来潮，末次月经 2015 年 6 月 3 日。2015 年 7 月中旬来诊查尿妊娠试验为阳性。

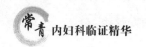

第三章　杂病临证精华

一、难治性痤疮

（一）中西医病名及诊断要点

1. 中西医病名

中医：粉刺。

西医：痤疮，俗称"青春痘"，是一种发生于毛囊与皮脂腺的慢性炎症性皮肤病。它的发病与内分泌因素、微生物感染、饮食、年龄、季节等密切相关。

2. 诊断要点

①多发于青春发育期，常在饮食不节、月经前后加重，好发于颜面、颈、胸背部等皮脂溢出的部位。

②皮损初起为针尖大小的毛囊性丘疹，或为白头粉刺、黑头粉刺，可挤出白色或淡黄色脂栓，因感染而成红色小丘疹，顶端可出现小脓疱，严重者出现紫红色结节、脓肿、囊肿，甚至破溃，或呈橘皮样改变。

③症状轻重不一，轻者自觉轻度瘙痒或无任何感觉，炎症明显时自感疼痛。

④病程长短不一，青春期后可逐渐痊愈。

（二）中医论治

中医学认为，痤疮的发病机理主要为肺经蕴热和脾胃湿热，素体阳盛，肺经蕴热，熏蒸面部而发；脾气虚弱，湿邪内停，郁久化热，热伤津液，煎炼成痰，湿热痰瘀凝滞肌肤而发痤疮。治疗方法上多采用疏风解肺、清热解毒、除湿化痰、活血散结等。

（三）常氏用药特色

常老认为痤疮的发病机理可从湿、热、郁、瘀四端论治，其中热邪贯穿痤疮发病的始终，主要病机为肺经风热，肝郁血瘀，肺胃湿热。治则应以清利湿热、凉血解毒、活血化瘀为主。常用基本方组成：茵陈30g，白鲜皮30g，生薏苡仁60g，丹参30g，蒲公英30g，紫草10g，赤芍30g，三叶青30g，白花蛇舌草60g，生甘草15g。临证时应按照临床病情灵活选用。其中肺经风热型痤疮常表现为红色丘疹样痤疮，时有痒痛感，面部黑头或白头粉刺多见，舌质红，苔薄黄，脉浮滑数，常老常予桑白皮、金荞麦、枇杷叶、蝉蜕、金银花、连翘等清热肃肺之品。脾虚湿热型痤疮通常表现为疼痛性丘疹或脓疱，颜面、胸背部油腻，毛孔粗大，并可见便秘、口臭等一系列脾胃蕴热之象，临床常选用薏苡仁、黄芩、茵陈、焦栀子、大黄等清利胃肠湿热类药物。肝郁血瘀型痤疮常表现为结节样或囊肿样，色黯，易形成疤痕，常伴口干、烦躁易怒、郁郁寡欢之征，常选用柴胡、香附、玫瑰花、郁金等行气疏肝解郁类药物，疤痕明显者常加入夏枯草、皂角刺、生地黄等清热散结之品。

（四）验案

单某，女，25岁，银行职员，2014年10月13日初诊。患者未婚，面部丘疹样痤疮，时有瘙痒，局部已形成脓疱，皮肤油腻，大便干结，舌质黯红苔厚腻，脉濡。拟清肺解毒，润肠化湿，凉血活血。用药：枇杷叶15g，丹参30g，白鲜皮30g，赤芍30g，紫花地丁30g，制大黄15g，桑白皮30g，茵陈30g，连翘15g，生薏苡仁60g，白花蛇舌草60g，八月札30g，生甘草15g。嘱饮食清淡，忌辛辣刺激甜腻之品，保持心情愉悦。服药7剂后瘙痒感消失，便畅，舌脉好转，予原旨追进，随症加减治疗2个月，痤疮明显好转，诸症减轻。

按：常老所拟方中以枇杷叶、桑白皮、连翘清肺泄热，现代药理研究表明，枇杷叶、桑白皮等提取物可抑制金黄色葡萄球菌的繁殖；丹参、赤芍、八月札具有活血化瘀、疏肝散结之功效，其中丹参对痤疮短棒菌苗高度敏感，可降低痤疮短棒菌苗计数，此外还可降低皮脂溢出率，此类活血化瘀

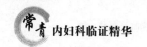

药物可改善局部微循环，增强皮肤自身修复功能；制大黄不仅泄热通便，清利胃肠湿热，又具活血化瘀之功，可谓一举两得。紫花地丁、白花蛇舌草等具有清热解毒利湿之功效；白鲜皮可祛风止痒；甘草有类肾上腺皮质激素样作用，可抑菌消炎。全方标本同治，清热解毒，活血化瘀，祛风止痒。

二、黄褐斑

（一）中西医病名及诊断要点

1. 中西医病名
中医：肝斑、黧黑斑。

西医：黄褐斑是一种常见的面部色素增生性皮肤病，常见颜面部黄褐色或淡黑色的斑片，又称"蝴蝶斑"或"妊娠斑"。

2. 诊断要点
①多见于女性，呈颜面对称性分布，大小不等，形状各异，一般多呈蝴蝶状，以两颊、额部、鼻、唇及颏等处最为常见，常无自觉症状。

②实验室和其他辅助检查：皮肤组织病理检查显示表皮中色素过度沉着，真皮中噬黑素细胞也有较多的色素，基底细胞层色素颗粒增多。

（二）中医论治

中医学认为该病多与肝、脾、肾关系密切，肝气郁滞，郁久化热，灼伤阴血，气血不足以上荣于面而发；饮食不节，脾胃失调，湿热内生，熏蒸于面而发；冲任不调，肝肾不足，虚火上炎而发为此病；慢性疾病日久，久病成瘀，气血运行不畅，面失所养而发。因此，治疗上多从疏肝健脾、补益肝肾、活血化瘀等角度出发。

（三）常氏用药特色

针对黄褐斑的治疗，常老常用方用药：炙麻黄10g，蝉蜕15g，白鲜皮30g，丹参30g，玫瑰花10g，赤芍、白芍各30g。其中麻黄辛散温通，《日华子诸家本草》言："麻黄能调血脉，开毛孔皮肤。"《神农本草经百种录》提出：麻黄"轻阳上达，无气无味，乃气味中又最轻者，故能透出皮肤毛孔之外，又能深入凝痰停血之中"。白鲜皮清热燥湿，祛风解毒，白鲜皮乃苦寒胜湿之药，气味甚烈，故能彻上彻下，通利关节，胜湿除热，无微不至也。二药既可调畅周身气血，又能引药直达病所。蝉蜕疏散风热，退翳消斑，丹参活血化瘀，通经活络。现代研究表明丹参、蝉蜕含有维生素 E、维生素 A，能扩张外周血管，可以通过提高面部血流量改善面部营养，以此达到祛斑作用。赤芍清热凉血，活血散瘀，白芍养血敛阴，二药伍用，一散一敛，一泻一补，清热散瘀，养血敛阴。现代药理研究表明，丹参、赤芍等活血化瘀类中药可以通过降低促卵泡生成素和促黄体生成素改善卵巢功能，并能降低雌激素的水平，继而抑制黑色素沉积，改善黄褐斑。

常老认为，黄褐斑的形成非一日即成，多为气血运行不畅，久而成瘀，日久易变生湿热，导致病情缠绵难愈，治疗上以活血化瘀、清利湿热加引经达表药为着眼点，根据临床伴随症状不同，酌情加减。肝气郁滞者，加柴胡、香附、郁金、预知子等；湿热者，加白花蛇舌草、白英、茵陈等；肾虚者，加淫羊藿、杜仲、续断等。引经达表药常选麻黄、蝉蜕、赤芍等。

（四）验案

章某，女，30 岁，绍兴某中学教师，2013 年 3 月 31 日初诊。因婚后长期服用避孕药，面部褐斑累累，面色萎黄，平素白带量多，寐劣多梦，舌质黯淡，苔白腻，脉沉细濡。拟标本同治。用药：炙麻黄 10g，丹参 30g，赤芍、白芍各 30g，蝉蜕 15g，苦参 15g，生薏苡仁 30g，白鲜皮 30g，白英 30g，徐长卿 15g，车前子 30g（包煎），远志 10g，合欢皮 30g，生甘草 15g。上方服用 1 周即觉带下好转，寐劣渐佳，乃加减续服 2 个多月，面部褐斑转淡，心情愉悦，面色红润。

按：本方以常老经验方为基础方，佐以苦参、薏苡仁、车前子等清热燥湿止带，远志、合欢皮等安神助眠。纵观全方，方简意赅，直达病所，药到病除。

三、脱发

（一）中西医病名及诊断要点

1. 中西医病名
中医：脱发是皮肤科常见病症，可发于任何年龄，属于中医"斑秃""油风"鬼剃头"等病范围。中医在脱发的治疗上具有个体化、整体化、多方位等优势，疗效显著。

西医：脱发从西医角度可分为斑秃、脂溢性脱发、老年性脱发、化疗性脱发等多种类型。西医治疗主要有药物治疗及手术治疗，西药副作用较大，且无法根治，手术主要采用毛发移植，仅适用于脂溢性脱发，临床适用面窄，且存在较大后遗症和并发症。

2. 诊断要点

一般来说，一个正常成年人一天掉 50 ~ 60 根头发属正常现象，掉头发超过 100 根就是脱发信号。目前临床上将脱发疾病按其严重程度划分为 7 个等级。一到二级是轻度脱发，三到四级是严重脱发，四级以后属于秃头。

（二）中医论治

中医对脱发的最早记载见于《黄帝内经》，称之为"毛拔""发落""发坠"。中医学认为，本病的发生与肝肾、气血关系密切。过食肥甘厚腻之品，脾胃湿热，湿热上蒸，毛发失固，或情志抑郁，久郁化火，损阴耗血，血热生风，风热上窜巅顶，毛发失于阴血濡养而脱发；久病或产后体质虚弱，气血不足，毛发失于濡养而脱发；此外，跌仆损伤，瘀血阻络，血不畅达，毛发失养而脱发。

（三）常氏用药特色

常老认为，脱发病因复杂，既有机体自身因素，又有外界环境、饮食、精神等因素影响。其发病多与肝、脾、肾有关，"发为血之余，发为肾之华"，毛发的生长荣枯与脏腑、气血的关系密切，肝藏血，肾藏精，肝肾亏虚则气血不足，脾为后天之本，脾虚则气血生化乏源，气血亏虚则发根失养易脱落。对于脱发的治疗，常老采用疏肝、健脾、补肾之法，临床运用时应结合患者具体情况，灵活运用。常老常用方组成：葛根 30g，制何首乌 30g，补骨脂 30g，骨碎补 30g，川芎 15g，茯苓 30g，黄芪 30g。并嘱新鲜骨碎补横切后带汁搽患处，1 日 3 次。该方中葛根主升脾胃清阳之气，现代药理研究证明葛根可以改善微循环，提高局部微血流量，川芎活血行气，何首乌、补骨脂、骨碎补等以补益肝肾为主，尤其骨碎补有较强的生发作用，茯苓益心脾而宁心安神，黄芪补中益气，现代研究发现何首乌含卵磷脂，卵磷脂对于细胞的再生具有重要的意义和作用。全方以补益肝肾、健脾益气为主，肝肾强盛，脾气振发，则气血生化充沛，毛发得以濡养，则发根强固不易脱。

（四）验案

张某，女，28岁，某中学教师，2013年12月15日初诊。产后7个月，头发用手轻抹即脱，洗头时脱发更重，面色萎黄，腰酸畏寒，纳钝乏力，舌质黯淡，脉细尺弱。常老四诊合参后认为该患者产后气血亏虚，生化乏源，拟补肾生发为之。用药：补骨脂30g，葛根30g，太子参9g，骨碎补30g，制何首乌30g，干石斛12g，菟丝子30g，川续断30g，白茯苓30g，怀山药60g，川芎15g，炒鸡内金15g，炙甘草15g。

服药7剂后胃纳转佳，精神状态大有好转，前来复诊，坚持治疗2个月后，诸羔渐消，面色红润，脱发已明显好转。

按：方中补骨脂、骨碎补、菟丝子、川续断等补肾助阳，制何首乌补肝肾，益精血，乌须发，太子参、茯苓、山药等健脾益气。

四、白内障

（一）中西医病名及诊断要点

1. 中西医病名
中医：圆翳内障。
西医：白内障。

2. 诊断要点
白内障是随年龄增长而晶状体逐渐浑浊，视力缓慢下降，终致失明的眼病。

①自觉症状：自觉视物模糊，或视近尚明而视远模糊，或眼前可见固定不动的黑影，或视一为二，或可有虹视等。

②眼部检查：视力下降，与病程长短及晶状体混浊部位密切相关。病程越长视力下降越明显，混浊在瞳孔部位视力多有下降。最终视力仅为手动或光感。晶状体可见不同形态、部位、颜色和程度的混浊。在病变早期，用药物散大瞳孔可见晶状体周边呈点状或冰凌状混浊，后渐向中心发展而全混浊。或如"四边皆白，中心一点微黄色"，即古称白翳黄心内障，今

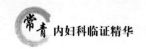

之晶状体核混浊，所谓核性白内障。瞳孔展缩正常，正如古称瞳孔"阴看则大，阳看则小"。

③诊断依据：晶状体不同部位、不同形态及不同程度的混浊。

（二）中医分型论治

1.病因病机

肝热上扰，晶状体逐渐混浊；年老体弱，肝肾不足，精血亏损，不能滋养晶状体而混浊；年老脾虚气弱，运化失健，精微输布乏力，不能濡养晶状体而混浊，或水湿内生，上泛晶状体而混浊。

2.治疗

初患圆翳内障者，可用药物治疗，尚能控制或减缓晶状体混浊的发展。晶状体混浊程度较甚或完全混浊者，应行手术治疗。外治法有滴眼药水，如卡他灵、法可林等。中成药治疗有用如复明片、杞菊地黄丸、知柏地黄丸、石斛夜光丸等。还可用针灸治疗。

3.辨证论治

（1）肝热上扰证

症状：视物不清，视力缓降，晶状体混浊，或有眵泪，时有头昏痛，口苦咽干，便结，舌红苔薄黄，脉弦或弦数。

治法：清热平肝，明目退翳。

处方：石决明散加减。

（2）肝肾不足证

症状：视物昏花，视力缓降，晶状体混浊，或头昏耳鸣，少寐健忘，腰酸腿软，口干，舌红苔少，脉细。或见耳鸣耳聋，潮热盗汗，虚烦不寐，口咽干痛，小便黄少，大便秘，舌红少津苔薄黄，脉细弦数。

治法：补益肝肾，清热明目。

处方：杞菊地黄丸加减。

（3）脾气虚弱证

症状：视物模糊，视力缓降，或视近尚明而视远模糊，晶状体混浊，伴面色萎黄，少气懒言，肢体倦怠，舌淡苔白，脉缓弱。

治法：益气健脾，利水渗湿。

处方：四君子汤加减。

（三）常氏用药特色

常老并非眼科专家，但在长期临床中遇到包括白内障在内的诸多难治性病症，善于运用中医理法方药及自身学术特色，创新中医疗法，并获得较好疗效。常老诊治白内障主张从补肝肾、化瘀滞和引经祛风论治。其基本经验方组成：山茱萸、制何首乌、枸杞子、霍山石斛、葛根、蝉蜕、夜明砂、桑叶、菊花、密蒙花、木贼草、决明子、千里光、川芎等。

（四）验案

沈某，女，58岁，长期忧思郁结，肝火偏旺，耗灼肾阴，肝目失养，气滞血瘀，久则形成白内障，经亲戚介绍至省城某医院眼科专家处手术治疗，不料15天后发现开刀之单目失明，乃就诊于常老。诊脉细弦尺弱，舌黯红而干，乃投以上常氏经验方加减，并精神疏导，辅以饮食宜忌。服药2个月后复明如常。

五、副鼻窦炎

（一）中西医病名及诊断要点

1. 中西医病名
中医：鼻渊、脑漏、脑渗、脑崩、脑泻。
西医：副鼻窦炎。

2. 诊断要点
①病史：可有伤风鼻塞病史。
②临床症状：本病以脓涕量多为主要症状，常同时伴有鼻塞及嗅觉减退，症状可局限于一侧，也可双侧同时发生，部分患者可伴有明显的头痛，头痛的部位常局限于前额、鼻根部或颌面部、头顶部，并有一定的规律性。
③检查：鼻黏膜充血肿胀，尤以中鼻甲及中鼻道为甚，或淡红，中鼻甲肥大或呈息肉样变，中鼻道、嗅沟、下鼻道或后鼻孔可见脓涕。前额部、颌面部或鼻根部可有红肿及压痛。鼻窦X线或CT检查常显示窦腔模糊、密度增高及浑浊，或可见液平面。上颌窦穿刺冲洗可了解窦内有无脓液及其性质、量、气味等，但此项检查需在患者无发热，全身症状基本消失的情况下施行。

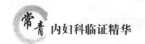

（二）中医分型论治

1. 肺经风热

主症：鼻塞，鼻涕量多而白黏或黄稠，嗅觉减退，头痛，可兼有发热恶风，汗出，或咳嗽，痰多，舌红苔薄白，脉浮数。检查见鼻黏膜充血肿胀，尤以中鼻甲为甚，中鼻道或嗅沟可有黏性或脓性分泌物，头额、眉棱骨或颌面叩痛，或压痛。

治法：疏风清热，宣肺通窍。

处方：银翘散加减。

2. 胆腑郁热

主症：鼻涕浓浊，量多，色黄或黄绿，或有腥臭味，鼻塞，嗅觉减退，头痛剧烈。可兼有烦躁易怒、口苦、咽干、耳鸣耳聋、寐少梦多、小便黄赤等全身症状，舌红苔黄或腻，脉弦数。检查见鼻黏膜充血肿胀，中鼻道、嗅沟或鼻底可见有黏性或脓性分泌物潴留，头额、眉棱骨或颌面部可有叩痛或压痛。

治法：清泄胆热，利湿通窍。

处方：龙胆泻肝汤加减。

3. 脾胃湿热

主症：鼻塞重而持续，鼻涕黄浊而量多，嗅觉减退，头昏闷，或头重涨，倦怠乏力，胸脘痞闷，纳呆食少，小便黄赤，舌红苔黄腻，脉滑数。检查见鼻黏膜红肿，尤以肿胀更甚，中鼻道、嗅沟或鼻底可见有黏性或脓性分泌物潴留，头额、眉棱骨或颌面部有压痛。

治法：清热利湿，化浊通窍。

处方：甘露消毒丹加减。

4. 肺气虚寒

主症：鼻塞或重或轻，鼻涕黏白，稍遇风冷则鼻塞加重，鼻涕增多，喷嚏时作，嗅觉减退，头昏，头涨，气短乏力，语声低微，面色苍白，自汗畏风寒，咳嗽痰多，舌淡苔薄白，脉缓弱。检查见鼻黏膜淡红肿胀，中鼻甲肥大或息肉样变，中鼻道可见有黏性分泌物。

治法：温补肺脏，散寒通窍。

处方：温肺止流丹加减。

5.脾气虚弱

主症：鼻涕白黏或黄稠，量多，嗅觉减退，鼻塞较重，食少纳呆，腹胀便溏，脘腹胀满，肢困乏力，面色萎黄，头昏重，或头闷涨。舌淡胖苔薄白，脉细弱。检查见鼻黏膜淡红，中鼻甲肥大或息肉样变，中鼻道、嗅沟或鼻底见有黏性或脓性分泌物潴留。

治法：健脾利湿，益气通窍。

处方：参苓白术散加减。

（三）常氏用药特色

1.深究因机，以本虚标实为纲

慢性副鼻窦炎属中医"鼻渊""脑漏"范畴，常老认为，本病之主要病机为脾肺两虚，外感风寒湿热之邪，侵袭鼻腔，并内传窍窦，以致浊瘀热结，酿毒成脓，故鼻塞脓涕，嗅觉丧失，并头昏头痛等。

夫肺主气，司呼吸。在窍为鼻，在液为涕，本病与肺脏息息相关。常老指出此病当参《灵枢·营卫生会》，曰："人受气于谷，入于胃，以传于肺，五脏六腑皆以受气，其清者为营，浊者为卫。"可见若脾胃与肺虚弱，则营卫无以化生，卫表不固，百病便可由外而入。临床上常见本病遇风寒等外邪易反复发作，导致病情缠绵加重。因此，固表截邪，切断传入途径显得尤为重要。为此，常老常告诫：未病先防，既病防变，表固则邪无孔可入，正胜则邪气自怯。故对此病当以本虚标实为纲。

2.统筹治则，以精当遣方为目

针对本病脾肺两虚、浊瘀热结、脓毒阻窍之病机，常老制订了扶正固表、清热化瘀、利浊解毒、排脓通窍的基本治法。其经验方基本组成：防风10g，生黄芪30～60g，焦白术30～60g，辛夷花15g（包煎），苍耳子10g，川芎15g，蒲公英30g，鱼腥草30～60g，鱼脑石15g，露蜂房10g，炒僵蚕15g，生甘草15g。方中以防风、黄芪、白术三药寓玉屏风之义，补益脾肺二脏，扶正固表截邪；辛夷花、苍耳子二药祛风散寒，专通鼻窍；川芎祛风活血，引药上行；蒲公英、鱼腥草清热解毒，消肿散结，消痈排脓；鱼脑石消炎效专；露蜂房祛风攻毒；炒僵蚕引经直达鼻窍，祛风抗过敏，化痰散结。

常老认为，精当遣方，关键在于善于临床权变：若正气不足、气阴双亏较甚，可酌加生晒参、石斛、生地黄、天花粉等益气养阴；若鼻窍不通较重，再加香白芷；若热毒为重、湿浊盘踞，可添白花蛇舌草、白毛藤、藤梨根、绵茵陈、黄芩、三叶青等清热解毒、化湿利浊；若瘀闭为甚，甚则出血，可加原三七、赤芍等活血化瘀、凉血止血；若脾虚湿阻，则酌选茯苓、猪苓、藿香、车前草等健脾利湿。

3.善后断根，以综合治理为法

慢性副鼻窦炎其性缠绵。往往因外感风寒、饮食不节、体质虚弱等因素反复发作，致其难以治愈断根。常老依据多年临证经验认为，本病的善后断根至关重要，应遵循综合治理的原则，针对本病之主要病机为正虚邪实，善后断根之法须从扶助正气和避邪预防两方面入手。扶助正气方面，以调补五脏为主，服用具有补肾、理肺、健脾等功效的中成药，使正气内存，邪不可干。避邪预防方面，首要做到避风寒之锋芒，此类患者当切记出门戴口罩，以保暖避寒。因近年雾霾天气日益严重，本病患者更应在雾霾重时尽量减少户外活动。同时应坚持"饮食有节"的原则，务必做到"三清"：即清淡、清蒸、清养，忌食辛辣、油腻、炸炒、甜滞之品及海鲜等易导致过敏之发物。常老认为，针对本病之善后断根，膏方调理不失为一种扶正祛邪的特色疗法。通过合理配伍，膏方不仅能调补五脏、增强免疫，还能达到治病祛邪的目的，是冬令调理治疗本病的有效方法。若膏方调理得法，则能减少来年发病次数，甚至不发病。临床常以重用玉屏风散合龟鹿二仙胶及辛夷散、五味消毒饮加鱼脑石、川芎等引经药加减为膏方基汁，细料常用龟鹿二仙胶、藏红花、冰糖调之。

（四）验案

宋某，女，36岁，家住绍兴市袍江新区，2013年5月24日初诊。患者鼻塞流涕，鼻涕黄浊黏稠，香臭不闻，伴有头昏头痛。经上级医院确诊为慢性副鼻窦炎，历经5年有余，缠绵难愈，中西医乏效，闻常老治本病效佳，慕名而至。刻诊：每遇风寒之邪，上述症状加重，畏寒乏力，大便溏薄，舌淡黯苔腻，脉细浮滑。诊断：鼻渊（脾肺两虚、浊瘀毒结）。治拟健脾补肺，固表清热，化瘀利浊，解毒通窍。用药：生黄芪30g，防风10g，焦白术60g，辛夷花15g（包煎），苍耳子10g，川芎15g，蒲公英30g，白花蛇舌草60g，白毛藤30g，鱼腥草60g，茯苓30g，车前子30g（包煎），露蜂房10g，鱼脑石15g，生甘草15g。1周后复诊，患者自觉鼻窍较为通畅，可辨香臭，浊涕减少，头昏头痛、畏寒乏力稍瘥，大便转干，舌淡黯苔薄腻，脉细濡。诸症好转，药中肯綮，效不更法，再予前方加减调理 1 个月，顽疾尽消。期间每嘱患者避风寒、节饮食，并嘱其入冬服膏方调理，善后巩固以断宿根。

六、强直性脊柱炎

（一）中西医病名及诊断要点

1. 中西医病名

中医：脊痹。

西医：强直性脊柱炎。

2. 诊断要点

中医：①形体消瘦、纳钝、乏力、背腰酸痛持续日久，或伴遗精早泄、失眠多梦。②腰痛、晨僵持续至少 3 个月，活动（非休息）后可缓解；腰椎垂直和水平面活动受限；胸廓活动度较同年龄、同性别的正常人减少。③脉沉濡尺弱或濡滑，舌胖，苔白腻厚或黄腻润。

西医：诊断主要根据病史、临床表现、影像学检查和骶髂关节摄片。①临床诊断标准：腰痛、晨僵持续至少 3 个月，活动（非休息）后可缓解；腰椎垂直和水平面活动受限；胸廓活动度较同年龄、同性别的正常人减少。②放射学标准：骶髂关节 X 线表现分五度：0 度（正常），Ⅰ度（可疑），Ⅱ度（轻度，局限性侵蚀性改变），Ⅲ度（中度，进行性骶髂关节炎呈侵蚀性改变或关节间隙扩大或狭窄或部分强直），Ⅳ度（重度，完全强直）。双侧骶髂关节炎≥Ⅱ级或单侧骶髂关节炎Ⅲ~Ⅳ级。

（二）中医论治

1. 中医对强直性脊柱炎活动期的认识

强直性脊柱炎最早期的表现与中医"肾着""腰痛"相似，如《金匮要略》中言："肾着之病，其人身体重，腰中冷，如坐水中，形如水状，反不渴，小便自立，饮食如故，病属下焦，身劳汗出，衣里冷湿，久久得之，腰以下冷痛，腹重如带五千钱，干姜苓术汤主之。"《医宗金鉴》载："胯，即胯骨也，若收风寒湿气再遇跌打损伤，瘀血凝滞，肿硬筋翻，足不能直行，筋短者足尖着地，臀努邪形……"与强直性脊柱炎累及髋关节的临床表现极为相似。晚期则表现为"骨痹""肾痹""龟背"等，如《素问·长刺节论》又说："病在骨，骨重不可举，骨髓酸痛，寒气至，名曰骨痹。"骨痹和肾痹有一定的内在联系，肾痹乃骨痹的进一步发展，正如《素问·痹论》指出："五脏皆有合，病久不去者，内舍于其合也。"肾主骨，"骨痹不已，复感于邪，内舍于肾"而成肾痹。晚期又可出现如《素问·痹论》所说"肾痹者，善胀，尻以代踵，脊以代头"的证候。

2. 病因病机

强直性脊柱炎基本病因病机为外感风寒湿为因，湿热瘀阻兼肾督虚损为果。而活动期以湿热瘀阻兼肾督虚损为矛盾的主要方面。

（1）先天不足，肾精亏虚

先天禀赋不足，肾气不足，骨失所养，外邪乘虚而入；或房劳过度，肾精不足，水亏于下，火炎于上，阴火消烁，真阴愈耗；或病久阴血暗耗，阴虚血少，成为发病的内在基础。强直性脊柱炎通常于少年发病，青年时期病情发展。现代医学已证实了强直性脊柱炎的发病与遗传有密切关系。

（2）肝肾亏虚，肾精不充

肾主骨生髓，脊柱为一身之骨主。骨的生长发育又全赖骨髓的滋养，而骨髓中精气不足，骨髓空虚，则骨质疏松，酸软无力。督脉"循背而行于身后，为阳脉之总督。督之为病，脊强反厥"。青少年肾精不足，髓不得充，骨失所养，肾虚及肝，筋失濡润，导致骨质脆弱、筋脉不柔、皮肉不坚，成为外邪侵入的病理基础。

（3）外感寒湿，郁而化热

由于居住潮湿、涉水冒雨、冷热交错等原因，导致阳气不足，卫外不固，风寒湿邪乘虚侵入，注入经络，流于关节，使气血郁闭而发病。然风寒湿邪侵体，正气尚弱，且湿性黏滞缠绵，诸邪不能及时外散，寒湿留连不去，郁闭阳气日久，可导致"寒盛则生热"，"重寒则热"而化为热毒，"若邪郁病久，风变为火，寒为热，湿变为痰"可郁而化热化火，变生热毒，阻滞血脉，流注关节而发为热痹。此即《类证治裁》所云："初因风寒湿郁闭阴分，久则化热攻痛。"

（4）湿热伤阴，阴虚内热

强直性脊柱炎其活动期的基本病理变化为湿热瘀阻兼肾督虚损。湿之形成责之于湿从外袭或脾虚生湿，内外相合，湿流骨节。与风寒热诸邪相合，从阳化热或郁而化热，湿热内生，蕴结为毒，攻注骨节，热与血互结，或邪热灼伤血脉，或热伤阴津，血脉干涩，均可导致血瘀。如《张氏医通》

言："两腰倭废乃热邪深入血脉久闭之故。"

（5）阴虚血热，湿热瘀阻

湿热瘀相互蕴结，相互影响，湿、热阻于经脉，影响气血运行，则瘀血内生或加重，反之，瘀血又进一步阻遏气机，使气机不畅、气不化津反成湿，或气机不畅，郁而化热，湿热交织，终至湿热瘀痹阻经络，流注骨节，着于肾督。"督脉者，起于胞中，贯脊属肾"。《素问·骨空论》言："督脉为病，脊强反折。"青少年肾精不足，髓不得充，骨失所养，肾虚及肝，筋失濡润，导致骨质脆弱、筋脉不柔，可致湿热毒之邪气著于筋骨，侵犯破坏骨骱筋脉，甚则湿热郁久成毒，攻噬筋骨，出现骨节不坚、无力、沉重、强直、身体屈曲，甚则龟背、畸形等晚期临床表现。

3. 基本治法

以清热祛湿解毒为主，兼以滋阴凉血。

4. 辨证论治

（1）湿热痹阻，湿重于热证

主症：多见于强直性脊柱炎累及外周关节者。下肢膝、踝关节肿胀或有积液、疼痛、灼热，胶着感，周身沉重酸痛，或伴有低热，舌质红，苔黄腻，脉滑数。

证候分析：外感寒湿或素有内热，郁而化热，湿热痹阻经络，流注于下，故见下肢膝、踝关节肿胀或有积液、疼痛、灼热；湿性重着、黏滞，湿痹骨节，故骨节有胶着感，周身沉重酸痛；湿热蕴结不解故伴有低热；舌质红，苔黄腻，脉滑数皆为湿热蕴结之象。

治法：清热解毒，祛湿消肿。

处方：四妙散加减。

（2）湿热痹阻，热重于湿证

主症：两髋、膝、踝关节疼痛剧烈、局部灼热，屈伸不利，或有关节肿胀、积液，晨起加重。伴高热或长期发热，周身重着不适，舌质红，苔黄腻，舌面干燥少津，脉象滑数。

证候分析：外感寒湿或风热毒之邪，郁久化热，湿热蕴结，热重于湿，热毒攻注骨节，故两髋、膝、踝关节疼痛剧烈、局部灼热，屈伸不利；湿热痹阻，湿胜则肿，热胜则肿，故有关节肿胀、积液；湿热痹阻气机，晨起时气机不利，血流迟缓，故周身重着不适；热重于湿，热毒炽盛，阴虚血热，故伴高热或长期发热；舌质红，苔黄腻，舌面干燥少津，脉象滑数

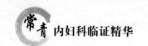

为湿热痹阻日久有伤阴之势。

治法：清热解毒，消肿止痛。

处方：五味消毒饮加减。

（3）阴虚内热，湿热痹阻证

主症：最常见于强直性脊柱炎活动期。下肢两膝、踝关节肿胀或有积液，局部灼热；湿热伤阴，阴虚内热者又可出现下午或夜间低热，五心烦热，盗汗；舌质红，苔薄黄腻，苔少或剥脱，脉细数。

治法：滋阴清热，利湿解毒。

处方：犀角地黄汤合四妙散加减。

（4）阴虚血热，血瘀阻滞证

主症：多见于强直性脊柱炎日久累及骶髂、髋关节为主。骶髂、髋关节剧痛，翻身困难，或伴低热，盗汗，五心烦热，舌质红，苔少或无苔，脉细数。

证候分析：强直性脊柱炎活动期病久湿热伤阴，阴虚血热，血热、痰浊瘀于骨节故见骶髂、髋关节剧痛，翻身困难；阴虚内热蒸于外可见低热，盗汗，五心烦热；舌质黯红，苔少或无苔，脉细数为阴虚血热，血瘀之象。

处方：滋阴活血方加减。

（三）常氏用药特色

1. 肾虚是病理基础，督滞是发病关键

《素问·脉要精微论》云："腰为肾之府。"《难经·二十九难》说："督脉为病，脊强而厥。"说明强直性脊柱炎病位在肾督，以脊强厥冷为表现。常老认为，腰背僵痛，足跟痛，四肢关节疼痛，麻木，屈伸受限，甚至强直、驼背，伴随心烦易怒、腹泻、目涩等症状属于中医"痹证"范畴。其发病与素体先天禀赋不足、肾精亏虚、骨髓空疏密切相关。肾精充实，骨髓生化有源，骨骼得髓之滋养而坚韧有力，耐劳作。肾精亏虚，则骨髓生化失源，不能荣养骨骼，则出现骨骼脆弱无力、不耐久立、劳作，腰膝疼痛，甚至不得屈伸，容易骨折。督脉是夹脊而行，总督诸阳，谓阳气之海，督脉空疏则必失温煦、蒸化之能，脊柱首先失于护卫濡养，阳消阴长，寒气自内而生，寒凝滞涩，脊柱逐渐活动不利、疼痛、强直、厥冷，甚则致残。之所以强直性脊柱炎应早期诊断，及时治疗，是因为本病病情发展缓慢，从发生到晚期有的迁延达20年。早期治疗正值肾气、天癸生气旺，通过

扶正益肾通督，肾气天癸充盈，尚有治愈希望。如果中、早期失治，病情发展到晚期，一是痰瘀湿浊之邪深踞骨骼，病重根深；二是女子"五七"、男子"五八"以后，肾气衰，天癸竭，则出现面焦、发白发落、齿槁齿落、筋脉不能动等衰老表现。何况已病"肾痹""龟背"之虚羸久病之体，再行增精补肾为时已晚，取效尚可，治愈无望。

2. 辨证论治

益肾强督是治疗基本法则，但随着具体病理变化和个体差异应有所侧重。常老认为，强直性脊柱炎可分为两种类型。一是明显型，有急性发作期和缓解期之不同；二是隐匿型，有气血两虚、肝郁肾虚、脾湿肾虚、脾肾两虚之分。临床治疗强直性脊柱炎时，根据患者主要症状而分型辨证治疗。

（1）明显型

①急性发作期

证候：多见于青少年，身体素健，突然出现腰骶疼痛，时上窜胸颈，时下窜大腿、足跟，甚则活动受限，生活不能自理，伴有心烦口干，大便干结，或发热恶寒等症状，多为强直性脊柱炎急性发作，此时以邪热为主，而正虚尚未外露。

治法：清热，解毒，除湿。

用药：白花蛇舌草 15g，半枝莲 15g，虎杖 15g，金银花 15g，连翘 10g，土茯苓 15g，白鲜皮 10g，牡丹皮 10g，忍冬藤 10g，桂枝 6g，川乌 5g，甘草 6g。随症加减治疗。

②缓解期

证候 1：急性期缓解后，病变转入缓解期，此时是"余邪未清"。毒热患者最易伤阴，久服清热解毒药又易伤阳，故在肾虚的体质上，余邪未清，有阴虚、阳虚的不同。邪气虽解，但余邪内伏，伤及其阴，阴液不足，不能润养骨骼、肌肉，故颈项背微痛、腰酸腿软，阴血不足，不能荣养心脉，故心烦口干、低热、舌红苔薄、脉细数。

治法：清热养阴，荣筋强骨。

用药：白花蛇舌草 15g，金银花 15g，重楼 10g，生地黄、熟地黄各 20g，何首乌 20g，地骨皮 10g，炙龟甲 20g（先煎），女贞子 20g，狗脊 10g，川续断 15g，炙甘草 10g，水煎服。

证候 2：因内有余热痰湿，阳虚不能温煦而腰脊隐痛、时有酸痛、肢冷、

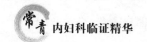

恶寒、舌淡苔薄、脉沉弱。

治法：温阳解毒，佐以蠲痹。

用药：巴戟天 15g，补骨脂 15g，鹿角胶 20g，肉苁蓉 20g，淫羊藿 10g，沙苑子 10g，炒杜仲 10g，菟丝子 10g，熟地黄 20g，白花蛇舌草 20g，紫花地丁 15g，土茯苓 15g，牡丹皮 15g，白芥子 10g，炙甘草 6g，水煎服。

（2）隐匿型

常老认为，强直性脊柱炎在早期就有疲乏、消瘦、贫血、低热、关节痛等症状，往往未被重视，在受外伤、过度劳累或感染之后易诱发本病。分以下四型。

①气血两虚，督脉瘀滞

证候：血虚不能荣养头面，故面色苍白、唇舌指甲淡白、头晕、心悸怔忡；气虚则气短懒言、精神疲乏、四肢倦怠、喜卧懒动；气血两虚，督脉瘀滞，则腰脊疼痛、骶髂刺痛、晨僵、舌淡红苔薄、脉细弱。

治法：补气养血，通调督脉。

用药：人参 6g，黄芪 15g，当归 10g，白芍 10g，白术 10g，熟地黄 20g，炙甘草 6g，茯苓 15g，陈皮 10g，肉桂 6g，紫河车 15g，鹿角胶 10g（烊化），水煎服。

②肝郁肾虚，督脉瘀滞

证候：肝郁失于条达，疏泄失司，以致气滞，肝之经脉布两胁，故胁胀隐痛；肝气郁结，升降失司，故头痛眩晕、胸痛、精神抑郁、叹气；肝郁横逆，犯胃克脾，故纳运失常、食欲不振；晨僵、腰骶隐痛、脊柱活动受限为肾虚督滞之象。

治法：疏肝解郁，益肾通督。

用药：柴胡 10g，枳实 10g，白芍 10g，郁金 10g，香附 10g，生地黄 15g，山茱萸 10g，白术 10g，鹿角霜 20g，菟丝子 10g，怀牛膝 15g，鸡内金 10g，枸杞子 10g，炙甘草 6g，水煎服。

③脾湿肾虚，督脉瘀滞

证候：脾虚湿困中焦，故脘腹胀满不思饮食、体倦身重、口不渴、四肢不湿、大便溏薄、舌淡、苔薄白腻或厚腻、脉沉缓无力；寒湿注于脾肾，阻滞督脉故腰膝冷痛、晨僵、骶髂隐痛。

治法：温脾化湿，暖补火，通调督脉。

用药：附子 10g（先煎），干姜 10g，白术 10g，炙甘草 6g，草果仁 10g，厚朴 10g，槟榔 10g，茯苓 15g，肉桂 6g，熟地黄 20g，山茱萸 10g，炒杜仲 10g，鹿角 15g，菟丝子 10g，水煎服。

④脾肾阳虚，督脉瘀滞

证候：临床上多见面色无华，食欲不振，胃脘满胀，疲倦无力，肢冷怕寒，小便频数，大便薄溏，晨僵，腰膝酸软，骶髂冷痛，脊柱活动受限，苔薄质淡，脉象沉细。

治法：温补脾肾，通调督脉。

用药：炮附子 10g（先煎），党参 10g，干姜 10g，炙甘草 6g，肉桂 6g，熟地黄 20g，山茱萸 10g，炒白术 10g，茯苓 15g，鹿角胶 10g（烊化），泽泻 10g，蜈蚣 1 条（研末，冲服），水煎服。偏阳虚者加强温补肾阳的药如狗脊、菟丝子、细辛、骨碎补、川乌等。偏阴虚者加强滋补肾阴的药如龟甲胶、枸杞子、生地黄、白芍等。阴阳两虚者可酌情将上述方药糅合调整使用。

（四）验案

李某，男，30 岁，工人。主诉：间断性下腰背僵痛 3 年。主症：下腰背疼痛，僵硬，久坐、久站时明显，活动后可减轻，髋、膝关节疼痛，足跟疼痛，神疲乏力，大便溏薄，每日 2 ~ 3 次，小便正常，舌质淡红、苔薄白，脉弦。否认肝炎、结核、肾病、糖尿病病史。血压 120/70mmHg，查心、肺无异常，腹部平软，无压痛，肝、脾肋下未及，双肾区无叩击痛。双"4"字试验（＋），直腿抬高试验（＋）。腰椎前屈、后伸、侧弯略有受限。血沉（ESR）50mm/h，C 反应蛋白（CRP）12mg/L，类风湿因子（RF）（－），抗"O"正常，ANAs（－），ANCA（－），HLA-B27（＋），IgA 6g/L，IgC 18g/L。骨盆 X 线：双侧骶髂关节面呈锯齿样改变，部分韧带钙化，间隙模糊。腹部 B 超无异常。邀常老会诊。中医诊断：痹病（阴阳失调，气滞血瘀，督脉瘀滞）。西医诊断：强直性脊柱炎（隐匿型缓慢发展）。治法：燮理肝肾，活血化瘀，通调督脉。用药：鹿角胶 10g（烊化），炙龟板 18g，桂枝 10g，白芍 30g，苍术 30g，茯苓 30g，狗脊 15g，原三七 15g，延胡索 15g，地龙 10g，红藤 60g，葛根 30g，生甘草 10g，水煎服，日 1 剂，分 2 次温服。同时配合中药外治法：羌活 15g，制川乌 5g，制草乌 5g，木瓜 15g，独活 15g，鸡血藤 30g，桂枝 15g，透骨草 50g，水煎 20 分钟后，倒

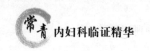

入浴缸温水浸泡 30 分钟，隔日 1 次。

治疗 15 天后，腰痛、髋痛减轻，足跟、膝关节仍疼痛，睡眠欠佳，舌质淡红、苔薄白、脉弦。用药：鹿角霜 10g，炙龟板 18g，桂枝 10g，白芍 30g，狗脊 30g，川牛膝 15g，威灵仙 10g，骨碎补 30g，红藤 60g，葛根 30g，夜交藤 30g，炙甘草 10g，水煎，温服，日 2 次。

服药 1 个月后，腰、髋、膝关节疼痛逐渐缓解，睡眠好转。复查 ESR、CRP、IgA、IgC 正常，病情稳定。上方加减出入，并嘱患者配合功能锻炼，以巩固疗效。治疗 2 个月后，诸恙悉除而收功。

七、小儿疳积

（一）中西医病名及诊断要点

1. 中西医病名
中医：小儿疳积。
西医：营养不良、消化不良。

2. 诊断要点
疳积是指由于喂养不当，或由于多种疾病的影响，使脾胃受损，气液耗伤而形成的一种慢性疾病。临床上以形体消瘦、面色无华、毛发干枯、精神萎靡，或烦躁、饮食异常为特征。本病尤多见于 5 岁以下小儿。

（二）中医论治

小儿疳积是一组慢性消化、代谢功能紊乱综合征。发病年龄在 1 ~ 5 岁多见。是指由于喂养不当，或由于多种疾病的影响，使脾胃受损而导致全身虚弱、消瘦面黄、发枯等慢性病证。不过随着人们生活水平的提高，引起疳证的病因有异于前代。古时候，人们生活水平较低，常常饥饱不均，对小儿喂哺不足，使脾胃内亏而生疳积，因此多由营养不良而引起，相当于西医所讲的"营养不良"。而现在随着人们生活水平的提高，且近来独生子女增多，家长们又缺乏喂养知识，盲目地加强营养，反而加重了脾运的负荷，伤害了脾胃之气，滞积中焦，使食欲下降，营养缺乏，故现在的疳积多由营养失衡造成。

中医就疳积的发病机制早有研究，如金元时期张子和《儒门事亲》不仅论述了身瘦疳热一类疾病的辨证和治疗，还对眼疳、牙疳等疳证做了详尽的阐述，如疳眼即小儿疳涩眼，数日不开，皆风热所致。元·倪维德《原机启微》认为疳证为养护失调、饮食失节所致，主张茯苓渗湿汤、升麻龙胆草饮子等，以升阳降阴。

清代医家冯赵张提出了"因虚致疳"的著名论断，指出"疳之受病，皆虚所致，即热者，亦虚中之热，寒者，亦虚中之寒，积者，亦虚中之积""虚为积之本，积反为虚之标"。清代医家陈复正亦提出了疳病因真元怯弱，气血虚衰而致，关键是脾肾虚弱。现代中医儿科专家对疳积的论治多有发挥，取得了富有特色的治疗进展。

疳积的临床症状依据《中华人民共和国中医药行业标准·中医儿科》中关于疳证的诊断标准拟定。饮食异常、大便干稀不调或脘腹胀满等脾胃功能明显失调者，形体消瘦，体质量低于正常平均值的15%，面色不华，毛发稀疏枯黄，严重者干枯羸瘦；兼有精神不振，或烦躁易怒，或喜揉眉擦眼，或吮指磨牙等症；有喂养不当或病后饮食失调及长期消瘦史；因蛔虫引起者，谓之"蛔疳"，大便镜检可查见蛔虫卵；贫血者，血红蛋白及红细胞减少；出现肢体浮肿，属于营养性水肿者，血清总蛋白大多在45g/L以下，人血白蛋白在20g/L以下。常老认为消瘦烦躁、面色萎黄、面舌虫斑、毛发稀疏、纳钝嗜香、二便不调，脉细或沉弱，舌淡或干黯而红，苔薄黄或厚腻，十有八九多可诊断为小儿疳积。

（三）常氏用药特色

1.对病因病机的认识

《太平圣惠方·小儿五疳论》曰："小儿百日之后，五岁以前，乳食渐多，不择生冷，好食肥腻，恣食甘酸，脏腑不和，并生疳气。"指出小儿多在5岁之前易患疳积，且多由饮食不节及饮食不当所造成。《小儿药证直诀·脉证治法》曰："疳皆脾胃病，亡津液之所作也。因大病或吐泻后，以药吐下，致脾胃虚弱亡津液。"认识到疳积的病位、病机变化主要在脾胃。《活幼心书·疳证》曰："疳之为病，皆因过餐饮食，于脾脏一家，有积不治，传之余脏。"阐明了疳证的病因病机和转化因素。

常老认为，疳积的病因病机主要是喂养不当，或疾病影响，导致脾胃受纳运化功能失调。因为小儿有其特殊的生理病理特点，脾常不足而胃常有余，多食易积，积而难化，郁久化热，脾失运化，胃失受纳，脾胃生化乏源，无以化生气血，久而成疳积之证。常老临证注重辨疳积之虚实，注

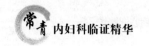
重运脾健脾之法，用药精准，疗效甚佳。

2. 论治经验

（1）实证宜运脾消积

此证在临床中较为常见，多表现为患儿形体消瘦、面色少华、食欲不振或能食善饥、睡眠不定、大便质干等症状。常老认为，此证主要是由于小儿胃肠有热，脾失运化所致，在治疗中应运脾消积。由于小儿特殊的生理病理特点，切不可一味地使用消导药，应重在运脾。常老治疗此证用其经验方，基本组成：苏梗，木香，陈皮，地骨皮，胡黄连，鸡内金，焦三仙（焦神曲、焦麦芽、焦山楂），炒白术，枳壳。根据小儿体质，灵活加减。

（2）虚证宜健脾消积

此证多表现为患儿形体消瘦、面色萎黄、食欲不振、精神欠佳、大便溏薄等症状。常老认为，此证主要是由于小儿脾胃虚弱，无力运化水谷所致。在治疗中应健脾消积。常老治疗此证多用参苓白术散加减。

在临床中，疳积中的实证较为常见，由于小儿脾常不足胃常有余，易积而化热，导致脾失健运，治疗中因注重运脾之法，切不可一味地消积或健脾，应做到祛邪不伤正，补正不留邪。

（四）验案

徐某，女，5岁，2011年11月8日初诊。主诉：自幼纳差，加重半月余。现症：形体消瘦，面色萎黄，不思饮食，食则饱胀，大便溏稀而臭，1～2次/日，时有潮热，舌淡胖苔黄腻，脉细缓滑。证候分析：本证因虚致积，脾胃虚弱，气血不充，故面色萎黄，形体消瘦。脾不健运，食物不能正常消化而停积，致气机不利则不思饮食，食则饱胀，大便溏薄。治拟消疳理脾。处方以常老经验方消疳理脾汤加减：胡黄连9g，地骨皮10g，炒白术12g，茯苓12g，炒枳壳10g，炒鸡内金10g，焦六曲12g，焦山楂12g，炒麦芽12g，太子参15g，炒干蟾皮6g，乌梅丸15g（包煎），炙甘草10g。水煎服，日1剂，分2次服，共7剂。

2011年11月15日复诊：其母喜告饮食已香，食后无饱胀，大便尚溏。上方加地锦草15g，继服7剂。

2011年11月22日三诊：症见纳佳，眠安，大便调。按上方继服15剂善后。

按：常老经验方消疳理脾汤基本药物组成：胡黄连，地骨皮，炒白术，茯苓，炒枳壳，焦六曲，焦山楂，炒麦芽，太子参，乌梅丸（包煎），炙甘草。全方消疳理脾，运导中州。方中胡黄连退虚热、除疳热、清湿热；地骨皮凉血除蒸；太子参、炒白术、茯苓成四君子之义，健脾益气，兼利水湿；炒枳壳行气消胀导滞；焦六曲、焦山楂、炒麦芽消食和胃；乌梅丸缓肝调中；炙甘草补益中气、调和诸药。综观全方，振中州，消疳积，制方精当，方证对应，故奏速效。

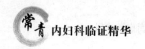

第四章　常氏内妇科经验方

一、速效平喘汤

组成：桑白皮 30g，地龙 18g，全蝎 6g，炙麻黄 10g，杏仁 10g，射干 10g，炒苏子 15g，葶苈子 15g，炙款冬花 18g，鱼腥草 30g，金荞麦 30g，全当归 18g，生甘草 10g。

功效：肃肺清热，止咳平喘，活血解痉。

主治：喘息性支气管炎、支气管哮喘、肺气肿、肺炎等，尤其适用于实证哮喘之急性期。

方解：本方又名桑龙平喘汤，由三拗汤、麻黄射干汤合三子养亲汤化裁而来，兼容三者之长于一体而尤增活血解痉抗敏经验用药，如能随症配伍，合理应用则多能得心应手，常获速效之功。方中桑白皮、葶苈子、麻黄、杏仁肃肺平喘，麻黄蜜炙可避其过汗伤正而使平喘之功专；而葶苈子配苏子则能降气消痰，与三拗汤相合，一升一降，相得益彰；鱼腥草、金荞麦、桑白皮清肺化痰平喘力宏，辅以炙款冬花以润肺化痰；当归配地龙则可活血畅络、润肠通便而平咳逆之气；地龙伍全蝎解痉通络、抗敏平喘。全方共奏肃肺清热、降气化痰、活血抗敏、解痉平喘之功。

方歌：常氏桑龙平喘汤，葶射苏蝎杏麻黄，
　　　款冬归草鱼腥荞，哮喘速平急煎赏。

二、河车参蛤散

组成：紫河车 15g，苏子 15g，蛤蚧 1 对，巴戟天 15g，淫羊藿（仙灵脾）15g，五味子 6g，补骨脂 15g，丹参 15g，全蝎 6g，炙甘草 10g。

功效：补肾纳气，解痉平喘，固本善后。

主治：难治性哮喘及喘息性支气管炎缓解期，亦可用于冬病夏治哮喘之固本治疗。

方解：方中紫河车、淫羊藿、巴戟天补肾温阳；苏子、五味子降气敛肺；蛤蚧、补骨脂、丹参补肾纳气，活血解痉；炙甘草调和诸药。全方共奏补肾纳气、燮理阴阳之功。

方歌：河车参蛤治久喘，仙灵五味巴戟天，

苏草全蝎补骨脂，补肾平喘功效专。

三、清肺消痈汤

组成：生麻黄 10g，杏仁 10g，生石膏 40g，鱼腥草 60g，金荞麦 60g，桑白皮 30g，黄芩 30g，败酱草 30g，土圞儿 15g，三叶青 15g，赤芍 18g，生甘草 10g。

功效：清肺泄热，消痈排脓。

主治：肺炎、肺脓肿等急性期，邪实正未虚。

方解：本方系常老依据麻杏石甘汤化裁而成，清肺泄热，兼祛外感风邪。方中鱼腥草、金荞麦、败酱草清热解毒，消痈排脓；桑白皮、黄芩清热泻肺平喘；土圞儿、三叶青加强清热解毒之功效；赤芍清热凉血，散瘀止痛，以防热甚动血；生甘草清热解毒，调和诸药。

常老临床擅长重用某些药物而取单刀直入之效。此方中常老重用生石膏至 40g，鱼腥草、金荞麦至 60g，强强联合，清热解毒、消痈排脓之功倍增，药简力宏，可见一斑。

方歌：清肺麻石与杏草，重用金荞鱼腥草，

土圞桑芩酱赤芍，更用三叶显奇妙。

四、二根强心汤

组成：万年青根 10g，老茶树根 30g，苦参 15g，薤白头 15g，瓜蒌皮 15g，丹参 30g，党参 15g，车前子 15g，茯苓 15g，灵磁石 30g，远志 10g，琥珀 10g（后下），炙甘草 15g。

功效：强心定悸，宽胸消肿。

主治：肺源性心脏病、冠心病、心律失常等患者以心悸乏力、胸闷浮

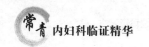

肿、寐劣不安为主要表现者。

方解：方中以万年青根、老茶树根、苦参三药共用，强心利尿消肿；薤白头、瓜蒌皮取瓜蒌薤白半夏汤之义，宽胸化痰，通阳散结；丹参祛瘀止痛，入心除烦安神；党参补益心气；茯苓、车前子加强宁心利水之力；灵磁石、远志、琥珀镇惊祛痰，安神利尿；炙甘草补益心气，调和诸药。

方歌：二根强心三参共，瓜薤茯苓车前用，
　　　琥远磁石炙甘草，诸心病变可煎尝。

五、宽胸宣痹汤

组成：薤白头 15g，瓜蒌皮 15g，甘松 15g，丹参 30g，原三七 30g，苦参 15g，厚朴 15g，降香 10g，葛根 30g，郁金 15g，川芎 18g，灵磁石 30g，炙甘草 15g。

功效：宣痹通阳，活血祛瘀。

主治：胸痹之痰瘀交阻，痹阻心阳。

方解：薤白头辛通温阳，宽胸散结，佐以瓜蒌皮涤痰散结，助薤白头通阳散结；丹参、原三七、郁金、川芎活血化瘀；苦参大苦大寒，荡涤痰湿，现代研究表明，其对心脏有明显的抑制作用，有抗心律失常作用；厚朴下气消痰；甘松行气止痛，醒脾健胃；降香其性主降，能散能行，化瘀理气；葛根能直接扩张血管，具有降压作用；灵磁石重镇安神，质重沉降。诸药合用，心阳宣通，痰瘀渐消，诸症自除。

方歌：宽胸宣痹用降香，瓜薤丹参心力强，
　　　三七苦参甘松在，葛根厚朴郁金良。

六、中风夺命饮

组成：羚羊角片 5g（同煎），天麻 9g，钩藤 30g，地龙 30g，全蝎 6g，川牛膝 30g，原三七 30g，赤芍 30g，淡竹沥 2 支（分兑），猪牙皂 10g，川厚朴 15g，生大黄 15g（后下），生甘草 6g。

功效：息风涤浊，通腑行瘀，醒脑夺命。

主治：凡脑出血或脑血栓形成（肝经实热或热极动风型）之头涨头痛、目赤眩晕、口舌㖞斜、语言不利、咽干口苦、痰多息涌、烦闷躁扰、半身不遂、肢痉麻木、便秘尿黄，甚至突然昏仆、不省人事、手足抽搐、舌黯红或绛、苔黄腻或糙、脉弦滑而数者均宜之。

方解：方中以羚羊角为君，天麻、钩藤为臣，合力以清脑镇痉、平肝息风；更用地龙、全蝎以息风通络解痉，并以川牛膝活血通络、引血下行，淡竹沥、猪牙皂清热涤痰，原三七、赤芍活血化瘀，川厚朴、生大黄通腑泄热导浊而同担佐使之力。全方如此组合则可燮理阴阳并标本同治，从而共奏清脑宁络、救急夺命之效。

方歌：中风夺命常氏方，羚角钩麻急煎尝，

龙蝎三七芍牛膝，竹沥牙皂朴草黄。

七、通腑安脑汤

组成：生大黄 15 ~ 30g，芒硝 10g，枳壳 10g，川厚朴 10g，生地黄 30g，钩藤 15g，天麻 9g，羚羊角 3g，赤芍 15g，原三七 30g，葛根 30g，全蝎 6g，生甘草 10g。

功效：泄热通腑，平肝息风，通络安脑。

主治：中风痰热腑实证。

方解：该方以大承气汤为主方，具有通腑攻下之效，体现了常老在治疗中风方面主张"上病下取、釜底抽薪"的学术思想。天麻、钩藤、羚羊角平肝息风；赤芍清热凉血，活血化瘀；三七活血化瘀；葛根一味乃引经药，入阳明经，既可借阳明胃腑之势引气血下行，又可泄热调气使瘀痰热邪不得续生，对于截断病源，扭转病势有重要意义；全蝎息风通络；生甘草调和诸药。纵观全方，表里兼顾，标本同治。

方歌：通腑安脑常氏方，巧用枳硝钩麻黄，

羚角赤芍连葛根，三七全蝎生地妙。

八、速效清热汤

组成：麻黄 10g，苦杏仁 10g，生石膏 60g，金银花 30g，赤芍 15g，水牛角 30g，青蒿 15g，黄芩 15g，桑白皮 30g，知母 15g，淡竹叶 15g，粉重楼 18g，生甘草 10g。

功效：清肺泄热，化痰平喘，凉血定惊。

主治：急性肺部感染引起的高热惊厥、咳痰喘息。

方解：麻黄、苦杏仁、生石膏、生甘草成麻杏石甘汤之义，辛凉宣泄、清肺平喘，重用生石膏，以倍清热泻肺之功；青蒿、黄芩成蒿芩清胆汤之义，和解少阳之寒热往来；金银花清热解毒、疏散风热；赤芍清热凉血、散瘀止痛；水牛角清热凉血、解毒定惊；桑白皮泻肺平喘、利水消肿；知母清热泻火、生津润燥；淡竹叶清热泻火、除烦利尿；粉重楼清热解毒、消肿止痛；生甘草清热解毒、调和诸药。

方歌：速效清热麻石甘，银花赤芍牛角煎，

青蒿黄芩与知母，竹叶重楼桑白添。

九、速效降压汤

组成：鬼针草 30g，水牛角 30g，川牛膝 30g，赤芍 30g，地龙 18g，桑寄生 30g，三角胡麻 18g，马蹄决明 18g，白毛夏枯草 30g，泽泻 30g，钩藤 10g，天麻 9g，生甘草 15g。

功效：清肝息风，和络降压。

主治：头痛眩晕之实热型初期高血压及体质偏阳盛之 2、3 期高血压者。

方解：天麻、钩藤平肝清热、息风止痉、通络定惊；三角胡麻、马蹄决明清肝明目、活血润肠；地龙清热定惊、通络；白毛夏枯草凉肝息风、软坚散结；水牛角、赤芍清热凉血、散瘀止痛、解毒定惊；川牛膝引血下行、活血通经、补肝肾、强筋骨；桑寄生补肝肾、强筋骨；鬼针草清热解毒、散瘀消肿；泽泻利水消肿、渗湿泄热；生甘草清热解毒、调和诸药。

临床加减：头痛甚则加刺蒺藜；心烦易怒甚加栀子、麦冬以清心除烦；失眠多梦加酸枣仁、夜交藤以镇静安神；若症见舌红欠润，口干渴甚者，此为热甚伤阴，宜选加玄参、生地黄、龟板、生牡蛎以滋阴凉血而潜阳；此病若见鼻衄者，多为热血沸腾，损伤阳络，可选加白茅根、小蓟炭、三七粉以凉血平肝，降逆止衄。

方歌：速效降压水牛角，巧用鬼针效显奇，

麻藤决明茺蔚芍，泽龙寄生夏枯添。

十、速效止血汤

组成：生地黄炭 30g，炒黄芩 30g，原三七 30g，花蕊石 30g，白及 30g，侧柏炭 30g，藕节炭 30g，仙鹤草 30g，血见愁 30g，小蓟炭 30g，生甘草 10g。

功效：清热凉血，止血化瘀。

主治：各类出血病症之血热瘀结者。

方解：生地黄炭、炒黄芩、侧柏炭、小蓟炭清热凉血止血；原三七、花蕊石化瘀止血；白及、仙鹤草、藕节炭收敛止血；原三七、仙鹤草又兼有补虚强壮之效；血见愁凉血止血，活血化瘀；生甘草调和诸药。全方止血不留瘀，化瘀不伤正。

方歌：速效止血生地炭，黄芩花蕊白及连，

　　　侧柏藕节仙鹤草，小蓟三七加血见。

十一、疏肝散结汤

组成：柴胡 9g，八月札 15g，浙贝母 10g，夏枯草 30g，猫爪草 30g，赤芍 30g，粉重楼 15g，路路通 10g，石见穿 30g，蒲公英 30g，莪术 24g，生甘草 15g。

功效：疏肝化瘀，清热利湿，化痰散结。

主治：甲状腺、乳腺、子宫、卵巢等良恶性肿瘤呈肝郁血瘀、湿热内结、痰毒内蕴成瘤者。

方解：柴胡、八月札疏解郁结之肝气；赤芍、莪术活血化瘀、消癥散积；浙贝母清热化痰、散结消痈；夏枯草清热泻火、散结消肿；猫爪草清热解毒、化痰散结；粉重楼清热解毒、消肿止痛；路路通通经、活络、利水；石见穿清热解毒、活血镇痛；蒲公英清热解毒、消肿散结、利湿；生甘草调和诸药。

临床加减：若肝之阴血虚亏，可酌加石斛、生地黄、玄参、天花粉等滋养阴血之品；若肝气郁结较甚，酌加佛手、川楝子、香附疏肝解郁；若湿浊较重，可酌加茯苓、猪苓、土茯苓渗利湿浊；若瘀血凝滞为甚，可酌投虎杖、茜草根等加强活血散瘀；若肿瘤较大，可酌加肿节风、猫人参等加强消瘤散结之功效；若肿瘤恶性程度较高，可酌加红豆杉、三叶青、墓头回等强力抗癌药物。

方歌：疏肝散结治标本，柴八贝草石见穿，

　　　猫爪重楼路路通，夏枯公英赤草煎。

十二、扶正消瘤饮

组成：生晒参 9g，干石斛 10g，绞股蓝 30g，生薏苡仁 30g，半枝莲 60g，藤梨根 60g，白花蛇舌草 60g，守宫 2 条，莪术 30g，赤芍 15g，鸡内

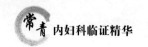

金 15g，炒白术 30g，生甘草 15g。

功效：健脾扶正，益气养阴，活血化瘀，消瘤抗癌。

主治：中晚期各类癌肿及某些早期肿瘤的特需患者，亦可配合放化疗以减毒增效，若配合手术前后之治疗，则具增强体质、促进康复、预防复发之功。

方解：生晒参、白术健脾益气、扶正培本，伍绞股蓝提高免疫以扶正抗癌；干石斛滋阴生津；生薏苡仁化浊抗癌；藤梨根、半枝莲、白花蛇舌草、莪术、赤芍清热解毒、消瘤散结、活血化瘀；守宫解毒散结；鸡内金运脾健胃消积；生甘草清热解毒、调和诸药。全方共奏健脾益气、滋阴生津、清热解毒、活血消瘤之功，扶正抗癌而一箭双雕，足见常氏治癌特色之一斑。

临床加减：口干咽燥加沙参、麦冬；恶心呕吐加清半夏、淡竹茹；疼痛加延胡索、蜈蚣、鸡矢藤；吞咽困难加威灵仙、蜣螂虫、急性子；肿块坚硬者加山慈菇、黄药子、穿山甲；火毒盛加羚羊角、赤芍、生大黄、野葡萄根等。癌患部位不同，则酌加引经药，以促药力直达病所。

方歌：扶正消瘤斛绞参，蛇藤芍宫莪苡仁，

半枝甘草鸡金术，或汤或丸抑瘤剂。

十三、截移抗癌汤

组成：半边莲 30g，半枝莲 30g，白花蛇舌草 60g，猫人参 90g，三叶青 30g，原三七 30g，白及 15g，守宫 2 条，藤梨根 60g，白毛藤 30g，八月札 30g，土圞儿 18g，生甘草 10g。

功效：清热解毒，利水消肿，活血止痛。

主治：治疗早中期恶性肿瘤呈热毒内蕴、痰瘀互结证者，以及预防恶性肿瘤的转移。

方解：半边莲、半枝莲、猫人参、三叶青、藤梨根、白毛藤、土圞儿，七药共用，强强联合，清热解毒之功倍增，兼有利水消肿、活血散瘀、祛痰利尿、止血定痛之效；原三七化瘀止血、活血定痛；白及收敛止血；守宫祛风活络、散结消肿；八月札疏肝理气、活血止痛；生甘草清热解毒、调和诸药。

方歌：截移抗癌十三宝，二半二藤人参猫，

七及土圞加守宫，预知蛇叶甘草熬。

十四、癌症止痛方

组成：八月札 30g，延胡索 30g，鸡矢藤 30g，全蝎 6g，蜈蚣 2 条，夜交藤 60g，茜草根 30g，杭白芍 30g，原三七 30g，赤芍 30g，藤梨根 90g，红藤 60g，炙甘草 15g。

功效：行气活血，清热解毒，通络止痛。

主治：恶性肿瘤疼痛为甚者。

方解：八月札疏肝理气、活血止痛；延胡索活血、行气、止痛；茜草根凉血化瘀、止血通经；赤芍清热凉血、散瘀止痛；原三七化瘀止血、活血定痛；藤梨根、红藤、鸡矢藤清热解毒、活血止痛；全蝎、蜈蚣息风镇痉、攻毒散结、通络止痛；杭白芍缓急止痛；夜交藤养血安神、祛风通络，改善癌痛患者的睡眠质量；炙甘草调和诸药。

方歌：癌症止痛用四藤，预知延胡与蜈蚣，

　　　　鸡矢全蝎又茜草，二芍甘草缓急功。

十五、难病取中方

组成：紫苏梗 10g，生薏苡仁 30g，厚朴花 15g，炒白术 30g，茯苓 30g，太子参 30g，佛手 10g，炒鸡内金 15g，焦六曲 15g，藤梨根 60g，刀豆子 15g，炒麦芽 15g，生甘草 15g。

功效：健脾益气，和胃消食，化湿抗癌。

主治：凡中晚期各类癌肿及某些早期肿瘤的特需患者，若中州脾胃功能障碍，影响生机或其他攻补诸法不能切入者，可用此法为"敲门砖"，则能健运脾胃，促进消化，加快康复，从而为伺机祛邪抗癌创造前提条件。

方解：太子参、炒白术、茯苓成四君子汤之义，健脾益气；紫苏梗、厚朴花、佛手和胃宽中、疏理肝气；生薏苡仁健脾利湿；刀豆子降逆止呕；炒鸡内金、焦六曲、炒麦芽消食和胃；藤梨根清热解毒、利湿抗癌；生甘草清热解毒、调和诸药。

方歌：难病取中四君宜，苏梗米仁与藤梨，

　　　　朴花佛手三仙在，刀豆甘草运中脾。

十六、红藤清肠饮

组成：红藤 90g，败酱草 30g，生薏苡仁 30g，赤芍 30g，牡丹皮

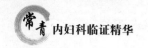

10g，生大黄 15g，枳壳 10g，蒲公英 30g，三叶青 30g，大腹皮 15g，生甘草 15g。

功效：清热解毒，活血祛瘀，消痈排脓。

主治：急性阑尾炎呈瘀热毒结证者。

方解：红藤、三叶青清热解毒、活血散瘀、止痛；败酱草清热解毒、消痈排脓、祛瘀止痛；蒲公英清热解毒、消肿散结、利湿；生薏苡仁利水消肿、渗湿健脾、清热排脓；赤芍、牡丹皮清热凉血、活血散瘀、止痛；生大黄泻下攻积、清热泻火、凉血解毒、逐瘀通经；枳壳、大腹皮行气除胀、利水消肿；生甘草清热解毒、调和诸药。

方歌：红藤清肠急腹疗，薏酱丹芍腹皮草，

重用三叶与大黄，再加枳英力更效。

十七、分消清化汤

组成：藿香 10g，佩兰 10g，青蒿 15g，黄芩 15g，茵陈 30g，生薏苡仁 30g，杏仁 10g，白蔻仁 6g，炒蚕砂 15g，滑石 15g，丝瓜络 10g，厚朴 9g，生甘草 5g。

功效：分消湿热，芳化和中。

主治：慢性胃炎、胃溃疡、胆结石、中暑等表现为湿热中阻证者，以寒热往来、口苦口腻、口干不欲饮、胃脘痞闷、恶心呕吐、身重不爽等为主要症状。

方解：藿香、佩兰芳香化湿浊，止呕解暑。青蒿、黄芩成蒿芩清胆汤之义，和解少阳、清胆利湿。茵陈利湿退黄。生薏苡仁利水消肿、渗湿健脾、清热除痹。杏仁宣肺理上焦，通调水道。白蔻仁化湿行气、温中止呕；炒蚕砂、丝瓜络祛风湿、和胃化湿；厚朴燥湿消痰、下气除满；四药共调中焦。滑石利尿通淋、清热解暑，清利下焦，引水湿从下焦而出。生甘草调和诸药。

方歌：分消清化绍域方，藿佩蒿芩茵陈尝，

蚕滑三仁丝瓜络，朴草同用湿热消。

十八、和胃愈疡汤

组成：炒白术 30g，杭白芍 30g，海螵蛸 30g，刺猬皮 15g，黄连 6g，吴茱萸 2g，炙黄芪 30g，蒲公英 30g，三叶青 30g，白及 15g，炒延胡索 15g，焦六曲 10g，炙甘草 15g。

功效：补脾益胃，调中愈疡。

主治：胃溃疡、十二指肠溃疡、胃窦炎之肝胃不和引起的胃脘痛、泛酸嘈杂、便黑呕血等及幽门螺杆菌呈阳性者。

方解：炒白术、炙黄芪健脾益气、补益中焦；杭白芍、炙甘草酸甘化阴、缓急止痛；海螵蛸制酸止痛；刺猬皮化瘀止痛；黄连合吴茱萸清泻肝火、和胃降逆；蒲公英、三叶青清胃消炎，为抑灭幽门螺杆菌之良药；白及收敛止血，修复溃疡面；炒延胡索行气、活血、止痛；焦六曲消食和胃；炙甘草补脾益气、调和诸药。

临床加减：胁肋痛甚者，可合四逆散以加强疏肝和胃之功；吞酸甚者，可加煅瓦楞子；出血者加三七、煅花蕊石；呕恶者加姜半夏、姜竹茹。

方歌：和胃愈疡刺猬皮，术芍螵蛸与白及，

　　　延胡公英加三叶，左金神曲又黄芪。

十九、别浊降糖汤

组成：翻白草 30g，虎杖 30g，苍术 15g，知母 15g，生地黄 30g，鬼针草 30g，萆薢 30g，怀山药 30g，苦瓜 30g，葛根 30g，天花粉 30g，生甘草 6g。

功效：解毒化浊，养阴生津。

主治：消渴病之浊毒内蕴、气阴两虚者。

方解：翻白草、虎杖清热解毒；苍术、怀山药健脾除湿；知母、生地黄、天花粉清热生津；鬼针草清热解毒，活血散瘀，现代药理研究证明其有良好的降压、降血糖作用；生甘草清热解毒，调和诸药。

方歌：别浊降糖经验方，翻白苍术与虎杖，

　　　鬼针山药粉葛根，萆薢地母苦瓜藏。

二十、宁心安神汤

组成：酸枣仁 15g，远志 10g，夜交藤 60g，合欢皮 30g，生地黄 30g，丹参 30g，茯苓 30g，青龙齿 30g，琥珀 10g，铁扫帚 30g，钩藤 15g，炙甘草 15g，马宝 3g（分吞）。

功效：清热平肝，宁心安神。

主治：肝郁日久化热所致少寐、不寐、郁证及妇人脏躁等。

方解：酸枣仁、远志、夜交藤、合欢皮养心安神；生地黄清热凉血，

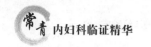

养阴生津；丹参养血安神，清热除烦；茯苓益心脾而宁心安神；青龙齿、琥珀重镇安神；钩藤清热平肝；铁扫帚清热祛痰；马宝为马科动物马胃肠中的结石，具有镇惊安神、清热解毒之效。纵观全方，全方位、多靶点，用于此类病证有奇效。

　　方歌：宁心安神铁扫帚，丹参欢远枣仁同，
　　　　　夜交生地青龙齿，琥珀钩藤马宝共。

二十一、固冲止崩汤

　　组成：杜仲30g，川续断30g，小蓟炭30g，仙鹤草30g，墨旱莲30g，藕节炭30g，炒黄芩15g，生地黄炭30g，炙黄芪30g，炒白术30g，原三七15g，陈棕炭30g，炙甘草10g。

　　功效：益肾固冲，化瘀止崩。

　　主治：崩漏之肾虚冲乱并血热血瘀者。

　　方解：杜仲补益肝肾；川续断、墨旱莲滋补肝肾、凉血止血；小蓟炭、炒黄芩、生地黄炭清热、凉血、止血；仙鹤草、藕节炭、陈棕炭收敛止血，兼以补虚；炙黄芪补中益气、升举清阳，为益气摄血之要药；炒白术健脾益气，以增黄芪之功；炙甘草补益中气、调和诸药。

　　方歌：固冲止崩小蓟炭，仙仲三七与旱莲，
　　　　　藕节黄芩加陈棕，生地黄芪术草添。

二十二、疏肝调经汤

　　组成：柴胡6g，玫瑰花10g，香附10g，杭白芍30g，当归10g，川芎15g，淫羊藿（仙灵脾）10g，丹参30g，炒白术10g，益母草30g，月季花10g，小茴香6g，炙甘草10g。

　　功效：疏肝养血，益肾调经。

　　主治：肝气不舒所致月经不调，症见胸胁胀痛、头晕目眩、抑郁叹息、胃纳不香等。

　　方解：柴胡、玫瑰花、香附疏肝理气；当归、杭白芍、川芎共奏补血养血之效；炒白术健脾益气；丹参、月季花、益母草活血调经；淫羊藿、小茴香补肾温阳；炙甘草补脾益气，调和诸药。

　　方歌：疏肝调经妇人方，柴胡香附四物尝，
　　　　　玫瑰月季小茴香，再加仙灵补肾阳。

二十三、清带回奇汤

组成：墓头回 30g，山奇良 30g，椿根皮 15g，白鲜皮 30g，鱼腥草 60g，败酱草 30g，怀牛膝 30g，生薏苡仁 30g，苍术 15g，八月札 15g，海螵蛸 30g，白芷 10g，生甘草 10g。

功效：清热解毒，燥湿止带。

主治：妇人湿热毒邪所致黄带，可用于各类妇科炎症、宫颈癌等所致带下淋沥，色黄臭秽者。

方解：墓头回、山奇良、椿根皮、败酱草等清热解毒，燥湿止带；白鲜皮清热燥湿，止痒杀虫；鱼腥草清热解毒；苍术、怀牛膝、生薏苡仁取四妙丸之意，具有清利下焦湿热之效；八月札疏肝理气；海螵蛸温涩收敛，固精止带；生甘草调和诸药，兼具清热解毒之效。

方歌：清带回奇功效强，椿根败酱四妙藏，

　　　　鱼腥白鲜预知子，甘草白芷黄带尝。

二十四、调经种子汤

组成：淫羊藿 30g，益母草 30g，玫瑰花 10g，紫丹参 30g，川续断 30g，当归 15g，杭白芍 30g，枸杞子 30g，莳萝子 10g，紫河车 9g，炒白术 30g，乌药 10g，炙甘草 10g。

功效：补肾暖宫，调经种子。

主治：肾虚宫寒、血虚血瘀之不孕症。

方解：淫羊藿、川续断、枸杞子、紫河车、莳萝子共起温肾暖宫之效；益母草、紫丹参、当归、杭白芍养血活血，化瘀调经；玫瑰花、乌药疏肝解郁、理气活血；炒白术健脾利湿。全方共奏健脾益肾、暖宫调经之功。

方歌：调经种子淫羊藿，益母河车与归杞，

　　　　白术玫乌丹川断，芍甘莳萝调冲奇。

二十五、益肾赞育汤

组成：淫羊藿（仙灵脾）30g，枸杞子 30g，巴戟肉 30g，怀牛膝 30g，鹿角片 10g，山茱萸 10g，炙龟板 24g，菟丝子 30g，金樱子 30g，蜈蚣 1 条，怀山药 30g，泽泻 30g，炙甘草 15g。

功效：补肾益精，固精通络。

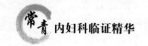

主治：肾虚精弱之不育症。

方解：淫羊藿、枸杞子、巴戟肉、怀牛膝、鹿角片、山茱萸、炙龟板、怀山药、菟丝子补肾益精、阴阳双补；金樱子固精缩尿；蜈蚣通络强阳；泽泻利水渗湿；炙甘草补脾益气、调和诸药。

方歌：益肾赞育仙灵菟，枸杞巴戟与龟鹿，

膝草蜈蚣怀山药，茱萸泽泻金樱同。

二十六、清肺祛痤汤

组成：桑白皮30g，黄芩20g，赤芍30g，连翘15g，金银花15g，枇杷叶15g，鱼腥草60g，紫花地丁30g，生地黄30g，制大黄9g，白鲜皮30g，土茯苓30g，生甘草10g。

功效：疏风清肺，清热解毒。

主治：肺经风热之痤疮。

方解：桑白皮、连翘、枇杷叶清泄肺热；制大黄借其泻下通便的作用，使热毒下泄，则肺经实热从上下焦而解；黄芩、鱼腥草、紫花地丁、土茯苓、金银花清热解毒；赤芍凉血活血；生甘草清热解毒，调和诸药。诸药合用，疏风清肺，泻火解毒。

方歌：清肺祛痤用泻白，赤芍连翘与枇杷，

地丁鱼腥白鲜皮，黄地土苓再银花。

二十七、消疳理脾汤

组成：胡黄连10g，地骨皮15g，炒白术15g，茯苓15g，炒枳壳10g，炒鸡内金15g，焦六曲15g，焦山楂15g，炒麦芽15g，太子参30g，乌梅丸10g（包煎），炙甘草10g。

功效：清热健脾，化食消积。

主治：食积日久化热伤脾之证。

方解：胡黄连、地骨皮清虚热，除疳热；炒白术、茯苓、太子参健脾补气；炒枳壳行气宽中，消痞除满；焦六曲、焦山楂、炒麦芽、炒鸡内金消食健脾；乌梅丸寒热并调，邪正兼顾，以温胃肠为主，兼清郁热；炙甘草调和诸药，补益心脾。全方化积不伤正，补益不留滞，消补共进，屡获良效。

方歌：消疳理脾地骨连，参苓白术枳壳添，

三仙鸡金消食积，甘草乌梅妙同煎。

二十八、活血理督汤

组成：葛根 30g，川芎 15g，丹参 30g，地龙 10g，川续断 30g，狗脊 30g，骨碎补 15g，红藤 60g，赤芍 30g，威灵仙 30g，杭白芍 30g，延胡索 15g，原三七 30g，炙甘草 15g。

功效：活血化瘀，补益肝肾，理督通络。

主治：肝肾不足、瘀血阻络之痹证，表现为关节疼痛、屈伸不利、肢体麻木等。

方解：葛根舒筋解痉，升举阳气而通督脉；川芎、丹参、红藤、赤芍、原三七活血化瘀；地龙性走窜，善于通络；川续断、狗脊、骨碎补补益肝肾；威灵仙通行十二经，宣通经络；杭白芍、炙甘草、延胡索缓急止痛。诸药合用，直达病灶，标本同治。

方歌：活血理督首葛根，丹参川芎与地龙，
　　　川断狗脊骨碎补，威灵二芍红藤通。

二十九、清降退蒸汤

组成：淡竹叶 15g，生地黄 30g，知母 10g，升麻 9g，蒲公英 30g，石斛 12g，人中白 10g，人中黄 10g，白茅根 30g，胡黄连 10g，桑叶 15g，赤芍 10g，生甘草 15g。

功效：清热养阴，降火退蒸。

主治：阴虚火旺之口疮。

方解：淡竹叶清泻心胃之火；生地黄、知母、石斛清热生津；蒲公英、升麻清热解毒，其中升麻为清解阳明热毒之良药；胡黄连清退虚热；人中白、人中黄清热泻火；白茅根、赤芍清热凉血；桑叶清热润燥；生甘草清热解毒，调和诸药。

方歌：清降退蒸治口疮，竹叶生地知麻桑，
　　　公英石斛白茅根，胡连赤芍甘草黄。

三十、和营退斑汤

组成：炙麻黄 10g，蝉蜕 10g，赤芍 30g，白芍 30g，徐长卿 15g，赤小豆 30g，白鲜皮 30g，丹参 30g，玫瑰花 10g，紫花地丁 30g，土茯苓 30g，生甘草 15g。

功效：疏表和营，化瘀凉血，清热解毒，利湿退斑。

主治：瘀热互结、湿毒郁表之黄褐斑。

方解：炙麻黄、蝉蜕归肺经走肌表；赤芍、白芍、丹参和营化瘀、清热凉血；白鲜皮清热、燥湿、解毒；徐长卿祛风止痛、温经通络、解毒消肿；赤小豆利水除湿、和血排脓、消肿解毒；玫瑰花疏肝解郁、活血止痛；紫花地丁清热解毒、凉血消肿；土茯苓解毒除湿；生甘草清热解毒、调和诸药。

方歌：黄褐斑用麻蝉蜕，二芍长卿白鲜皮，

丹参赤豆花相伴，土茯甘草共相依。

第五章　常青养生保健颐寿研究集萃

一、崇尚"内""难"养生精华，注重"主动养生"理念

（一）崇尚"内""难"及养生溯源

常老认为，所谓养生保健颐寿应当是在中医理论指导下，通过各种方法达到增强体质、预防疾病、延年益寿的养生保健目的。其源远流长，可追溯至《吕氏春秋·节丧》等典籍，尤其是《黄帝内经》《难经》，如"上古天真论""四气调神大论"等名篇对养生的论述更是对秦汉之前养生学说的高度概括，标志着中医养生学理论的初步形成。唐代孙思邈系统总结前贤养生理论及养生方法，对后世产生巨大影响。金元四大医家及明清时期的李梴、尤乘等众多医家也对养生学做出了不少经典的论述，均值得后世效法。

（二）注重"主动养生"理念

常老强调，人之养生，贵在"主动"，切忌被动。意即养生亦应以"治未病""未病先防"及"防患未然"入手。若已病之后，再论养生，犹如渴而穿井，不亦晚乎！所谓"主动"，意即必须注重养生的个体化（包括体质禀赋、所患疾病性质及地域气候特征等）。当在专家指导下，认真制订个体化、合理化、精准化的养生综合设计，践行科学的养生规范。所谓"主动"，意即必须持之以恒。养生保健乃百年大计，不能一蹴而就，应把行之有效的养生方法和经验长期坚持下去，只有终身坚持主动养生，才能牢牢地掌握健康和生命之树常青的主动权。

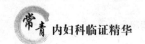

二、对中医养生学的若干创新探索

常老认为，随着世界经济持续快速发展、医学模式的转变及老龄化社会的到来，健康已成为全球的关注目标和追求热点。而以维护健康、却病延年为目标的中医养生，既适应当前疾病谱和医学模式的转变，又符合医疗卫生服务重心前移的要求，将为社会和谐及持续健康发展提供有力保障，具有重要的现实意义。

常老认为，随着现代社会的发展，提高全民养生保健的素养，应该以《黄帝内经》的中医养生理论为基础，与现代社会的市场经济及天时、地理、人文、疾病谱、知识层、世界观和传统中医专家的临床经验相融合，才能达到满意的效果。常老从医约50年，对中医养生有深入研究，并在"治未病"亚健康养生及情志养生、饮食养生、运动养生、时令养生、江南湿地养生和癌症养生等方面做出了若干创新性探索，现述要如下。

1. 治未病为养生保健核心理念

常老认为，治未病是涵盖养生保健全程的核心理念。早在《黄帝内经》就有"是故圣人不治已病治未病，不治已乱治未乱"和"上工救其萌芽"等训导。唐·孙思邈更是反复告诫医者要"消未起之患，治未病之疾，医之于无事之前"，提出人之患病有"未病、欲病、已病"之三阶梯，而"治未病"方为圣手。至明代出现了我国绍兴籍的著名大医学家张景岳，认为"祸始于微，危因于易，能预此者，谓之治未病，不能预此者，谓之治已病。知命者，其谨于微而已矣"。吾绍当今越医极为推崇景岳之言，张氏所指出的"谨于微"就是"治未病"见微知著、防患未然的关键所在。随着现代社会工作生活的节奏越来越快，亚健康人群日趋增多，治未病的养生保健、预防疾病的独特医疗方式已越来越受到人们的青睐，成为中国特色医改模式的重要内涵。常老在论述治未病的主要内容时说，一是未病先防，即通过养生，预防疾病的发生。包括心理上做到恬静开朗，避免"七情"太过或不及，及时防范外界不正常的气候和有害的致病因素，顺从四时寒暑的变化，注意饮食宜忌和科学营养。生活起居规律，节欲保精，同时配合具有补益五脏、燮理阴阳、益寿延年作用的中药方剂调理，并辅以太极拳、八段锦、五禽戏、鹤鹿拳等强身健体之法。二是既病防变，即强调早期诊断和早期治疗。当疾病发生后，必须认识疾病的原因和机理，掌握疾病由表入里，由浅入深，由简单到复杂的发展变化规律，及时采取正确治疗，以防止其传变。三是瘥后防复，即疾病愈后防止其复发并及时治愈后遗症，从而时刻掌握健康的主动权。

常老早在 1985 年就带领团队进行了中风领域治未病的创新探索，在绍兴市委老干部局的协同下，对全市老干部进行了中风病的预测、预报、预防和分型治疗，认为中风病的防范与养生，需要心情愉快、饮食清淡、适当锻炼和少食烟酒等健康的生活方式，并及时予以因人制宜，分型防治。此项活动取得了显著的临床疗效和良好反响，曾获得市政府科技进步二等奖。

2.情志养生是中医养生首要素养

情志养生就是通过控制和调节情绪以达到身心安宁、情绪愉快的养生方法。《黄帝内经》里面谈了很多养生方法，其中首要的是情志养生，在《素问·上古天真论》中提到关于情志养生的要求，如"恬淡虚无，真气从之；精神内守，病安从来""志闲而少欲，心安而不惧"。常老尊奉《黄帝内经》的摄生之旨和药王孙思邈"抑情节欲"的养生大法，并结合现代人的情志，认为要做好情志养生就必须注重以下几个方面：

（1）加强修养

平时应加强道德和思想的修养。一个人生活在世上，总会碰到一些难堪的问题，这些问题往往会使人无所适从，心烦意乱。但是只要我们拥有高尚的道德和修养，用理性的观点和科学的方法，就能使这些问题迎刃而解，从而使人心情愉快，身体健康。

（2）学会宽容

在生活和工作中，有时会碰到误解、吃亏、委屈等情况，面对这些问题，最好的选择就是学会宽容。而宽容正是一个人良好心理素质的表现，它不仅包含着理解和原谅，更能显示出气度、胸襟和力量，一个人不会宽容别人，就有可能殃及自己。

（3）心态乐观

人生要经历不同的阶段，在不同的阶段又会碰到不同的机遇，有的人得过且过，有的人事业有成，有的人叱咤风云，有的人碌碌无为……不管每个人的处境和表现如何，有一个乐观向上的心态是十分重要的。

（4）心地善良

一个人心地善良，宽厚为人，就会以善为本，乐于助人，这样就能始终保持心地坦荡、轻松愉快的心境，而且能使脏腑的功能调整到最佳的状

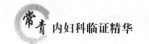

态，免疫力会大大提高，身体就能久健不衰，益寿延年。

（5）保持低调

古往今来，有许多专家、学者、书画家、政治家、企业家等，他们中有许多人，都已功成名就，业绩辉煌，但在日常生活和工作中却显得十分低调、谦虚、平易近人，着实让人尊敬和学习。低调者大都是厚德载物、淡泊名利的人，所以说低调是一剂人生健康的良药，也是一种情志养生的高远良策。

总之，如果做到了以上几个方面，就能达到情志养生的目标。真正体现孙思邈提出的"淡然无为，神气自满，以此为不死之药"的境界。

3. 饮食养生是养生保健重要基石

《黄帝内经》对饮食养生有许多经典的论述，《素问·脏气法时论》云："五谷为养，五果为助，五畜为益，五菜为充，气味合而服之，以补精益气。"《素问·五常政大论》云："谷肉果菜，食养尽之，无使过之。"现代养生学认为饮食养生是养生保健的四大基石之一，就是要根据个人体质类型，通过改变饮食方式，选择合适的食物，从而获得健康的养生方法。

常老汇通古今，对食养验方较有研究，兹将验之临床较为实用者选辑如下。

（1）抗衰老食养

人参黄芪粥：原料：人参 5g，黄芪 20g，白术 10g，粳米 80g，白糖 5g。制作：将以上原料清水浸泡 40 分钟后，放砂锅中加水烧开，再用小火慢煎成浓汁。早、晚分别煮粳米粥，加白糖趁热食用。5 日为 1 个疗程。功效：补正气，疗虚损，抗衰老。适用于五脏虚衰、久病体弱、气短自汗等症。

芝麻茯苓粉：原料：芝麻、茯苓各等量。制作：将芝麻炒熟，与茯苓混合，研成细粉。晨服 20～30g，加适量白糖。功效：补益脾肾，延年益寿，抗衰老。

（2）调理性功能食养

回春补益酒：原料：仙茅、淫羊藿、五加皮各 240g（仙茅要在浸酒前，先用米泔泡 1 日），白酒 1500mL。制作：将以上原料浸酒 1 个月，以后每日饮一小杯。功效：补肾固精，利行房事。尤适用于肾气不足而致性欲低下者饮用。

（3）减肥轻身食养

薏苡仁粥：原料：薏苡仁30g，粳米50g。制作：先将生薏苡仁洗净晒干，碾成细粉，收贮备用。取薏苡仁粉与粳米一起煮粥。每日2次。功效：健脾利湿，轻身健美。

减脂茶：原料：绿茶、山楂、荷叶等。用法：袋装茶剂，每次10g，开水冲泡或水煎代茶。功效：降脂减肥，防止冠心病。主治高脂血症、肥胖症。

（4）乌发秀发食养

乌须生发酒：原料：乌玄参90g，骨碎补150g，黄精150g，枸杞子150g，卷柏15g，米酒1500g。制作：将上药用清水洗净，隔水蒸30分钟左右，封火，然后放入瓶内，注入米酒，密封瓶口，浸泡10日即可饮用。功效：补血养颜，生毛发，乌须发，祛黑斑。适用于身体虚弱、气血不足而致头晕眼花、失眠、心悸者。

4. 运动养生是身体健康基本源泉

运动养生是通过练习中医传统保健项目的方式来维护健康、增强体质、延长寿命、延缓衰老的养生方法。运动养生是中国传统养生的重要内容，历代中医先贤对运动养生都有许多经典的理论和实践。如华佗曰："人体欲得劳动，但不当使极尔，动摇则谷气得消，血脉流通，病不得生，譬犹户枢不朽是也。"并创导了"五禽之戏"。药王孙思邈指出运动养生能使"身体悦泽，面色光辉，鬓毛润泽，耳目精明，令人食美，气力强健，百病皆去"。

常老认为，运动养生是人类顺应自然、回归自然的最佳形式，极具"主动健康"的特色，运动可使肢体矫健，气血流畅，更能加强脏器功能，促使机体平衡，达到健康长寿的目的。在具体做法上应注意以下几点：

（1）动静结合，阴阳平衡

根据中医的阴阳原理，动能生阳，静能生阴，动以养形，静以养神，而阴阳平衡才是养生之大法。所以我们在日常生活和运动中，一定要有动有静，动静结合，一般来说可以是四分动，六分静，这样的运动才能起到强身健体的作用。

（2）长期锻炼，持之以恒

古人云："人贵有志，学贵有恒。"说明人要有志向和恒心，同样运动养生也要有恒心。一般来说，最好每天运动或者走路半小时或以上，1周不少于5次锻炼。如果工作忙，不能按原定的计划进行，也可以见缝插

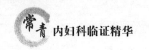

针在院内、室内、楼道内做体操、打太极，只要长期坚持，必有成效。

（3）运动有度，乐而不疲

孙思邈强调指出："养生之道，常欲小劳，但莫大疲及强所不能堪耳。"说明运动要适度，但常老认为更需快乐运动，其效果更佳。一般来说以每次锻炼后身体微微发热，出汗为宜，或以每分钟心跳增加至120~140次为宜，老人则增加至100~120次即可。并自始至终贯穿愉悦快乐。

（4）讲究方法，循序渐进

正确的运动养生应该运动量由小到大，动作由简到繁。比如打太极拳，先可练习24式简化太极拳，慢慢地再练习杨氏、陈氏等名师的拳谱，做到力所能及，循序渐进。

（5）时间安排，讲求合理

运动时间应巧妙安排，比如早上运动，特别是太阳出来后，可以到附近的公园，或绿化较好、环境幽雅的场地去做形式多样的有氧运动；饭后，特别是晚饭后半小时，可以到室外散步、跳舞和做操等。

（6）项目选择，因人而异

传统的运动养生项目有太极拳、八段锦、五禽戏等，现代的运动方式更是多种多样，如有步行、跑步、游泳、登山、做健身操等。人们要根据自身的身体条件来选择适合自己的运动，常老尊奉孙思邈的"十一常法"，即"发常梳、目常运、齿常叩、津常咽、耳常搓、面常洗、胸常挺、腹常摩、腰常撮、肛常提、脚常揉"等方法，并认为只有遵循"动而不疲，持之以恒"的运动养生原则，才能达到强身健体、延年益寿的目的。

5. 相关季节养生特色举要

（1）冬病夏治

夏季"三伏天"是全年气温最高，阳气最旺的时节，对一些每逢冬季发作的慢性病，如慢性支气管炎、支气管哮喘、泄泻、痹证等疾病是最佳的防治时机。中医根据"因时制宜"的方针，内治、外治相结合，趁机补充及鼓动阳气，驱邪外出的方法，称为冬病夏治。

在治疗上，内服药应以补肾温阳为主，如金匮肾气丸、右归丸、附子理中丸等，外用"三伏贴"可到医院去贴敷。

（2）冬令进补及膏方

常老认为，冬季进补是我国历史悠久的民间习俗之一，也是中医学治未病的重要内涵，中医学认为"万物皆生于春，长于夏，收于秋，藏于冬，人亦应之"。冬三月"生机潜伏，阳气内藏"应讲究"养藏之道"。就是说冬季是一年四季中保养、积蓄的最佳时机。冬天人体脾胃运化转旺，此时进补能起到事半功倍的作用，冬季进补得法能增强体质，提高抗病能力。近几年来，冬令进补的膏方较为盛行，常老在《中医特色介绍》一书中论述说，膏方是依据辨证论治开具的中药方将药物多次煎煮和浓缩，加入阿胶、龟甲胶等辅料，收膏而成的一种内服膏剂。膏方的药物浓度高，体积小，药性稳定，容易贮存，便于长期服用，膏方不仅可以防病治病，还可以保健强身，一般每年立冬至次年立春前均可服用。因此，膏方可谓冬令进补的最佳方法之一。

现以常老补养气血的膏方举例。组成：绵黄芪150g，潞党参150g，炒白术150g，云茯苓180g，熟地黄150g，白芍150g，全当归150g，大川芎100g，炙甘草150g，大红枣200g，淫羊藿150g，怀山药150g，酸枣仁150g，枸杞子150g，广陈皮90g，广木香30g，怀牛膝150g，原三七60g，仙鹤草90g，阿胶250g，冰糖250g。制成膏方。适应证：神疲乏力，面色苍白，头晕目眩，夜寐不安，食欲减退，大便干燥，心悸心慌，平素容易感冒，在妇女可见到月经延期，经量减少，舌苔薄白，舌质淡红，舌质边缘有明显齿痕，脉象细软无力等。

三、从气候地域特征提出江南中医养生特质

常老认为，养生也应因地制宜。吾越绍兴是我国著名的江南水乡湿地，地处长江三角洲南翼，处于中、北亚热带季风气候过渡地带，四季分明，雨量充沛，日照丰富，湿润温和，夏季梅雨季节明显，氤氲潮湿。针对绍地独特的气候特征，常老在继承前人"天人相应""三因制宜"等养生法则的基础上，结合多年在绍兴工作的临床实际，提出了富有江南绍兴气候地域特色的中医养生方法。

1. 四季分明，应时养生

《素问·宝命全形论》曰："人以天地之气生，四时之法成。"人乃万物之灵，由天地之气交感变化而生。又如《道德经》曰："人法地，地法天，天法道，道法自然。"这种"天人相应观"说明人与自然有着共同的规律，人类时刻受自然法则的支配和制约。

绍地气候四季分明，依据"天人相应观"，中医养生应遵循四季更迭的法则，与天地之阴阳保持协调平衡，能动地调整机体，以适应自然环境

的变化，达到人体内外环境和谐统一。《素问·四气调神大论》中早已具体指导后人四季养生的方法，曰："春三月，夜卧早起，广步于庭，被发缓形，以使志生；夏三月，夜卧早起，无厌于日，使志勿怒；秋三月，早卧早起，使志安宁，收敛神气，无外其志；冬三月，早卧晚起，必待日光，使志若伏若匿。"若违逆之，则病变丛生，如曰："逆春气，则少阳不生，肝气内变。逆夏气，则太阳不长，心气内洞。逆秋气，则太阴不收，肺气焦满。逆冬气，则少阴不藏，肾气独沉。"

《周易·系辞》曰："天地氤氲，万物化生。"自然万物同人类俱由天地化生，四季更替，同样受到自然规律的制约。因此我们不仅要依据季节变化而转变作息规律，更应按照四季的变换而调整饮食品种与结构。在食物的选择上，应食用当令的时蔬鲜果，尽量避免食用反季节果蔬。因为反季节果蔬的生长违反了它应有的自然时间规律，所承受的是非正常生长所需的天地之气，食入人体，与人体的相互感应可能存在问题。近来也有研究指出部分反季节水果过多摄入在女童性早熟发病中可能起促进作用。

2. 夏多湿热，避之有法

绍地夏季多湿，梅雨绵绵，氤氲潮湿，导致湿热患者众多，诸症如头身困重，皮肤瘙痒，肢体浮肿，身热起伏，汗出热不解，脘腹痞满，纳呆厌食，恶心呕吐，厌食油腻，口苦口黏，舌红苔腻，脉濡数。因其总由湿、热相合为病，养生当避此二邪，正如《素问·上古天真论》曰："虚邪贼风，避之有时。"避免外感湿热之邪及减少内生湿热，无内外合邪之忧，方为养生之道。

（1）起居作息

使用空调温度不宜过低，因"寒主收引"，室温太低易致毛孔紧闭，邪气闭阻不得外泄，致"空调病"发生率明显增加。尽量早晚外出，因中午前后湿热最盛，易急性致病，伤津耗气，脱水中暑。

（2）饮食保养

饮食宜温，切忌寒凉。夏季高温，防暑降温冷饮琳琅满目，人却不知冷饮乃夏季患病之"头号杀手"。早在《素问·四气调神大论》就指出："春夏养阳，秋冬养阴，以从其根，故与万物沉浮于生长之门。逆其根，则伐其本，坏其真矣。"春夏阳长阴消，顺应阳长的趋势养阳，效果就会比其余时节要好；秋冬阴长阳消，顺应阴长的趋势养阴，效果也会比其余时节更佳。夏季原本是充养阳气的时节，若经常大量进食冷饮，不但阳气充养受阻，更会为多种疾病埋下种子，因"逆其根，则伐其本，坏其真矣"。多食冷饮，寒邪内盛，阳气郁闭，湿热之邪不能从外而解，久则更致阳气内衰，同时寒湿内蕴，夹之外感湿热，内外合邪，疾病丛生。因此，饮食宜温和，湿热患者宜多食冬瓜、丝瓜、葫芦等利水渗湿之品，忌牛奶、冰饮、鸡蛋、桂圆等甜腻火热之品。

（3）运动养生

以有氧运动为主，太极拳、八段锦等锻炼形式均宜。运动时间也以早晚为恰，减少外感湿热的机会。

（4）情志调节

切忌抑郁动怒，因肝郁克脾，脾失健运，湿浊内蕴，郁怒生火，火热内积，与湿浊互结，湿热内生。

（5）中医调养

湿热病情较重者，宜在医师指导下服用三仁汤、连朴饮等清热祛暑利湿中药汤剂。

综上所述，绍地之中医养生当应时而变，夏避湿热，冬御严寒，此为一般法则。然中医核心为辨证论治，辨体养生，个人因先天禀赋、后天调养等各种因素的影响而形成不同的体质，具体指导养生时当在一般法则的基础上，依据个人体质的不同，制订个性化方案方最妥帖。

四、癌症患者的养生康复要点

常老尤其对癌症患者的养生康复做了系统的研究。

（一）对抗癌领域养生保健康复的研究

中医学治疗肿瘤，大体而论，有拮抗肿瘤和扶助正气两方面，其着眼点是患者整体。

拮抗肿瘤的中药中"以毒攻毒"之品或软坚散结攻瘤药物，对机体有一定的损害。但有此证，用此药，若已出现机体衰弱的表现时，则攻癌的药物必然慎用、少用，或攻补兼施，可以显著减少此类中药对脾胃功能的负面影响。

近年来，在中医养生保健思想的指导下，采用扶正培本的法则治疗肿瘤已日益受到人们的重视，从"扶正祛邪"和"脾为后天之本"的理论着手，增强消化机能和免疫功能，这不仅可以提高治疗肿瘤的效果，还可有

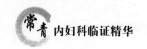

效地减轻放、化疗的毒副作用。因此，中医中药若与现代医学的手术、放疗、化疗相结合，双管齐下，相辅相成，可有效地延长患者的生存期。目前中医又应用食疗这一方法来改善肿瘤患者营养状况，更具有拓宽思路、保障营养的特色，有利于患者营养状况的恢复和健壮。

（二）抗癌食物

1. 香菇、猴头菇、黑木耳、银耳等菇菌类食物，能不同程度地提高机体免疫力，促进淋巴细胞转化，促进抗体生成，预防和治疗肿瘤均有积极作用。

香菇：性平，味甘，有养胃益气之功效。能诱导体机干扰素的产生，干扰病毒及肿瘤细胞蛋白质的合成，抑制肿瘤细胞、病毒的生长，可用于肿瘤的预防和辅助治疗。

猴头菇：味甘，性平，有扶正补虚、健脾养胃、增进食欲的功效。猴头菇浸出液含有干扰素诱导剂，能大大增强对肿瘤的抵抗能力，被称为天然抗癌良药。

黑木耳：性平，味甘，有益气生肌、滋阴生津、活血抗癌的功效。能显著地提高人体免疫功能。

银耳：性平，味甘，具有滋阴润肺、养胃生津的功效。银耳中含有粗纤维，对稀释肠内残留物及潜在致癌物、缩短粪便通过肠道的时间、抑制肠癌发病有一定的功效。

2. 海参、海带、紫菜、乌龟、甲鱼等水生生物有软坚散结之功效，确有抗癌功能。

海参：具有补肾益精、壮阳疗痿的功效，能增强免疫功能。应用海参治疗肿瘤，可使瘤体缩小，体质改善，对皮肤癌有较好的效果。特别适宜肿瘤虚证者的滋补和扶正治疗。

海带：性寒，味咸，有软坚散结、利水泻火的功效。可用于甲状腺肿瘤、乳腺癌、食道癌、胃癌、肠癌的食疗。

紫菜：性寒，味甘、咸。蛋白质含量很高，还富含维生素 A、维生素 B，能使人体内的各种酶出色地发挥作用。近年研究发现，其有不同程度的抑制突变作用，对人类的癌变有预防作用。

乌龟、甲鱼：具有活血软坚、抑癌散结之功效。肿瘤患者可用甲鱼、乌龟做成美味膳食进行调养和辅助治疗。

3.一些蔬菜如扁豆、芋芳、丝瓜、胡萝卜、莴笋、百合，水果如乌梅、猕猴桃、无花果，一些滋补品蜂皇浆、人参等，以及茶叶，也都具有抗癌作用。

猕猴桃：性寒，味甘酸，含维生素C、葡萄糖和果糖、蛋白质、多种氨基酸，具有生津止渴、解热通淋的功效。其所含的物质不仅能满足机体营养需要，还可防止亚硝酸盐等致癌物质产生，有预防消化道肿瘤的作用。

无花果：性平，味甘，具有健胃清肠、消肿解毒的功效。对食道癌、胃癌、膀胱癌等有预防和治疗作用。

蜂皇浆：性平，味甘酸，有滋补强身、健脾益肝之功效，并具有良好的抗癌作用。服用后可增加食欲，使睡眠好转，对放疗和化疗后的不良反应有明显的减轻作用。

茶叶：味甘，微苦，具有益思、悦志、祛疲劳功能，还有明目、助消化、除口臭、解毒消暑之功效。经研究显示饮茶是预防肝癌及其他消化道肿瘤的重要因素。

（三）癌症患者的饮食养生原则

肿瘤患者如何进行科学食养？肿瘤患者的饮食原则是应进食满足人体所需要的足够营养素，增强机体的免疫力，以支持抗肿瘤的治疗。其选择和调配也要因人因时因病而异。也就是要饮用有益相宜的食品，禁忌有害和加重病情的食品。

1. 适宜肿瘤患者的饮食

肿瘤患者宜食富含易于消化吸收的蛋白质食物，如鱼、蛋类、禽类及豆制品类食物等，以弥补肿瘤细胞引起的损耗，修复正常组织。肿瘤患者宜食含维生素C、维生素A、维生素E、维生素B的新鲜蔬菜、水果和动物肝脏。

肿瘤患者的饮食在烹饪上要调剂饮食花样，注意色、香、味、形，以引起食欲。烹饪方式以煮、蒸为主，宜清淡，不宜烧烤煎炸。

肿瘤初期患者症状较轻，此时的饮食一般可如常，有广泛转移或有较大肿瘤的晚期患者，就不能给予太多的热量，需要较严格注意其饮食宜忌。

老年肿瘤患者大多体质虚弱，可在正常进食的同时佐以少量的山楂、萝卜等消导性食品，以助消化。

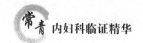

2.肿瘤患者的饮食禁忌

中医把不相宜的食品谓之"禁口",这是历代医学家长期积累的经验,在《灵枢·五味》中就提出了"肝病忌辛,心病忌咸,脾病忌酸,肾病忌甘,肺病忌苦"的食忌原则。故认为鸡头、猪头、虾、蟹、酸辣、烟酒之类及一切霉变、腌腊、污染不洁之品均在所忌之列,其中胃、肠、食道肿瘤患者更应少吃或不吃巧克力、炼乳、奶制品及大豆、霉豆等,乳腺癌与结肠癌患者要控制动物脂肪的摄入量,当以生态植物油为主。

(四)癌症患者不同治疗阶段的饮食养生

1. 患者手术后的饮食

肿瘤患者经过手术治疗后,对营养的需求要高于平时。中医学认为,手术治疗耗伤气血,组织器官创伤又可能影响机体的神经和内分泌功能,所以手术后常表现为气血亏损或气阴两伤,脾胃不振,既有营养缺乏又有机体功能障碍之表现。

由于肿瘤患者手术的部位和方式不同,手术后可出现不同的表现,食养也可按其症状对症调养。

(1)冬虫夏草鸭:老鸭1只,黄芪30g,冬虫夏草10g。

功效:补中益气,滋阴生血。适宜肿瘤术后气弱血虚,创口难以愈合者食用。

用法用量:将鸭子宰杀后去肠脏及膏油,将黄芪、冬虫夏草放于腹部,用竹签缝合,加水适量炖至鸭熟烂,加盐调味,去竹签及黄芪,食冬虫夏草、鸭肉、饮汤,或佐膳。

(2)黄芪鱼片粥:黄芪150g,薏苡仁150g,鱼(青鱼)150g,大米250g。

功效:补中益气,健脾和胃。适宜肿瘤术后体虚者食用。

用法用量:黄芪、薏苡仁煮水,取此水煮大米成粥,粥熟后将已切成薄片之鱼放入,加姜丝、葱丝、味精、盐,再煮开即成。

2. 患者放疗后的饮食

放射治疗(简称放疗)是通过射线的能量作用于生物体,引起被照射机体部位的细胞结构及细胞活性的改变,甚至把细胞杀死。但是放疗结果还是会不同程度地影响人体。

经过放疗后的患者常出现诸如口干烦躁、舌红光剥、脉弦细数等表现,在饮食调理上要注意多吃滋润清淡、甘寒生津的食物，一般患者可食芦笋、鲜藕、莲子、西瓜、绿豆、香菇、银耳等食品。放疗患者饮食还应注意忌服辛辣、香燥食物，忌烟酒、炒货。

对放疗中出现的以下几种反应，也可适当配合饮食疗法，减轻和防止这些反应的产生。

（1）全身反应

大面积照射，全身反应较大，主要表现为恶心、厌食、呕吐、头痛和全身疲乏无力等。

在饮食调理上，要注意多吃健脾和胃、滋润清淡、甘寒生津的食物。同时可用"健胃二芽汤"，即：麦芽、谷芽各30g，加水一大碗，共煮半小时，代茶饮，并可再冲开水2～3次，继饮，有消食、和中、下气的作用。也可用山药30g，白扁豆30g，鸡内金10g，大米100～150g，加水煮粥，作早餐服用。

（2）血象反应

血象反应与照射范围的大小、脾或骨髓照射与否、放疗前和放疗中是否应用了化疗药物等有关。

饮食宜选用具有补气养血作用的大枣、龙眼肉、花生、芦笋、香菇、菠菜、猪肝、鸭肉等。

（3）局部反应

头颈部癌肿如鼻咽癌、上颌窦癌、口咽部癌、腮腺混合瘤、喉癌等常以放疗为主，放疗后常引起头晕目眩、失眠等症状，放射影响到口腔的唾液腺，患者觉得咽干舌燥，津液缺乏，这些患者应选用含有水分较多的滋阴生津之品，如梨、橘子、苹果、苦瓜、蜂蜜、茭白、白菜、鲫鱼等，还可选用滋阴健脑、益智安神之品，如核桃、栗子、花生、桑椹、红枣、海带、猪脑等。

子宫颈癌、直肠癌、前列腺癌、睾丸肿瘤及盆腔内肿瘤患者在放疗时，会产生尿频、尿急、尿痛，严重时出现血尿。这些患者需多饮水，多吃蔬菜。平时多食具有清热利尿作用的食物，同时可用芦根30g煎汤取汁；薏苡仁30g，绿豆30g，文火煮烂，加糖适量食用。则有清热解毒、健脾渗湿利水之功。

直肠癌、结肠癌或盆腔肿瘤、子宫颈癌在放疗时，有的患者会出现放射性直肠炎的表现，大便次数增多，黏液便，有"里急后重"的感觉。这些患者饮食宜选用凉性的具有收敛作用的食物，可取白果20个煮熟去壳，

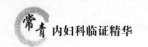

荠菜常规制备后切成末，将白果与荠菜在锅中同炒，加糖及盐。白果补益收敛，但不可生吃、多吃。

3. 患者化疗后的饮食

患者化疗期间，化疗药物对于患者的正常组织细胞也表现出和对于肿瘤细胞一样的毒性作用。可出现一系列不良反应。

（1）胃肠道反应

常老提出的"难病取中"法是其重要的学术思想之一，故增加食欲是对化疗患者饮食调理的首要环节。化疗可引起舌味觉的改变或消失，还常因患者精神抑郁、焦虑而由此形成恶性循环，故应让精神负担重的患者树立起战胜疾病的信心，饮食方面选用既具有营养又能提高食欲的食物，如新鲜肉汁、鲫鱼鲜汤以激发患者的味觉和食欲，给予患者平素喜食之物，采用少量多餐的方式，在提高食欲的基础上再予以具有营养易于消化之食物。如番茄含有一种抗癌、抗衰老的物质——谷胱甘肽，可使体内某些细胞推迟衰老及使癌病率下降。金瓜和猕猴桃延缓晚期肿瘤发展。薏苡仁对肿瘤细胞有阻止成长及损害作用。芦笋能减轻化疗药物的不良反应，被誉为防治肿瘤的核武器。多数化疗药物可引起程度不等、类型不同的消化道反应，引起频繁的腹泻，甚至血性腹泻，所以患者化疗时宜吃易消化、少油腻的清淡食物。中医药对防治消化道反应有较好的疗效，可用"健胃二芽汤"。另外，还可将萝卜子30g炒熟后研末，再加大米、水同煮成粥，也可起到消导开胃的作用。

（2）骨髓抑制

抗癌化疗药物能引起造血系统功能的抑制，可以通过适当的饮食调节，加快其功能恢复。

大枣不仅是健脾和胃、补益气血之品，而且有不同程度的抗癌作用，化疗后如出现以白细胞下降为主者，可用大枣10枚，薏苡仁60g，赤小豆30g煮粥食用。以红细胞及血色素下降为主者，可用大枣10枚，龙眼肉15g，枸杞子15g，加入60g糯米中煮粥食用。以血小板下降为主者，可用大枣10枚，加入赤小豆30g，花生米（带衣）30g，薏苡仁30g煮食。

（3）心脏损害

化疗药物对儿童的心脏损害主要表现为急性心力衰竭，对成年人则多表现为低血压和心脏灌注不足综合征。

在化疗时可配合服用生脉饮，适当予以保护心脏的食物，以防治化疗药物引起的心脏损害。桂花莲心粥具有滋阴安神、健脾宁心的功效，对夜寐不好、心悸、失眠、多汗者尤为适宜。可先将莲心 50g 煮至半烂备用，糯米 250g 煮粥，将熟时加入莲心，再共煮至熟。食时加入白糖或冰糖，再加桂花。

（4）脱发

脱发也是在化疗过程中常见的毒性反应。

化疗时配合补气养血、滋补肝肾的中药，有保护皮肤、毛发的作用。可将黑芝麻 25g 捣碎，大米随食量而定，煮烂成粥，经常佐餐食用有一定效果。黑芝麻、何首乌各 15g 水煎服，每日 1 剂效果更佳。

（五）癌症患者的心理养生

癌症患者在意识到或知道癌症的可能时，在心身上会产生各种不同的症状，并影响到病程的进展。其良好的心理治疗对延长患者生存期有积极意义。

我们在恰当的时期，耐心地与患者做公开的诚挚的交谈，减少患者的恐惧、猜疑、悲伤、惋惜、孤独等，指出战胜疾病的有利因素，振奋起患者与疾病作斗争的信心，保持乐观的态度、安定的情绪、平稳的心境，这样就有利于疾病向好的方向发展。

附1：常青养生保健防癌抗衰食疗歌诀

德艺济世善为本，奉献经验惠世人；上工治病重整体，辨证施治又药膳；
立体综治巧攻补，证型药食有验诀；气血两亏舌脉虚，参枣杞胶加瘦肉；
如现低热气阴耗，木耳洋参石斛找；若见肺肾阴已亏，太子地贝与虫草；
他如脾胃中虚寒，四君龙眼加姜枣；再论肿瘤当预防，确诊多晚已非早；
攻补进退不唯病，微逆甚从当重命；强调百病重胃气，扶中防败莫轻貌；
火毒气郁痰浊瘀，致癌致变是根苗；助火发物霉变品，切忌入口当记牢；
清淡微维求营养，肾强脾悦免疫高；生梨饭后化痰好，苹果消食营卫调；
木耳抗癌素中荤，黄瓜降脂有成效；紫茄祛风通脉络，莲藕除烦解酒妙；
海带含碘消瘀结，香菇激酶肿瘤消；胡椒驱寒又除湿，葱辣姜汤愈感冒；
芩连可抑肠中炎，米仁常吃癌患少；鱼虾猪蹄补乳汁，猪牛羊肝明目好；
盐醋防毒能消炎，韭菜补肾暖膝腰；花生调醇亦营卫，瓜豆消肿又利尿；
柑橘消食化痰液，抑癌蛇草猕猴桃；香蕉含钾解胃火，禽蛋益智营养高；

萝卜化痰消胀气,芹菜能降血压高;生津安生五味梅,乌发何首芝核桃;
番茄补血驻容颜,健胃补脾食红枣;白菜利尿花排毒,蘑菇抑制癌细胞;
蜂蜜润燥又益寿,葡萄悦色令年少;诸君若询颐寿诀,食疗验诀当记好。
养生虽说博大深,适宜合理法度顺;提纲挈领概八法,宁静安和德为先;
仁寿德养是境界,三忍三戒四时颜;节精保肾求适度,五节养脏雅宜真;
食早食缓七八饱,膏粱厚味绝对少;药膳太极八段锦,动静乐寿乃至要。

附2:常氏实用改良型养生康复适宜拳

1. 拳意主旨

养生之道,要在动静乐寿,贵在运气守丹,坚持有恒、寒暑不辍、乐
贯始终。尤其需以意领气、呼吸深匀、吐纳有章、动静兼蓄,从而达到天
人合一的养生益寿目的。

2. 拳种简介

（1）文武鹤鹿拳

起势,双手托天,观音合掌,上翻抬阳,下翻潜阴,野马分鬃,左抓手、
右前戳、右踢脚,右出拳、左出拳,防卫捞月冲天,反手阳出手,反手戳
拳踢腿,马步冲地,左冲拳,右冲拳,转身捞月,前挺胸,右搓手　翻身
右踢腿、鹤立右推手,转身左右开弓,击腿马步靠,独立金鸡、左右推手,
转身踢腿右推手、左右上伸掌,观音抱拳,天地合一,收势。

（2）吐纳八段锦

起势,第一式两手托天理三焦,第二式左右开弓似射雕,第三式调理
脾胃须单举,第四式五劳七伤往后瞧,第五式摇头摆尾去心火,第六式两
手攀足固腰肾,第七式攒拳怒目增气力,第八式背后七颠百病消,收势。

（3）形意太极拳

起势,野马分鬃,白鹤亮翅,搂膝拗步,手挥琵琶,倒卷肱,左揽雀
尾,右揽雀尾,单鞭,云手,单鞭,高探马,右蹬脚,双峰贯耳,左蹬脚,
左下势,左独立,右下势,右独立,玉女穿梭,海底针,伸通臂,进步搬
拦捶,如封如闭,收势。

第六章　常青名医工作室学术团队 论文选萃

常青教授用化瘀法治疗崩漏经验介绍

童舜华

指导：常青

妇女不规则阴道出血，出血量多，势急者为崩，又称崩中；出血量少，淋沥不净者为漏，又称经漏。崩与漏互为因果，相互转化，可发生于妇女各年龄阶段，尤以青春期和更年期妇女为多见。传统认识上，凡妇科经、带、胎、产、杂病所出现的阴道下血症，以及多种妇科疾病（如功能性子宫出血、女性生殖器官炎症、肿瘤等）出现阴道出血的共有症状，都归属崩漏疾病范畴。也有学者认为崩漏是月经的期、量严重紊乱的一类月经疾病，相当于现代医学的功能失调性子宫出血病，是妇科的急症难症重症之一。一般青春期和更年期崩漏，其临床表现类似西医的无排卵性功血。育龄期崩漏的临床表现类似西医的有排卵性功血。对于崩漏的治疗，全国名老中医药专家常青教授在强调辨证论治的同时，重视化瘀止血法的运用，反对见血止血。其常用化瘀止血法为：①培补脾肾，清泄瘀热法；②益气养阴，和营化瘀法；③清化固冲，和营消瘀法。

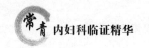

一、培补脾肾，清泄瘀热法

常青教授认为，崩漏为病，其主要发病机理当责脏腑气血功能失调，常气血同病，心、肝、脾、肾多脏受累，并以肾亏、脾虚、血热、血瘀为其主要病机，尤其以脾肾虚亏，冲任损伤，不能制约经血，而致非时妄行，为崩漏诸症之本。因此对于崩漏，治法当以培补脾肾为主，兼以清泄瘀热，以冀气血平和，冲任得固。临床权变可分别采用塞流、澄源、复旧等法，由于病机错杂，塞流、澄源、复旧也常相兼施用。因此常青教授治疗崩漏重视调补肝脾肾以培其本，清热宁络、化瘀止血以治其标。

对于脾肾亏虚、血热夹瘀引起之崩漏，症见：崩漏量多势急或淋沥不净，色红质稠，或有紫红色血块，伴见腰酸如堕，心烦少寐，舌红苔黄，脉细数等症。常青教授习用自拟固冲止崩汤治疗。

固冲止崩汤组成：炙黄芪 30g，熟地黄炭 30g，墨旱莲 30g，炒白芍 30g，炒杜仲 30g，地榆炭 30g，炒黄芩 20g，菟丝子 30g，益母草 15g，三七 30g，红枣 18g。功效：益肾固冲，清热宁络，化瘀止崩。方中重用炙黄芪补中益气摄血，墨旱莲、炒杜仲补肝肾固经血，三味配合，养肝补脾益肾，培其根本而复旧；炒白芍、熟地黄炭养血敛阴，炒黄芩、地榆炭清热宁络，凉血止崩，塞流而兼澄源；益母草、三七化瘀止血而无留瘀之弊。诸药合用，标本兼顾，蕴热清，瘀滞化，络脉柔，则血自归经；肾气充，肝脾调，冲任固，则崩漏自愈。临床加减：出血量多，加用棕榈炭、焦栀子；热象偏盛则加生地黄，并重用黄芩；夹瘀明显而小腹疼痛，加用蒲黄炭、五灵脂；阴虚营亏，舌红少苔，脉细数者，加地骨皮、炙龟板等。

病案举例：鲁某，女，32 岁，2009 年 3 月 22 日初诊。漏下半个月，色红质稠，腰酸乏力。舌黯红偏紫，脉沉细数。西医诊断为子宫功能性出血，中医诊断为崩漏，辨证为脾肾两虚，瘀热郁阻。治宜健脾统血、益肾固冲、清热消瘀。处方：炙黄芪 30g，焦白术 30g，生晒参 9g，白茯苓 30g，生甘草 10g，炒川续断 30g，炙龟板 24g，知母 10g，墨旱莲 30g，地骨皮 30g，大蓟、小蓟各 30g，益母草 10g。本案患者漏下半个月未止，伴有腰酸乏力，为肾虚脾弱，统藏失司；漏下色红质稠，舌黯红偏紫，脉沉细数，为阴虚血热兼瘀。经固冲止崩汤加减治疗 1 周，崩漏止，复以培补脾肾法善后巩固。

二、益气养阴，和营化瘀法

正如唐宗海《血证论》所言："不补血而去瘀，瘀又安能尽去哉？"崩漏的发生与肝、脾、肾三脏功能失调密切相关，其病本在脾肾亏虚，病位在冲任胞络，变动在气血阴阳。虚者多因脾虚、肾虚，多以脾肾两虚为主，气阴不足为多见。离经之血，即为瘀血，崩漏日久，必有瘀血，故崩漏日久，必兼化瘀。

对于脾肾两虚、气阴不足，兼瘀阻之崩漏，通常症见：漏下势缓，绵绵不绝，色泽黯淡，或夹黑色小血块，伴见腰酸头昏，神疲乏力，舌淡红或偏红，苔薄白偏干或薄黄，脉细虚等。常青教授常用益气养阴、和营化瘀法治疗。

益气养阴、和营化瘀法常用方药为：生晒参 9 ~ 30g，鲜石斛 12 ~ 30g，地骨皮 30g，炒黄芩 20g，焦白术 30g，怀山药 30g，炒杜仲 30g，金狗脊 30g，怀牛膝 15g，生甘草 10g，地锦草 30g，白头翁 30g。功效：益气养阴，和营化瘀。方中用生晒参、鲜石斛、焦白术、怀山药、生甘草、炒杜仲、金狗脊、怀牛膝益气养阴，培补脾肾，复其统藏之职，地骨皮、怀牛膝、炒黄芩、地锦草、白头翁益肾坚阴，化瘀止血，塞流澄源。临床运用时，若出血量多，酌加棕榈炭、血余炭。瘀去则络宁，因瘀致崩漏者，固然当以逐瘀为首务，若脉症虽无瘀象，而崩漏日久，气阴亏损，或屡用固摄止血法无效，即当参用化瘀一法，也常以此法加减治疗。

病案举例：尹某，女，56 岁，2009 年 6 月 14 日初诊。绝经后 1 年余，反复漏下 3 个月，漏下色黯有块，腰酸乏力，苔薄白，舌黯红而干，脉沉细弦。西医诊断为子宫功能性出血，中医诊断为崩漏，辨证为气阴两虚，瘀阻冲任。投上方 7 剂，漏下渐减，10 剂而止，调治而愈。处方益气养阴，固崩止漏，勿忘化瘀，妙用怀牛膝一味，既取其补益肝肾，又倚其导残瘀下行外出，并非见虚即补，见血止血，收效良好。

三、清化固冲，和营消瘀法

生殖器官的炎症是引起月经异常的常见原因之一。女性生殖器官对外界半开放，有可能受到来自外界各种致病因素的侵扰。当妇女体质薄弱，或生育太过，或人流多次，以致冲任损伤，或因七情所伤，如焦虑、紧张，或劳累太过等，均可使自身防御功能下降，正气不足，各种致病因素就可能乘虚而入；发生生殖器官感染，导致各种妇科炎症的产生，使局部血管变得脆弱，行经时出血不易凝止，引起经量增多和经期延长，从中医病机分析，主要与脾肾不足、湿热下注、瘀热互结有关，以脾肾不足为本，湿热瘀结为标，治疗常需标本兼顾。

脾肾不足、湿热瘀结之崩漏，症见：月经量多或愆期，经色深红或黯紫，或经血带有异味，常伴下腹部或腰部疼痛，平时黄带、赤带淋沥，气味秽臭，或有尿频、尿急、尿痛，舌红或黯红，苔根黄腻等。常青教授常用清化固冲、和营消瘀法治疗。

清化固冲、和营消瘀法常用方药为：生晒参30g，焦白术30g，白茯苓30g，甜苁蓉30g，炒川续断30g，白花蛇舌草30g，生薏苡仁60g，炒黄芩20g，土茯苓30g，仙鹤草30g，益母草30g，小蓟炭30g，藕节炭30g，焦三仙（焦麦芽、焦山楂、焦神曲）各15g，生甘草10g。功效：补脾益肾，清化固冲，和营消瘀。方中用生晒参、焦白术、白茯苓、甜苁蓉、炒川续断、焦三仙、生甘草、仙鹤草、小蓟炭、藕节炭补脾益肾，扶正固本，白花蛇舌草、生薏苡仁、炒黄芩、土茯苓、益母草清热化浊，和营消瘀。临床加减：大便溏薄，甜苁蓉易为地锦草；出血量多，酌加地榆炭；腹痛明显，加川楝子。

病案举例：屈某，女，30岁，2009年1月21日初诊。月经过多5天，经色黑，夹有黄带淋沥，腰腹疼痛，舌胖印齿，苔白腻，脉沉细。西医诊断为慢性盆腔炎，中医诊断为崩漏，辨证为脾肾两虚，湿热瘀阻。治宜健脾益肾，清热化浊，消瘀固冲。用上方调治半个月，崩漏、带下均愈，再守前法出入，巩固近1个月。本案患者多次生育，肾气亏损，月经过多，舌胖印齿，脉沉细，知其脾肾亏虚，统藏失司；黄带淋沥，苔白腻，为湿热下注；经色黑，腰腹痛，为兼有瘀阻。常青教授用上方补脾益肾，清化固冲，消补并施，经带并治，标本兼顾，对妇科炎症而致月经异常的治疗颇有启发。

（本文发表于2009年《中华中医药杂志》）

常青教授治疗胃癌前病变及中晚期胃癌的诊疗特色探析

童舜华

指导：常青

一、综述

常青教授从事中医临床及教学工作约 50 年，德艺双馨，思维灵动，思考缜密，医术精湛，声名远播。善于衷中参西，主张辨证与辨病结合，擅长以专方结合辨证与辨病治疗癌瘤顽疾。对内科杂病及妇科疾病之诊治常有独到之处。自拟胃未分化腺癌方治疗阴伤热炽、正衰毒壅型胃未分化腺癌，被载入《中华名医名方薪传》。著有《实用中风防治手册》，具有较高的文献价值和临床指导意义。

常青教授具有深厚的中医理论基础和耽嗜典籍的学术修养，其学术渊源遥承张仲景，发遑古义，融会新知，善于以经方发挥，治疗内科杂症。例如对于"心衰"，常青教授通过对经方的研究，结合临床实践与脏腑理论的互参印证，认为"心衰"的产生莫不由于气衰、阳遏、血瘀、水阻所致，故一般传统多投参附、四逆、真武及炙甘草汤之辈，此皆经方之属也，若能方证对应，亦多能获效，但该症病情复杂，病势急重，临床变化多端，若要应对临床上"心衰"的复杂病机和多变的夹杂证，则必须有所创新，故师经方之成法，参现代之药理研究，并结合个人实践经验，以自拟"二根双参汤"治疗"心衰"，每多应手。"二根双参汤"由万年青根 12g、老茶树根 24g、丹参 24g、党参 24g、桂枝 15g、炒白芍 15g、泽泻 30g、瓜蒌皮 24g、薤白头 10g、炙甘草 15g 组成，诸药合力，通其阳，壮其气，化其瘀，利其水，从而从不同环节打破"心衰"之恶性病理循环，着力于建立新的良性循环，以冀正复邪除，气血通畅而起"心衰"之沉疴。

常青教授对各家学说颇有研究，尤其对张景岳学术思想和绍派伤寒的研究较深，并在实践中不断继承和创新。例如对于肿瘤的治疗，常青教授强调以张景岳重阳养阳的学术思想指导肿瘤患者带瘤生存的实现。张景岳通过对《黄帝内经》和《周易》的深入研究，在《类经附翼·大宝论》中强调"天之大宝，只此一丸红日，人之大宝，只此一息真阳"。在天"凡万物之生由乎阳，万物之死亦由乎阳，非阳能生死物也，阳来则生，阳去则死矣"；在人"凡通体之温者，阳气也；一生之活者，阳气也；五官五脏之神明者，阳气也"，"得阳则生，失阳则死"。故人之性命系于阳气，"难得而易失者惟此阳气，即失而难复者亦惟此阳气"，强调凡人"阳常不足"，"阳惟畏其衰，阴惟畏其盛"。肿瘤多发于中老年人，这与人体阳气亏损，卫护功能下降，气、血、津、液运行能力减退有着重要关系，而手术耗气伤血、化疗副作用损耗脾肾之阳等更为明显。常青教授认为，肿瘤患者形体之衰虽然以阴气的亏虚为主要表现，但是"阴以阳为主"，"生化之权，皆由阳气"，阴气的生成和衰败都以阳气的功能为主导，因此对于这类患者，维护真阳就意味着维持生存而延长生命。真阳的充盛能调动机体免疫力，抑制肿瘤生长，使其更长时间处于"静止"或"休眠"状态。常青教授指出，张景岳"真阳"为性命之本的学术观点提示我们，重阳护阳养阳是实现肿瘤患者带瘤生存的前提条件。

对于肿瘤的治疗，常青教授认为，张景岳的"攻补之宜"理论对于扶正抗癌治疗时机的掌握有重要启迪。对于积聚的论治，张景岳在《景岳全书·杂证谟·积聚》中讲："治积之要，在知攻补之宜，而攻补之宜，当于孰缓孰急中辨之。凡积聚未久而元气未损者，治不宜缓，盖缓之则养成其势，反以难制，此其所急在积，速攻可也。若积聚渐久，元气日虚，此而攻之，则积气本远，攻不易及，胃气切近，先受其伤，愈攻愈虚，则不死于积而死于攻矣。此其所重在命，不在乎病，所当察也。故凡治虚邪者，当从缓治，只宜专培脾胃以固其本，或灸或膏，以疏其经，但使主气日强，经气日通，则积痞自消。斯缓急之机，即万全之策也。"常青教授认为，带瘤生存患者自属积聚久、元气虚者，治疗当刻刻以扶正固元为主，正进则邪退，患者阴阳平和，正气充盛，肿瘤受抑制而不能肆虐，肿瘤抑制而正气充盛，人体自可保持良好的生存状态，尽量长地维持这种状态正是带瘤生存的治疗目标。在这时期中祛邪之法只在邪实明显，严重影响正气时才短时间应用，以迅速抑制病情发展，缓解之时仍以扶正为治。常青教授认为，张景岳扶阳祛邪的学术思想与带瘤生存在对象特征、治疗目标、调治手法上有着诸多一致之处，二者交融必将产生新的火花，将使古老学术之术再展新枝。

二、指导老师学术思想和临床经验的整理与研究

（一）病证结合，衷中参西究病机

常青教授衷中参西，融会新知，临证论治主张辨证与辨病相结合。常青教授认为，病证结合论治是中医诊疗的特色和创举，是中医取得良好临床疗效的秘诀，进一步推进中医病证结合论治，以推动中医临床医学的发展，是当代中医面临的重要课题。常青教授主张在坚持辨证论治的同时，应当对病证结合论治的认识日益重视。从病证关系看，病为纲，证为目；病为整体，证为局部；病是基本矛盾，证是主要矛盾；证具有隐匿性，证在一定程度上反映病的本质，又不完全反映病的本质。可见辨病在中医诊疗中占有重要位置。辨病侧重于疾病病理变化全过程的认识，强调疾病固有的生理病理变化规律；辨证侧重于疾病阶段病情状态的整体认识，强调机体的功能状态对疾病反应的差异性。采取一纵一横的视角，以辨病指导辨证，以辨证充实辨病，相辅相成，各展其长而互补其短，才能提高临床疗效，促进病证结合论治的发展。例如常青教授治疗癌症，强调辨证论治，扶正抗癌，以扶正解毒、疏肝运脾、益气养阴、化浊消瘀、消瘤散结为大法，并根据不同部位，不同脏腑的癌症，结合专药专方辨病治疗，从而取得较好的疗效。

在新的历史条件下，借鉴现代科学理论和方法，努力从中医自身角度深化对疾病基本病机的探索，对推进和发展病证结合论治尤其具有重要意义。中西医结合辨病的内容主要包括明确疾病诊断、病理变化、基本病机及由此确立治则治法等。辨识疾病基本病机是辨病的重要内容，目的是为了确立治则治法，指导辨证论治。当然，中医对许多现代医学疾病的病机认识，尚有许多空白和不足，想要对现代医学疾病取得更好的疗效，一定要加强对疾病基本病机的研究。由于疾病基本病机的探索是否定之否定的无止境的过程，在临床实践中不断地充实、深化对该病基本病机的认识，必将推进对该病的辨证论治。

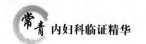

（二）三因制宜，临证善用化湿法

常青教授继承和发扬了绍派伤寒的学术思想和诊治特色，十分重视诊疗过程中的三因制宜，他认为绍兴为近沿海之地，多湖泊江河，气候多湿，每到梅雨夏暑季节，雨量充沛，空气潮湿，而且持续时间较长，故绍兴人易感外湿而病，加之生活方式的改变，现代人多逸少劳，嗜食生冷酒醴肥甘，饥饱不匀，内伤七情，颇易损伤脾胃，脾胃运化失职，清浊相混，津液不得运化转输，停聚而生内湿，日久化热，入络为瘀，使病情缠绵难愈，迁延日久。脾胃既病以后，脾失健运，湿从内生，又容易招致外湿的侵袭。常青教授认为，百病多由于湿，百病多兼湿为患，因此灵活地把化湿法与多种治法有机结合，如芳化渗利法、化浊行气法、化浊行瘀法、清热利湿法、解毒化湿法、化痰利湿法、化湿通络法、祛风化湿法、散寒化湿法、祛暑化湿法、化湿散结法、运脾化湿法、补肾化湿法、疏肝化湿法、平肝化湿法、宣肺利湿法、和胃化湿法、通阳化湿法、补气化湿法、温阳化湿法、滋阴化湿法、养血化湿法等，提出化湿法是治疗绍兴地区诸多病症的"敲门砖"，广泛地应用于内科、妇科、儿科、外科、五官科疾病的诊疗中，尤其在一些疑难病症中，常常可以出奇制胜，取得良效。

（三）难病取中，疗疾以胃气为本

《灵枢·五味》指出："五脏六腑皆禀气于胃。"《伤寒论·辨太阳病脉证并治》云："妇人伤寒，发热。经水适来，昼日明了，暮则谵语……此为热入血室。无犯胃气及上二焦，必自愈。"常青教授由此认为，无论在生理上，还是在病理转归上，均以胃气为本，强调胃气在人体生命活动中的重要作用，胃气在很大程度上代表患者的抗病能力和康复能力。"纳谷者昌"，"有胃气则生"，胃气足则元气易复，"绝谷者亡"，"无胃气则死"，胃气伤则病迁延难愈，甚则加重恶化，预后不良。因此，对于疑难病、重症病、久治不愈顽疾痼症的治疗，常青教授提出"难病取中"的学术思想，实践证明了其正确性和有效性。例如，对于肿瘤的治疗，常青教授遵从"邪之所凑，其气必虚"，"正气存内，邪不可干"。肿瘤的形成多由正气内虚，然后客邪留滞所致，而肿瘤一旦形成，必耗气伤血，因病致虚。肿瘤在体内被控制好转或恶化转移，均取决于正邪斗争及消长之结果。扶正培本，健脾和中，结合解毒消瘤法能调节人体阴阳，增强机体免疫功能，有效地防止肿瘤的发生和发展，此为常青教授多年来治疗癌症的心得体会。常青教授自拟的扶正消瘤汤即依上述思想而组方，既可用于晚期癌症及某些早中期特需（如患者坚决要求）者的癌症单一中药治疗，也可配合放化疗及手术，以达到减轻不良反应，增强免疫，改善患者体质及营养状态，使之延长生存期，并提高生存质量，进而力争临床治愈，预防复发。

扶正消瘤汤由生黄芪30g、绞股蓝30g、三七30g、莪术15g、白术15g、猪苓15g、白花蛇舌草30g、藤梨根30g、野葡萄根30g、八月札15g、霍山石斛15g、生薏苡仁60g、鸡内金10g、生甘草10g组成。方中黄芪、白术健脾益气，扶正培本；绞股蓝提高免疫功能，扶正抗癌；霍山石斛、生甘草滋阴生津，清热和中；白花蛇舌草、野葡萄根、莪术、三七清热解毒，消瘤散结，活血化瘀；生薏苡仁、猪苓化浊抑癌；鸡内金扶脾健胃消积。全方共奏健脾和胃、益气养阴、清热解毒、化瘀消瘤之功。主治各种恶性肿瘤证属气阴两虚、正虚邪实者。应用时必须适当加减，口干咽燥加沙参、麦冬；恶心呕吐加清半夏、淡竹茹；疼痛加延胡索、蜈蚣、鸡矢藤；吞咽困难加威灵仙、蜣螂虫、急性子；肿块坚硬加山慈菇、黄药子、夏枯草、蜈蚣、穿山甲；火毒亢盛加羚羊角、赤芍、猫人参、生大黄等。癌患部位不同，则酌加引经药，以促药力直达病所。

（四）妇科血证，塞流重化瘀止血

常青教授擅长妇科病的诊治，对于妇科疾病，基于肝、肾在妇女生理、病理上的特点，在辨证与辨病结合的基础上，注重"调肝肾，理冲任"，突出疏肝补肾法在妇科治疗中的地位。尤其对于崩漏等妇科血证的治疗，常青教授颇有心得，在强调辨证论治的同时，在塞流治标方面，特别重视化瘀止血法的运用，反对见血止血。例如崩漏为病，其主要发病机理首先当责脏腑气血功能失调，常气血同病，心肝脾肾多脏受累，并以肾亏、脾虚、血热、血瘀为其主要病机，尤其以肝脾肾虚亏，冲任损伤，不能制约经血，而致非时妄行，为崩漏诸证之本。其次，生殖器官的炎症是引起月经异常的常见原因之一。女性生殖器官对外界半开放，有可能受到来自外界各种致病因素的侵扰。当妇女体质薄弱，或生育太过，或人流多次，以致冲任损伤，或因七情所伤，如焦虑、紧张，或劳累太过等，均可使自身防御功能下降，正气不足，各种致病因素就可能乘虚而入，发生生殖器官的感染，导致各种妇科炎症的产生，使局部血管变得脆弱，行经时出血不易凝止，引起经量增多和经期延长，从中医病机分析，主要与脾肾不足，湿热下注，瘀热互结有关，脾肾不足为本，湿热瘀结为标，治疗常需标本兼顾。因此对于崩漏，治法当以培补肝脾肾为主，兼以清泄瘀热，以冀气血平和，冲任得固。临床权变可分别采用塞流、澄源、复旧等法，由于病机错杂，塞流、澄源、复旧也常相兼施用。因此常青教授治疗崩漏，培本注重调补肝脾肾，治标重视清热宁络，化瘀止血。其常用化瘀止血法为：①培补脾肾，清泄瘀热法；②益气养阴，和营化瘀法；③清化固冲，和营消瘀法。

三、指导老师学术经验的临床研究

（一）常青教授对慢性萎缩性胃炎及胃癌前病变的病证症结合论治

研究表明，胃癌的发生是一个涉及多基因改变的多步骤过程。在发生恶性肿瘤之前常经历持续多年的癌前病变，目前一致认可的模式为：慢性萎缩性胃炎→胃黏膜肠上皮化生→胃黏膜不典型增生→胃癌。当前，西医对慢性萎缩性胃炎及胃癌前病变尚无疗效确切的治疗方法。多年来，常青教授通过病证症结合论治，对慢性萎缩性胃炎及胃癌前病变的诊治取得了较好的疗效，积累了许多经验。

1. 深究病机，病证结合

（1）辨病识机

常青教授认为，病证结合论治慢性萎缩性胃炎及胃癌前病变的前提是结合西医的病理诊断，运用中医理论和临床实践经验，探究其病因病机，并非指简单地以西医辨病与中医辨证相结合。常青教授认为，把握慢性萎缩性胃炎及胃癌前病变的病因及其基本病机是中医对该病辨病的主要内容，对该病的辨证论治有重要的指导价值。慢性萎缩性胃炎及胃癌前病变病因主要可归纳为：①饮食劳倦，损伤脾胃。《素问·痹论》云："饮食自倍，肠胃乃伤。"饮食不规律、饥饱无常，或经常进食生、冷、热、辣、腌制等刺激性食物，导致脾胃损伤，升降失调。劳倦伤脾，脾失健运，水湿内生。②七情所伤，肝胃不和。《类证治裁·痞满》云："暴怒伤肝，气逆而痞。"情志抑郁，肝郁气滞，或木郁化火，横逆犯胃，胃失和降；忧思伤脾，脾失健运。③禀赋不足，脾胃虚弱。禀赋不足，脾胃虚弱，以致湿热内蕴，灼伤胃膜，气机阻滞，血流不畅，胃失濡养。可见本病的病机，一方面由于脾胃功能衰减，纳运失常，升降失司，生化乏源，胃体失荣，黏膜失养。另一方面因为气机郁滞，气郁化热，湿热蕴结，瘀毒内生，气血运行受阻，邪毒不断损伤胃黏膜，渐致胃黏膜萎缩、癌前病变，甚至直接导致癌变。常青教授认为，本病的病机具有本虚标实、虚实错杂的特点，常青教授指出慢性萎缩性胃炎及胃癌前病变就其病机而言，本虚标实是其根本特点，病变在胃，但与肝脾关系甚为密切，中虚（脾胃气虚、脾胃虚寒、气阴不足、胃阴亏虚）为本，尤以脾胃气阴不足多见，气滞、痰、湿、热、毒、瘀为标，且中虚之本与痰湿、热毒、气滞、血瘀之标互为因果，相兼错杂，形成恶性循环。

把握疾病基本病机，确立治疗原则或大法，有助于把握治疗的原则性和方向性，从而使辨证论治既能解决疾病现阶段的主要矛盾，又能兼顾疾病全过程这个基本矛盾。常青教授运用病证结合的方法诊治胃癌前病变，既把握了脾胃亏虚是本，气滞、湿热、瘀血、浊毒是标，且中虚之本与痰湿、热毒、气滞、血瘀之标互为因果，常相兼错杂，这一贯穿疾病全过程的基本矛盾，确立了以"和胃气、养胃体、护胃膜、防癌变"为贯穿治疗全程的基本原则和大法，以便做到有法有方有守，又在疾病的不同阶段，区别标本缓急，邪正盛衰，明辨脾胃亏虚与气滞、湿热、瘀血、浊毒的侧重与夹杂，抓住疾病的主要矛盾，随证选方用药，因此常可取得良好疗效。

金寿山曾说："选药，不但要辨证，还要辨病。同样的证，病的性质不同，用药就有不同。"把握基本病机，有助于加强处方选药的针对性和准确性。明确疾病基本病机后，就可以把握用药宜忌，以此指导辨证论治，才能选药得当。慢性萎缩性胃炎及胃癌前病变常可归于中医"痞证""胃痞""痞满"范畴，在理气药的选用方面，常青教授喜用枳壳，因为枳壳功善行气宽中，除胀消痞，俾"气行则痞胀消，气通则痛可止"（《本草纲目》），一味枳壳即有病证结合论治之意。在补虚药的应用方面，常青教授善用仙鹤草，仙鹤草功能益气健脾，补虚和胃，又能"下气和血，理百病，散痞满"（《百草镜》），仙鹤草具有补虚消痞、邪正兼顾的特点，是病证同治的良药。中医学认为"久病必瘀"，清代叶天士指出"病初气结在经，病久则血伤入络"，慢性萎缩性胃炎及胃癌前病变病程长久，迁延不愈，脾胃气虚，肝气郁结，湿毒内阻，均可致瘀血内生，胃络瘀阻。研究表明，活血化瘀类药能改善微循环，改善胃黏膜血流、组织缺氧，从而改善组织营养，促进恢复，并能减少炎症渗出，促进炎症吸收，活血化瘀药还有一定的抗癌变作用，有利于萎缩腺体逆转和肠化生的消除。在化瘀药的使用方面，常青教授常重用莪术。常青教授认为，胃镜提示的胃黏膜肠上皮化生可以看作是微形癥积，也可以视为瘀血，重用莪术既能化瘀消积，又可软坚散结，现代药理研究证实，莪术能抗肿瘤，可广泛用于各种癌肿的治疗，因此常青教授认为重用莪术具有病证兼治之功，正如张锡纯所云："参、芪能补气，得三棱、莪术流通之，则补而不滞，而元气愈旺。元气既旺，愈能鼓舞三棱、莪术之消癥。"在治疗脾胃虚弱证中，常青教授常常以莪术与白术同用，白术乃"扶植脾胃，消食除痞之要药"（《本草汇言》），莪术配白术功能健脾化积，消补兼施，使补气而不壅中，攻乏而不伤正，破中有补，补中有行。

把握基本病机，有助于认识病证关系的复杂性，增强治疗的灵活性和有效性。对于无证可辨之病，如果把握了其基本病机，也可得到辨病论治。例如有些通过胃镜病理检查确诊的慢性萎缩性胃炎及胃癌前病变患者，虽无明显临床症状，但依据脾胃亏虚为本，气滞、湿热、瘀血、浊毒为标，且中虚之本与痰湿、热毒、气滞、血瘀之标互为因果，常相兼错杂，这一贯穿疾病全过程的基本矛盾，以及由此确立的"和胃气、养胃体、护胃膜、防癌变"为贯穿治疗全程的基本原则和大法，仍然可以用具有健脾和胃、理气解毒、化瘀消结等功效的基本方，根据舌脉提示阴阳的偏虚和兼邪的不同适当加减，进行辨病为主的治疗，促进胃黏膜的改善，甚至达到痊愈的目的。

（2）辨证论治

常青教授强调在把握疾病基本病机的前提下，一定要坚持辨证论治，才能圆机活法，取得良好的疗效。辨证的重点当首分虚实主次。在疾病的不同阶段，虚实各有主次轻重，临床要抓住主要矛盾，随证选方用药，分而治之。一般来说，慢性萎缩性胃炎及胃癌前病变可分3个基本证候，即肝胃郁滞证、脾胃虚弱证、湿浊内蕴证。

①肝胃郁滞证

临床表现：胃脘、胸胁、腹部痞满胀痛，脘痛连胁，胸闷纳呆，嗳气吞酸，嘈杂。苔薄，脉弦。

治则治法：行气疏肝，和胃止痛。

处方用药：厚朴花 30g，代代花 30g，香橼皮 10g，枳壳 15g，生晒参 15g，干石斛 15g，生甘草 10g，延胡索 30g，川楝子 15g，蒲公英 30g，海螵蛸 30g，炒鸡内金 15g，黄连 10g，吴茱萸 3g。

加减：胀痛明显，气滞甚者，酌加八月札 30g、玫瑰花 10g、柴胡 10g 等行气疏肝之品；胃中灼热，心烦焦躁，属肝郁化火，肝胃郁热者，加焦栀子 15g、白蒺藜 15g、木蝴蝶 15g、黄芩 10g；舌红，苔有裂纹者，乃肝郁化火伤阴，加生地黄 30g；偏寒者，去黄连，以吴茱萸 5g 配伍乌药 15g，暖肝化气；呕吐呃逆者，加炒竹茹 15g、炒刀豆子 15g；纳差者，加焦山楂、焦神曲各 15g，或炒麦芽、炒谷芽各 30g；便下不爽者，加瓜蒌皮 15g。

病机分析与方解：肝属木，喜条达而主疏泄；胃属土，喜濡润而主纳通降。《素问·宝命全形论》有"土得木而达"之论。常青教授认为，肝失条达，木不疏土是诸多胃病病机的重要方面，胃病实际上常为肝胃同病，肝胃不和不仅可以独立的证型出现，而且通常与其他证型相兼。若肝气郁遏，可乘脾土，横逆犯胃，则胃土壅滞，胃失纳降，而现脘痞、纳钝、嗳气等木郁土壅之候，肝气犯胃日久变生郁火，火气犯胃可引起胃中灼痛、吞酸、口苦、嘈杂等症。胃属燥土，性喜润降，肝为刚脏，体阴用阳，肝郁化火，不但灼伤自家肝阴，也常灼伤胃阴，则见胃脘隐痛、痛及胁肋、嘈杂善饥、饥不欲食、夜不能寐、舌红口干等症。

外感六淫，内伤七情，或饮食劳逸失节，影响于胃，皆可导致气机郁滞。痛、胀、痞是慢性萎缩性胃炎和胃癌前病变的临床主症，均与气机阻滞有关。肝主疏泄，可调畅全身气机，因此常青教授对叶天士治胃经验，如"泄肝安肝为纲领""醒胃必先制肝""培土必先制木""通补阳明，开泄厥阴""制肝木，益胃土"等治疗观点，非常赞赏。常青教授治疗胃病诸证，尤其对于肝胃不和证，善于运用苦辛通降，疏肝和胃法，常可迅速改善症状，缓解病情。正如丁甘仁所说"治肝宜柔，治胃宜通"，治疗胃病之肝胃不和证，常青教授习以厚朴花、代代花、香橼皮、枳壳、延胡索、川楝子行气疏肝，和胃止痛，黄连、吴茱萸辛开苦降；《金匮要略》曰："见肝之病，知肝传脾，当先实脾。"故以生晒参、干石斛、生甘草益气养阴，培补中土，蒲公英、海螵蛸、炒鸡内金健胃而护胃黏膜。

②脾胃虚弱证（包括脾胃气虚、脾胃虚寒、气阴不足、胃阴亏虚证）

临床表现：胃脘满闷隐痛，饥不欲食，嘈杂，疲乏无力，或兼大便溏薄，面色不华。苔薄少或剥，脉细虚。

治则治法：健脾助运，养胃和中。

处方用药：生晒参 15 ～ 30g，干石斛 15 ～ 30g，生甘草 10g，莪术、白术各 30g，怀山药 30g，白茯苓 30g，厚朴花 30g，代代花 30g，蒲公英 30g，海螵蛸 30g，仙鹤草 30g，炒鸡内金 15g，炒麦芽、炒谷芽各 30g。

加减：胀痛者，酌加延胡索 30g；大便溏薄，舌质淡嫩者，属于脾胃虚寒，去蒲公英，加制附子 10g、干姜 10g、桂枝 10g、补骨脂 30g；舌红苔有裂纹者，属于胃阴亏虚，加生地黄 30g、百合 30g、北沙参 30g；苔薄腻者，生晒参改为太子参 15 ～ 30g，酌加猪苓 30g。

病机分析与方解：脾胃同居中焦而为中土，脾升胃降，而为一身气机升降之枢纽。正如《医碥·五脏配五行八卦说》所述："脾脏居中，为上下升降之枢纽。饮食入胃，脾为行运其气于上下内外，犹土之布化于四时，故属土。"胃之受纳腐熟，赖脾气之运化；而胃之和降，也赖脾气之升清。二者相合，则阴阳相应，升降有常，润燥相协，共同完成饮食水谷之受纳、腐熟、通降、运化、输布的过程。若饮食不节，或七情所伤，或劳逸失度等均可使中气受戕，在病理上出现 3 种变化。①脾胃失调，升降失司。出现形瘦肢倦、大便溏泻、胃脘痞满胀痛、纳呆、嗳气、泛酸、呕吐等症，即所谓"清气在下，则生飧泄；浊气在上，则生䐜胀"（《素问·阴阳应象大论》），"浊气在阳，乱于胸中，则䐜胀闭塞，大便不通……清气在阴者，乃人之脾胃之气衰，不能升发阳气"（《脾胃论》）。②邪从内生，胃体受损。正如《临证指南医案》所说"盖胃为戊土，脾属己土，戊阳己阴，阴阳之性有别也""太阴湿土，得阳始运，阳明燥土，得阴自安，以脾喜刚燥，胃喜柔润故也"。脾燥与胃润，燥湿相济，"况脾之湿，每赖胃阳以运之；胃之燥，又借脾阴以和之"（《医经余论》），故尤怡在《金匮翼》中认为："土具冲和之德，而为生物之本。冲和者，不燥不湿，不冷不热，乃能化生万物，是以湿土宜燥，燥土宜润，使归于平也。"《丹溪心法附余·卷二十四》也指出："脾胃者土也，土虽喜燥，然太燥则草木枯槁，水（指胃）虽喜润，然太润则草木湿烂。"脾胃气机升降失调，燥湿失宜，可导致气血津液的输布运行异常，形成气滞、血瘀、痰凝、湿阻、蕴热、化毒等病理变化，这些病理变化直接导致或加重胃黏膜病变。③生化乏源，胃体失养。脾胃为后天之本，气血生化之源，脾胃失调，则生化乏源，胃黏膜失养而病变难以恢复。

总之，因脾胃同居中焦，纳运相协，升降相因，润燥相济，故胃病常及于脾，脾病多及于胃，致使脾胃失调，脾胃虚弱，脾胃同病。因此常青教授治疗本病常常脾胃同治，脾胃同补。

临床所见脾胃虚弱证，包括脾胃气虚、脾胃虚寒、气阴不足、胃阴亏虚证，而以脾胃气阴不足证最常见，方中生晒参、干石斛、生甘草、白术、怀山药、白茯苓为甘平柔和之品，补气而不燥，益阴而不腻，益气养阴，培补中州，而具燥湿相济之能。胃部胀满疼痛，必与气滞有关。临床所见，脾胃虚弱证之胃部胀满疼痛，一般病势较轻，但也有症状较重者，所以有时不能单凭症状轻重，而定虚实，必须四诊合参，尤其要重视以舌脉来鉴别诊断。中虚失运，多致气滞，气机流动有利脾气健运，理气药独钟厚朴花、代代花，以其行气和胃，虽重用之，而不燥烈，且质轻气薄，而利脾气升发，具有协调脾胃升降之功，绿梅花、佛手、八月札、玫瑰花等辛散理气而性质柔和，也为临床习用之品，可相机加用，炒鸡内金、炒麦芽、炒谷芽消导开胃，蒲公英、海螵蛸、仙鹤草解毒健胃。再结合阴虚、阳虚辨证加减，则治疗就有的放矢了。"阳明阳土，喜润恶燥"，正如《血证论·脏腑病机论》所说："脾称湿土，土湿则滋生万物，脾润则长养脏腑，胃土以燥纳物，脾土以湿化气。脾气不布，则胃燥而不能食，食少而不能化，譬如釜中无水不能熟物也。"胃阴亏虚，临床表现主要有胃脘痞满隐痛、饥不欲食、口干舌燥、胃中灼热、大便干艰、消瘦乏力、舌红苔有裂纹或舌红苔剥等，宜用生地黄、百合、北沙参、鲜石斛、玉竹等甘平或甘寒养胃，以复其受纳通降之职。若脾胃阳虚，中阳不足，络脉失于温养，则脾胃受纳和运化功能障碍，《济生方·脾胃虚寒论治》对其病因病机及表现做了较全面的论述，曰："夫脾者，足太阴之经，位居中央，属乎戊己土，主于中州，候身肌肉，与足阳明胃之经相为表里。表里温和，水谷易于腐熟，运化精微，灌溉诸经。若饮食不节，或伤生冷，或思虑过度，冲和失布，因其虚实，由是寒热见焉。方其虚也，虚则生寒，寒则四肢不举，食欲不化，喜噫吞酸，或食即呕吐，或卒食不下，腹痛肠鸣，时自溏泄，四肢沉重，举多思虑，不欲闻人声，梦见饮食不足，脉来沉细软弱者，皆虚寒之候也。"治以温中补虚，当合附子理中汤，故加制附子、干姜、桂枝、补骨脂补火生土。

灵芝补五脏，安精神，据报道灵芝能诱使体内产生抗肿瘤的细胞因子和干扰素，从而起到抑制癌细胞增殖，促进其凋亡的效果，有益于萎缩性胃炎和胃癌前病变的治疗，对于经济条件较好者，常青教授一般加用野生灵芝15g，并以鲜铁皮石斛15～30g代替干石斛，以提高疗效。

③湿浊内蕴证（包括湿食内阻、湿热内蕴、浊瘀内蕴证）

临床表现：胃脘痞满，嘈杂，恶心或呕吐，口气秽浊，口中黏腻不适，或口淡无味，或口苦，或口中有甜味，大便溏薄或黏腻不爽。舌红苔黄腻，或舌黯苔腻，脉弦滑或弦涩。

治则治法：芳香化湿，和胃消痞。

处方用药：藿香梗、苏梗各15g，佩兰15g，生甘草10g，莪术、白术各30g，茯苓30g，生薏苡仁30～60g，厚朴花30g，代代花30g，白花蛇舌草30g，海螵蛸30g，仙鹤草30g，炒鸡内金15g。

加减：口淡无味，口中黏腻不适，或口中有甜味酸味，苔白腻厚者，多属湿食内阻证，加石菖蒲10g、白豆蔻10g、炒麦芽30g，炒谷芽30g；口苦、口气秽浊、舌红苔黄腻者，多为湿热内蕴证，加茵陈30g、黄芩15g、黄连10g、吴茱萸3g；舌质黯滞或青紫或有瘀斑而苔腻者，为浊瘀内蕴证，加赤芍15g、刘寄奴15g、丹参30g；胀痛甚者，酌加延胡索30g、川楝子15g；痞满甚者，加枳壳30g；大便艰涩或黏腻不爽，加瓜蒌皮10～15g；大便泄泻者，加地锦草30g、猪苓30g、茯苓30g；年老体弱者，加太子参15～30g、干石斛15g。

病机分析与方解：阳明为水谷之海，太阴为湿土之脏，胃主受纳通降，脾主运化升清，脾升胃降，则中气和健，传化精微以溉四旁。脾本主湿，以升为主。湿邪最易损伤脾阳，若湿浊、湿热、浊瘀中阻，脾为湿困，则脾胃气机升降失司，脾气不升，胃气不降，气机不畅，可见中脘痞满、泛恶、嗳气、口气秽浊、大便溏稀不爽、倦怠无力、头昏肢重、苔腻脉滑等症。治疗当以化浊运脾为主。化浊药习用藿香梗、苏梗、佩兰，佩兰谓其芳香而能化浊，辛香而能悦脾，苦辛而能通降，具有升清降浊、辛开苦降之用；茯苓、生薏苡仁淡渗利湿，化湿则邪有去路，有助于脾运的恢复，薏苡仁尚有消疣消肿、防癌抗癌之功；《证治汇补·湿症》说："治湿不知理脾，非其治也。"生甘草、莪术、白术、茯苓补脾运脾，运脾则生湿无源，也有助于祛湿；厚朴花、代代花宣通气机，以顺其脾胃升降，气化则湿易化；白花蛇舌草、海螵蛸、仙鹤草、炒鸡内金解毒健胃，为辨病用药。正如《丹溪心法附余·卷二十四》指出："脾胃者土也，土虽喜燥，然太燥则草木枯槁，水（指胃）虽喜润，然太润则草木湿烂。"因此常青教授在运用健脾化湿药时，常佐以干石斛，以滋阴润燥，以防苦燥伤阴；太子参补而不腻，故常青教授对年老体弱者，常佐以太子参以扶助中气。

总之，常青教授认为慢性萎缩性胃炎和胃癌前病变病灶在胃，病机与肝脾心肾相关，尤其以脾胃虚弱证和肝胃不和证最为常见，中虚为本，痰湿、热毒、气滞、血瘀为标，本虚标实是慢性萎缩性胃炎和胃癌前病变病机的根本，临床所见各种病理因素常兼夹错杂，辨证时不仅需要辨别虚、滞、湿、热、寒、瘀等的侧重，还要辨识其夹杂情况，使辨证细致绵密，才能切中肯綮。比如肝胃不和者，当"治肝以安胃"；寒热错杂者，当辛开苦降、寒温并用；中虚湿滞者，当健脾化浊；阴虚气滞者，宜养胃疏中；胃病及肾者，必补肾和胃。切不可执方待病，而胶柱鼓瑟，刻舟求剑，忽略临床上证候类型的复杂多变。

在本病的诊断辨证方面，常青教授讲究四诊合参，尤其重视舌诊，认为舌诊能较准确地反映患者的整体状况，对辨证的指导意义甚大，把握舌诊，既可执简就繁，又有助于把握病机，在很多情况下，对慢性萎缩性胃炎和胃癌前病变患者可以据舌辨证施治，如舌质光红少苔，可辨为胃阴不足证；舌质淡胖、边多齿印，常从脾胃虚弱治疗；舌苔厚腻，多为湿浊中阻证；舌质紫黯或有瘀斑，多为浊瘀阻络证；苔薄脉弦者，常为肝郁气滞证。

2. 对症治疗，标本兼顾

在辨病与辨证基础上进行必要而恰当的对症治疗，常可收到事半功倍之效。常青教授在慢性萎缩性胃炎和胃癌前病变诊治时的对症治疗，主要运用于以下两方面：①辨主症，解决主要矛盾；②察兼症，兼顾次要矛盾。

（1）辨主症，解决主要矛盾

慢性萎缩性胃炎及胃癌前病变主要表现为胃脘、胸胁、腹部痞满胀痛，时伴有纳差、恶心、呕吐、嗳气等。慢性萎缩性胃炎和胃癌前病变依据其主症的不同，可分别归属中医学"胃脘痛""胃痞""痞满""嗳气""嘈杂""反酸"等范畴。如以胃胀为主症时，常反映肝胃不和、气机郁滞为主要病机，治疗需以疏肝理气、和胃止痛为主；以胃痞为主症时，常反映病机为寒热夹杂、湿阻热郁气滞，治疗当以辛开苦降、寒热并调为重点；以胃脘隐痛为主症时，常反映中虚失养、胃络不和为病机之侧重点，治疗重在补虚养胃、和中缓急。可见疾病主症的不同与变化，常常提示病机侧重点的转化，治疗的重点与方法也常常随之改变。治病要善于抓主症，要重视研究不同主症在同一疾病中产生的机制，使辨证论治更加有的放矢。

还要重视研究每一主症的表现形式、轻重变化及其与疾病病理演变的关系，把握病变的主症及其提示的主要病机，治疗就有了大方向，有利于提高辨证的准确性，以提高对疾病的辨治能力。当然，在重视主症对病机侧重的提示作用之时，必须证症结合，着力解决主要矛盾，如前述病变以胃脘隐痛为主症时，常反映中虚失养、胃络不和为病机之侧重点，治疗重在补虚养胃、和中缓急，在具体临证时，则必须进一步辨别虚在脾还是在胃，是气虚、阴虚还是阳虚。如果患者舌质光红少苔，多按胃阴不足论治，若见患者舌质淡胖、边有齿印，则可辨为脾胃虚弱或虚寒证。

另外，在辨病辨证基础上，针对疾病主症或重要症状，加用某些特异性较强的药物或方剂，进行必要的对症治疗，"头痛医头，脚痛医脚"，使症状得到缓解或消除，有利于加强治疗的针对性，减轻患者痛苦，坚定患者治疗的信心，提高临床疗效。如对于胃癌前病变之胃脘痛一症，常青教授常用延胡索、八月札、鸡矢藤疏肝行气，化瘀止痛；胃胀则习以川厚朴花配代代花，辛而不燥，行气消胀；胃痞每以枳壳行气消痞；嘈杂、反酸者必合左金丸；便溏泄泻者，每加海螵蛸、地锦草等，进行专症专药加减治疗。

根据药理研究，对某些病理改变或指标，加用针对性较强的药物，实际上也多是对症治疗。中药能够逆转癌前病变，并非某种成分单一作用的结果，而是由多种成分的综合效应产生的，作用的靶点各不相同，机理相当复杂，尚需深入研究。中药对促癌基因、抑癌基因、抑癌转移基因及癌细胞凋亡基因作用的研究日益深入，中药通过抗氧化、清除自由基、抗细胞过度增殖、抑杀 Hp、诱导促进细胞分化成熟等多种途径来逆转胃癌前病变。肿瘤分子生物学研究表明，药物可通过对肿瘤细胞基因表达的特异性调控来达到治疗的目的。尽管已知药物对肿瘤已突变的 DNA 修复的可能性很小，但对其相关基因的复制、转录、翻译进行干涉、调控以提高机体抑癌基因或自身细胞因子基因的表达却是完全可能的，且中药成分的复杂性是一种优势，在同时有多个基因需要调节的肿瘤相关基因表达的调控方面比单一成分的药物更优越，这与中医中药治疗注重整体调节以达到治疗目的的观点相合。因此，参考中药药理用药，必须注重运用中医理论和思维，在辨证论治的指导、配合下使用。《医学源流论·方药离合论》指出："方之既成，能使药各全其性，亦能使药各失其性……若夫按病用药，药虽切中，而立方无法，谓之有药无方。"若一味按药理堆砌药物，不注意辨证用药，则难以适应病证的具体情况与患者个体差异，且可能虚虚实实，犯有药无方之弊，不但对改善病情无补，甚至适得其反，产生一定的不良反应。如根据胃镜和病理检查结果，对肠上皮化生，或有 Hp 感染者，常青教授在辨证用药为主的同时，适当加入 2 ～ 3 味针对性用药，较为常用的药如蒲公英、白花蛇舌草、藤梨根、仙鹤草、莪术、黄芩等。若将中药药理作用与其性味功用结合起来，在辨证论治原则指导下选择适当的辨病对症专药不失为有效之举。例如脾胃虚弱或脾胃虚寒者，当健脾和胃，温中补虚，仙鹤草、莪术为宜；湿热中阻或寒热错杂者，当清热化湿，辛开苦降，若见便秘者，用蒲公英配海螵蛸较好，兼便溏者，投黄连、黄芩更恰。

（2）察兼症，兼顾次要矛盾

在明确疾病基本病机的前提下，辨证论治时，需注意对兼症进行识别与治疗，因为兼症虽非矛盾主要方面，但次要矛盾的解决有助于主要矛盾的解决，况且兼症可以在一定条件下上升为主要矛盾。对兼症的治疗，除了常规的对症治疗外，常常需要通过辨兼证，加减用药。及时、恰当地处理好兼症，能使治疗既突出重点，又兼顾一般，从而为慢性萎缩性胃炎和胃癌前病变辨证论治的顺利开展创造良好的条件。例如慢性萎缩性胃炎和胃癌前病变兼胁痛症状者，提示肝胃同病，治胃须顾肝，常青教授常在辨证论治之时，加用延胡索、柴胡、甘松之类以疏肝和胃；"胃不和则卧不安"，"卧不安"则又常常加剧"胃不和"，因此对于慢性萎缩性胃炎和胃癌前病变兼寐劣症状者，常青教授常加夜交藤、合欢皮、甘松；若苔腻者，则用制半夏、北秫米，以安神和胃，心胃同治。

胃癌前病变诊治中的对症治疗对于防治未病，降低胃癌发病率，增强治疗的针对性和全面性具有现实意义，值得我们重视和研究。然而，症状毕竟是疾病的现象，机械地见症治症，不但难以取得良好效果，而且具有一定的盲目性，有时甚至贻误病机。因此慢性萎缩性胃炎和胃癌前病变的对症治疗，必须结合辨病和辨证，在明确疾病诊断与基本病机的基础上，做必要的对症处理。

（二）常青教授治疗中晚期胃癌的诊疗特色探析

在全世界，胃癌的发病率和死亡率居恶性肿瘤的第二位，严重威胁着人类的健康。胃癌是我国最常见的恶性肿瘤之一，每年死于此病者超过

16万人，约占全部肿瘤死亡者的1/5。其死亡率在我国居各种癌症的首位。全国名老中医药专家常青教授经过多年的探索，在诊治中晚期胃癌时，积累了较为丰富的经验，逐步形成了"调理脾胃，难病取中""谨识标本，扶正抗癌""防治未病，防移抗复"相结合的诊疗特色。

1. 调理脾胃，难病取中

第一，中晚期胃癌病变在胃，"脾与胃以膜相连耳"（《素问·太阴阳明论》），故《灵枢·本脏》曰"脾合胃"。这就要求中晚期胃癌的治疗以调理中焦脾胃为主要落脚点。

第二，脾胃在生理病理上的紧密联系要求我们在治疗中晚期胃癌时重视脾胃同治。脾胃同居中焦而为中土，相为表里。脾为阴土，脾主健运、升清，以阳气升运为功，故喜燥恶湿；胃为阳土，胃主受纳、通降，以阴润和降为用，故喜润而恶燥。"脾宜升则健，胃宜降则和"（《临证指南医案》），脾升胃降，而为一身气机升降之枢纽。若饮食不节，或七情所伤，或劳逸失度等均可使中气受戕，脾胃失调，升降失司，燥湿失宜，可导致气血津液的输布运行异常，邪从内生，形成气滞、血瘀、痰凝、湿阻、蕴热、化毒等病理变化，气滞痰湿瘀毒凝结，胃腑受损，胃体失养，日久形成胃癌。

第三，常青教授认为中晚期胃癌属疑难重症，病机错综复杂，正虚为本，邪实为标，正虚尤以后天脾胃亏虚为关键。《景岳全书·饮食门》说："胃司受纳，脾司运化，一纳一运，化生精气。"故脾胃合称为后天之本、气血生化之源。正如《脾胃论》所云："元气之充足皆由脾胃之元气无所伤，而后能滋养元气，若胃气之本弱，饮食自倍，则脾胃之气既伤，而元气亦不能充。"一方面由于中气亏虚，脾胃失调，生化乏源，不但胃体失养，而诸脏皆现不足，元气失充，难以抗邪。另一方面，脾胃气机升降失调，气机郁滞，清浊相混，湿痰瘀毒难以化除。

基于以上认识，常青教授强调脾胃功能之盛衰对于恶性肿瘤之形成发展和防治康复至为重要。对于中晚期胃癌的治疗，常青教授灵活地运用健脾和胃、益气养阴、疏肝扶脾、疏肝和胃、安胃畅腑和芳化和中等"难病取中"法，尤其善用自拟的扶正消瘤汤随症加减，以健脾和胃，振奋中州为首务和敲门砖，使许多重症胃癌患者先达到药石可进、六腑为用、五脏乃安之目的，然后才可伺机抗癌，不仅提高了中医治癌的疗效，而且有稳中求速之妙。

2. 谨识标本，扶正抗癌

对于中晚期胃癌的治疗，常青教授强调要辩证地看待扶正与抗癌的关系，谨识标本攻补之宜，把握恰当的攻补时机。他说：正气之内涵及其作用与现代医学所说的"免疫系统""防御能力""康复能力"等甚为一致，因此扶正即有抗癌作用。癌毒是邪气，邪去正自安，祛邪即存正。扶正与抗癌是治疗中晚期胃癌的两个重要方面，不可偏废。常青教授强调临证需要正确运用"正气内存，邪不可干"和"邪之所凑，其气必虚"的经典理论，恰当把握正邪的孰轻孰重和孰主孰次，遵循国医大师何任教授的教诲，"不断扶正，适时祛邪"。

胃腑是胃癌病灶所在之乡，"正虚邪实"是癌症发生、发展的根本原因。脾胃虚弱，脾胃受损，脾胃失调，是胃癌发生发展的内因和病理基础。脾胃乃药食受纳运化之所，为气血生化之源，后天之本，是培育元气、长养正气之基地。胃癌发生后，后天之本已损，正气更虚，邪气更实。故当谨守"有胃气则生，无胃气则死"之旨，调理脾胃，扶养后天之本，这是扶正的重心，治疗中晚期胃癌当始终贯穿"扶正养中，健脾和胃"之大法。常青教授善用健脾养胃、和中开胃之药，如生晒参、党参、太子参、野生灵芝、鲜石斛、怀山药、黄芪、白术、猪苓、茯苓、薏苡仁、绞股蓝、仙鹤草、川厚朴花、代代花、藿香、佩兰、刺猬皮、鸡内金、红枣、甘草、焦三仙（焦山楂、焦麦芽、焦神曲）等治疗胃癌，常常以此贯穿治疗始终。若手术或放化疗后，骨髓抑制，血细胞下降，免疫力低下者，除上述中药外，常酌加补肾生血、养阴和胃之品，如枸杞、黄精、何首乌、淫羊藿、鹿角片、西洋参、枫斗、龟板、鳖甲、南沙参、北沙参、天冬、麦冬、鸡血藤、女贞子等。

无论在胃癌早中晚期或手术、放化疗后，均强调应"不断扶中和胃"治其本，"适时祛邪抗癌"治其标。至于如何适时抗癌，通过临证实践，我们有三点体会：一是应在早中期胃癌患者或未做过手术、放化疗而正气尚可者，才可酌投抗癌峻烈之中药。二是应在通过正确扶正，胃气来复，气血较充的前提下，才可适时予以强力抗癌之品，如动物药的守宫、干蟾皮、蜈蚣、全蝎、穿山甲及蜣螂虫等，植物药的蛇六谷、七叶一枝花、龙葵、猫爪草、马钱子、望江南、黄药子、大黄、商陆和红豆杉等，但均应中病中标即止，若须长期应用，则应辨证配伍标本同顾、正邪兼理之品，方为妥帖。如蛇六谷配绞股蓝，一温一凉，一化痰散结，行瘀消肿，解毒抗癌，一益气养阴，健脾和胃，两药合用，祛邪扶正，标本同治，相得益彰。又如莪术配白术，莪术破血祛瘀，行气止痛，软坚散结，白术健脾益气，和中除湿，两药同用，理气补气，祛瘀利湿，健脾消瘤。三是在邪实明显，标症较急，严重影响正气时，短时间应用祛邪治标之法，以迅速缓解标症，抑制病情发展，之后仍以扶正为主，适当配合性质相对平和，不良反应甚小的抗癌药物，如白花蛇舌草、半枝莲、蜀羊泉、三叶青、藤梨根、猫人参等。其中三叶青、藤梨根等抗癌药还兼有一定的扶正作用，如三叶青除了清热解毒、祛风化痰、活血止痛、理气散积作用外，兼能补脾；藤梨根功专清热解毒，化湿止血，消瘤散结，健脾和胃，用于各种癌肿，尤以胃肠癌肿最为合拍。

3. 防治未病，防移抗复

治未病有助于把握疾病诊治的主动权，节省医疗费用，具有重大的现实意义和战略意义。疾病是一个连续性的不断变化发展的过程，是从量变到质变的过程。当疾病处于量的积累的萌芽状态时，及时辨识先兆症，并做针对性治疗，常常能使"上工救其萌芽"落到实处。疾病发生以后，审察疾病传变的先兆症，根据疾病基本病机的演变规律，及时进行先证而治，防微杜渐，以安未受邪之地，有助于既病防变。

就胃癌而言，中、重度不完全性结肠型肠上皮化生和异型增生称为胃癌的癌前病变，常在慢性萎缩性胃炎基础上伴随发生。常青教授强调促使胃癌前病变发生逆转和消失是预防胃癌发生的有效措施，中医中药是治疗萎缩性胃炎及胃癌前病变的重要手段。常青教授十分重视胃病的胃镜检查和病理诊断，如果把胃镜检查和病理诊断视作中医望诊的发展和延伸，那么胃镜检查和病理诊断所见病理改变即可看作微观症。常青教授把病理诊断的重症萎缩性胃炎及中、重度不完全性结肠型肠上皮化生和异型增生，作为胃癌的先兆症，并积极治疗，力争改善、逆转和力争消除病理改变，治疗未病，防止胃癌发生。

常青教授在中晚期胃癌治未病方面的举措包括三个方面。

第一，要既病早治。常青教授强调，胃癌一旦发现确诊，就要及早积极治疗，无论在术前、术后，或是化疗前、化疗时、化疗后，均应及早使用中医药治疗，以提高机体免疫力，调动和增强机体内在抗癌能力，减轻化疗不良反应，提高化疗疗效，不但有利于术后恢复和化疗的顺利进行，还对胃癌患者的远期疗效有着重要的作用，对提高患者生活质量，延长患者寿命，减少其复发和转移率有显著意义。

第二，要慎治防变。既病防变，此为"治未病"的中心环节。正虚不能制邪胜邪，是胃癌加重、转移和复发的重要根据，防止胃癌加重、转移和复发，首先要重视扶助正气。脾胃为后天之本，脾胃强健，药食才能被运化吸收，一方面能化生气血，充养正气，预防性地治疗因脾胃亏虚失调而影响到其他脏腑，防止癌肿的转移，起到"先安未受邪之地"的作用。另一方面，调补中气，使脾胃升降复常，气血壮旺，气血津液畅达，也有利于达到行气活血、化痰利湿、通腑排毒等祛邪之效。可见调补脾胃，顾护脾胃，应当作为慎治防变的关键环节。故常青教授临证多以"疏肝和胃，实脾整肠"为先务和要务，并贯穿于胃癌治疗始终，成为截断进展、扭转转移、防控癌痛和力争带癌优质生存的有效抓手。其次要坚持辨证论治，谨防误治而引发严重不良后果。还要谨记"胃气一败，百药难治"之古训，要防止妄图速效，过度化疗及一味使用中药中的霸道药、虎狼药，使胃气衰竭，药食难进，升降窒碍，玉石俱焚。

第三，要瘥后防复。由于多种原因，胃癌术后有 30% ~ 70% 患者在两年内复发。胃癌经中西医结合或中医治疗，患者肿瘤已消，症状缓解消除，暂时正常生活，值此疾病新"瘥"，病邪暂辑之时，气血未壮，正气未复，而患者却容易放松警惕，因此宜采取积极措施以促进康复，防止复发或转移。一方面要继续辨证论治，坚持服用中药，扶正抗癌，巩固疗效。另一方面，要引导患者养成良好的生活方式，重视养生保健，特别要重视防止劳复、食复等多种导致胃癌复发转移的因素。俗话说"三分治，七分养"，要时常提醒患者节饮食，慎起居，避虚邪，正思虑，养心性，以提高机体的抗病能力，保持"五脏元真通畅"、阴阳平衡、正气充盛的良好的生理状态和开朗豁达、积极乐观的心理状态，以达到养正积自除的目的。

病案举例：宣某，女，54 岁，2006 年 5 月 3 日初诊。患者于 2006 年 3 月 25 日，因上腹部隐痛伴嗳气，食欲减退，经当地医院胃镜检查及病理切片确诊为胃癌，并于 2006 年 3 月 28 日行胃癌手术治疗，术后病理示：低分化腺癌。化疗 3 次，但不良反应严重，白细胞下降至 $1.8 \times 10^9/L$ 而终止化疗，2 个月后复查肿瘤指标：CEA、CA125、CA19-9 均大幅升高，锁骨上淋巴结肿大，并出现癌性腹水。乃慕名求诊于常老，症见：消瘦乏力，面色萎黄，纳呆恶心，脘胀腹大，舌质淡黯印齿，苔腻润而根厚，舌下系带粗曲紫黯，脉呈细数弦滑而尺弱。常老认为此属中气虚损、肝胃失和、痰瘀邪毒互结中焦，形成"大实有羸状，至虚有盛候"之重症。病机错杂，病情险恶，故宗"难病取中"之旨，乃拟健脾和胃扶中助运为先务，佐以消瘤导滞之品，以力挽狂澜。药用：炒白术、莪术、猪苓、茯苓各 30g，生薏苡仁 60g，八月札、苏梗、藿香梗各 15g，旋覆花 10g（包煎），川厚朴花 30g，制守宫 4 条，龙葵、白花蛇舌草各 30g，半枝莲 60g，刺猬皮 15g，鸡内金 15g，生甘草 10g。7 剂后复诊，患者喜告脘腹痞胀显著好转，饮食转香，乃去旋覆花，加藤梨根 60g，续进 7 剂。三诊后则脘腹胀满消失，纳食大增，察其神色脉舌均有明显好转，B 超复查腹水消退大半。患者信心倍增，此后以上方为基础予以不断扶正，随证施治，伺机重投抗癌之品而持续治疗半年，体重增加至 65kg，饮食起居一如常人，复查肿瘤指标 CEA、CA125、CA19-9 等均在正常范围。

（三）对常青教授治疗胃病经验的学习继承与实践创新

近年来笔者学习继承常青教授治疗慢性萎缩性胃炎与胃癌前病变的经验，通过实践探索，治疗了不少慢性萎缩性胃炎及胃癌前病变患者，取得了一定的疗效，肤浅地体会如下，请老师们斧正。

1. 病机错杂，多法并使

慢性萎缩性胃炎及胃癌前病变就其病机而言，本虚标实是其根本特点，病变在胃，但与肝脾关系甚为密切，脾胃亏虚，气机升降失调，燥湿失宜是本，气滞、湿热、瘀血、浊毒等病理变化是标，这些病理变化直接导致或加重胃黏膜病变，且中虚之本与痰湿、热毒、气滞、血瘀之标互为因果，常相兼错杂。又因本病病程较长，患者饮食起居、七情劳逸与时令气候变化多端，患者体质不同，又常兼其他病症，使得临床治疗本病时，病机更加复杂多变，因此运用病证结合的方法诊治胃癌前病变，把握贯穿疾病全过程的基本矛盾，确立治疗的基本原则和方法以后，当抓住疾病的主要矛盾，标本同治，这是取得良好疗效的重要前提。

针对中虚为本，痰湿、热毒、气滞、血瘀为标，病机错杂，标本相兼的病机特点，通过临床实践，结合常青教授经验，自拟疏中汤一方，由绞股蓝 30g、百合 30g、生甘草 10g、厚朴花 30g、炒枳壳 15 ~ 30g、莪术 30g、蒲公英 30g、海螵蛸 30g、仙鹤草 30 ~ 60g、炒鸡内金 15g 组成，作为治疗的基本方。方中绞股蓝既能补气养阴，健脾养心，安和五脏，又理气和中，活血行滞，化痰利湿，解毒抗癌，攻补兼能，具燥湿相济之功，与慢性萎缩性胃炎及胃癌前病变的病机甚合，为方中君药，是一味不可多得的专病专药，且性质平和，药源广泛，价廉物美。《本草经疏》谓百合"甘能补中，清热则气生，故补中益气也"，故用百合、生甘草助绞股蓝补脾胃气阴。厚朴花、炒枳壳、仙鹤草行气和胃，化浊导滞，炒鸡内金、莪术、炒枳壳消导开胃，蒲公英、海螵蛸、仙鹤草解毒健胃。其中仙鹤草，《百草镜》谓："下气活血，理百病，散痞满；跌扑吐血，血崩，痢，肠风下血。"《本草纲目拾遗》记载曰："葛祖方：消宿食，散中满，下气，疗吐血各病，翻胃噎膈，疟疾，喉痹，闪挫，肠风下血，崩痢，食积，黄白疸，疔肿痈疽，肺痈，乳痈，痔肿。"仙鹤草补虚强壮而不腻，又有收敛止血、解毒杀虫、活血化浊、消食消痞的作用，为笔者治疗胃肠疾病习用的良药。《本草新编》指出："蒲公英亦泻胃火之药，但其气甚平，既能泻火，又不损土，可以长服久服而无碍。"《本草纲目》谓："乌须发，壮筋骨。"《医林纂要》认为："补脾和胃，泻火，通乳汁，治噎膈。"《随息居饮食谱》记载说："清肺，利嗽化痰，散结消痈，养阴凉血，舒筋固齿，通乳益精。"蒲公英清胃泻火而不伤胃，解毒利湿，散结消痈，祛邪而兼有养阴补肾、补脾健胃之功，经恰当配伍，便是治疗胃病的良药，大便溏薄者，可以白花蛇舌草或白英代替蒲公英。全方熔补虚养中、理气化浊、清热解毒、化瘀散结、消食导滞诸法于一炉，标本兼治，多法并使。临证时当区别标本缓急，邪正盛衰，明辨脾胃亏虚与气滞、湿热、瘀血、浊毒的侧重与夹杂，加减用药，多收良效。

　　以脾胃虚弱证的治疗为例，正如《临证指南医案》所说："盖胃为戊土，脾属己土，戊阳己阴，阴阳之性有别也。""太阴湿土，得阳始运，阳明燥土，得阴自安，以脾喜刚燥，胃喜柔润故也。"《医经余论》也云："况脾之湿，每赖胃阳以运之；胃之燥，又借脾阴以和之。"用药时谨遵《金匮翼》"土具冲和之德，而为生物之本。冲和者，不燥不湿，不冷不热，乃能化生万物，是以湿土宜燥，燥土宜润，使归于平也"之旨，补脾不伤胃阴，养胃不碍脾运，常以气阴双补法为基础，使燥湿相济。对于脾胃气虚证、脾胃阳虚证，我在补气温阳运脾法的基础上，常佐以怀山药、百合、枫斗一二味，使阴中求阳，精中生气。对于胃阴亏虚证，我在益阴养胃法的前提下，每加用太子参及少量苍术，以补气运脾，或加用少量干姜，以助阴药的运化，俾阳中求阴，气中生精。

　　再如肝胃郁滞证，加香橼皮15g、佛手15g；胀痛明显，气滞甚者，酌加八月札 30g、玫瑰花 10g、柴胡 10g 等行气疏肝之品；胃中灼热，心烦焦躁，属肝郁化火，肝胃郁热者，用黄连 10g 配吴茱萸 5g，酌加焦栀子 15g、白蒺藜 15g、木蝴蝶 15g、黄芩 10g 清肝泻火。对于湿浊内蕴证，百合易为藿香、佩兰各 15g，加茯苓 30g、制半夏 15g、生薏苡仁 30～60g；口苦、口气秽浊、舌红苔黄腻者，多为湿热内蕴证，加茵陈 30g、黄芩 15g、黄连 10g、吴茱萸 3g；苔黄腻，便溏薄者，加半夏 15g、干姜 10g、黄芩 15g、黄连 10g 辛开苦降；舌质黯滞或青紫或有瘀斑而苔腻者，为浊瘀内蕴证，加赤芍 15g、刘寄奴 15g、丹参 30g；大便艰涩或黏腻不爽，加瓜蒌皮 10～15g。

病案举例：某患者，女，43 岁。幼年曾患病毒性心肌炎，劳累或感冒后易心悸胸闷，出现早搏（期前收缩）。近 2 年来情怀抑郁，饮食寒温失节，渐致胃脘胀满 1 年，近因练瑜伽后空腹食大苹果 2 个，胃脘部胀满不适加重，口气重浊，口苦，脘腹部畏寒。平时大便常秘，月经量少不畅，面色不华，苔黄腻根厚，舌质淡，舌体瘦薄，脉沉细。胃镜诊断为慢性萎缩性胃窦炎。病理示：胃窦黏膜萎缩伴轻度肠上皮化生。从病史及症状分析，可知患者素体心肾阳虚，因七情所伤，饮食失节，以致肝胃不和，湿热中阻，脾胃升降失司，胃病、便秘乃生；气血亏虚，肝郁血滞，而致冲任失养，月经不调由作。病变脏腑涉及心、肾、肝、胃与大肠，病理因素包括虚、寒、湿、热、瘀、气滞、食积，治疗必须一方多法，以虚实兼顾，寒热相适，升降相应，刚柔相济，动静相合，气血兼理。处方：绞股蓝 30g，百合 30g，生甘草 10g，厚朴花 30g，八月札 30g，莪术 30g，蒲公英 30g，海螵蛸 30g，白花蛇舌草 30g，炒鸡内金 15g，茵陈 30g，藿香 15g，黄连 5g，吴茱萸 5g，制附子 6g，干姜 6g，锁阳 30g，苁蓉 15g，瓜蒌皮 15g，当归 15g，益母草 30g。服药 7 剂后复诊，胃脘部胀满不适明显改善，口气已清，口苦减，脘腹部畏寒已瘥，大便得通，苔转薄黄。前方出入，调治 1 年半，胃镜复查诊断为慢性浅表性胃窦炎。

2. 数病相兼，取中为先

慢性萎缩性胃炎及胃癌前病变是消化系统的疑难杂症之一，病灶在胃，以脾胃亏虚为本，治疗的重点自然在调理中州脾胃。李东垣在《脾胃论》中云："元气之充足，皆由脾胃之气无所伤，而后能滋养元气。若胃气本弱，饮食自倍，则脾胃之气既伤，而元气亦不能充，而诸病之所由也。"临床上慢性萎缩性胃炎及胃癌前病变患者，常可兼有或易于并发其他脏器或系统的疑难病症，若单纯治疗其他脏器或系统的疾病，往往因为脾胃不和，升降无力，运化不及，难以取得良好效果，而且可能损伤胃气，加重胃病。

疑难杂症治疗之难，一在气血阴阳的难以恢复，二在气机升降出入失调之难以复常，而中焦脾胃是气血生化之源，气机升降出入之枢，"胃气强，则五脏俱盛；胃气弱，则五脏俱衰"（《医门法律·先哲格言》），"凡欲察病者，必须先察胃气；凡欲治病者，必须常顾胃气。胃气无损，诸可无虑""是可知土为万物之源，胃气为养生之主；胃强则强，胃弱则衰；有胃则生，无胃则死。是以养生家必当以脾胃为先，而凡脾胃受伤之处，所不可不察也"（《景岳全书》）。《慎斋遗书》曰："万物从土而生，亦从土而归，补肾不若补脾，此治之谓也。治病不愈，寻到脾胃而愈者甚多。"彭子益先生在《圆运动的古中医学·古方上篇》中说得好，曰："人身分上下左右中五部。上部之气，由右下降。下部之气，由左上升。中气居中，以旋转升降。整个的圆运动圆是为无病之人……中轴的旋转停顿，四维的升降倒作，圆运动成了不运动。故上下左右俱病……中土运动，是为升降。脾胃秉土气，故脾经病则不升，胃经病则不降。"因此，在临床上治疗其他脏器、系统的疑难杂症时，若患者兼有胃病，我常常宗常青教授"难病取中法"，从培补中州、调理脾胃入手，多可收到一定效果。

病案举例：某患者，女，50岁。因口干目干，经西医诊断为干燥综合征。患者母因胃癌去世，自己患有慢性萎缩性胃炎多年未愈，心情紧张。几年来尿路感染反复发作，去年因甲状腺结节手术，术后并发甲状腺功能减退，用优甲乐治疗。初诊：口干目干，胃脘不适，有时小便失约，面色灰暗无华，失眠紧张，舌质淡白，舌体瘦薄，苔薄白，脉细弦。检查血示：抗SSA（+）、SSA（+），IgA、IgG、IgM均超过正常范围。当时考虑为脾肾虚寒，气阴不足，肝气郁滞，兼燥毒瘀结为患，拟用难病取中法。处方：生晒参15g，干石斛15g，生甘草10g，百合30g，北沙参30g，厚朴花30g，八月札30g，莪术30g，白花蛇舌草30g，海螵蛸30g，仙鹤草30g，巴戟天20g，淫羊藿30g，桑螵蛸15g，荆芥10g，防风10g。本方温而不燥、补而不滞、滋而不腻，在疏中汤调理脾胃、调和肝脾的基础上，培补阴阳，补益肾元，并加风中润药荆芥、防风，一则可升发脾胃清阳，疏理肝气，二则因干燥综合征为自身免疫性疾病，燥毒瘀结是其病理因素的重要一面，少佐风药，配合活血化瘀的莪术以调节免疫功能。仙鹤草又名脱力草，功能益气健脾，补虚解毒，也能"下气和血，理百病，散痞满"（《百草镜》），与白花蛇舌草配伍对于胃病，为攻补兼施、攻而不峻、补而不腻的良药，在此，也取其解燥毒之功。服药 7 剂后，胃脘不适、小便失约、失眠紧张均有改善。前方出入，调治 1 年，症状基本缓解，面色改善，尿路感染复发明显减少。复查血示：抗 SSA（−）、SSA（−），IgA、IgG、IgM 均在正常范围。

3. 调节升降，健运中气

先贤彭子益在《圆运动的古中医学·古方上篇》言："人身之气，乃升降运动息息皆圆之体。""人身中气如轴，四维如轮，轴运轮行，轮运轴灵。中医之法，运轴以行轮之法，运轮以复轴之法，轴轮并之法而已。""凡病愈的结果，在四维升降，而中气复原。中气复原，生命乃能复原。古方之有补中药者，直接补中之法。无补中药者，皆调理四维之升降，以复中气之法。"这些独到见解对中医临床治疗许多疑难杂症有很大的指导意义。例如慢性萎缩性胃炎及胃癌前病变就其病机而言，本虚标实是其根本特点。脾胃亏虚，气机升降失调，燥湿失宜是本，气滞、湿热、瘀血、浊毒等病理变化是标，这些病理变化直接导致或加重胃黏膜病变，且中虚之本与痰湿、热毒、气滞、血瘀之标互为因果，且常相兼错杂，这为治疗带来了较多的难度，有时按寻常辨证论治方法难以取效。经过学习和临床探索，觉得《圆运动的古中医学》对本病的治疗，有较多的启迪，结合常青教授经验，参考《圆运动的古中医学》之理，采用调节升降、健运中气之法治疗慢性萎缩性胃炎及胃癌前病变常常可能别开生面。

（1）升降四维，以复中气

脏腑相关，气化相通，本病病灶在胃，但与其他脏腑也密切相关，因此治疗慢性萎缩性胃炎及胃癌前病变，尤其当调理脾胃，从中焦论治，难以取效时，就应当重视运轮以复轴之法或轴轮并运之法，注重整体上恢复人体圆运动，以达到良好疗效。

《圆运动的古中医学》多次强调说："人身中气旋转，则四维升降。四维升降，则中气旋转。"为我们从肝、肺、胆、肾等脏腑治疗本病提供了诸多思路和启发。例如，"肝木应乎春气，温暖则升""肝经木气者，生气也。温暖滋润，则生气充足，条达上升，而化心火。如不温暖滋润，则肝阳下陷，生气下郁，而病寒焉"（《圆运动的古中医学·古方上篇》）。临床所见慢性萎缩性胃炎及胃癌前病变也有肝气虚寒，生气不足，木不疏土所致者，表现为脘腹冷痛里急，痛引两胁，症状可以后半夜或清晨为甚，脉象虚大，或细微。可参考当归生姜羊肉汤之理，温补肝经，使其上升，即是调理四维之升降，以复中气之法，此运轮复轴之法。

"肺金应乎秋气，清凉则降"。若中虚不运，肺气偏燥，肺液亏虚，肺燥气逆，收令不行，而致胃失和降者，症见脘腹灼痛，呕恶气逆，常可伴见咽喉不利，或干咳上气，脉象虚而涩。可参考麦门冬汤之理，以中气药辅肺金之药，补土以生金，肺金凉降，以生中气，此轴轮并运之法。

又如慢性萎缩性胃炎及胃癌前病变，若表现为虚劳里急，脘腹疼痛，伴有手足心烦热、咽干口燥、寐劣多梦或梦中失精、四肢酸痛等症。"此病全由胆经甲木不降，克伤中气，相火上逆，烧灼肺液，腠理瘀塞而起"。可用小建中汤治疗，"故方中重用芍药，以降甲木敛相火而通腠理。重用饴糖，以养津液。并用炙草、姜、枣以补中气而调荣卫。甲木乙木本是一气。甲降则乙升，故重用芍药以降甲木，轻用桂枝以升乙木。木调土运，肺降津生，火降归根，中气转旺。经气之升降既复，木不克土。脾胃气和，饮食加增，气血充足，故虚劳诸病皆愈""建中气必降胆木，四维升降则中气旋转，中气生于相火也。此轴轮并运之法"（《圆运动的古中医学·古方上篇》）。

"造化之气，春木主升，秋金主降。木升生火，火气又随秋金而降入水中，金降生水，水气又随春木而交入火内。木升金降，火水交济，四维既圆，中气自旺。人与造化同气，无病之人的气化，即是一个肾气丸"（《圆运动的古中医学·古方上篇》）。若先天不足，素体肾虚，或慢性萎缩性胃炎及胃癌前病变久病及肾，表现为脘腹疼痛绵绵，饮食衰少，腰酸背痛，头晕耳鸣，小便频多，或小便不利，面色晦暗，褐斑布发，女子月经不调，男子性功能障碍，脉象两尺沉虚细微。此肾中水火不足，不能养木。木气失根，郁而不舒，疏泄失司。可用肾气丸治疗。"中气为生命之主，肾气为中气之根也"。服此方后，"水中火足，则生木气。水中有气，则木气上升。木气上升，则疏泄自调"。如此则四维升降复旧，中气旋转因而照常，此运轮复轴之法。

（2）降金升木，旋转中气

在四维升降中，尤其肝木主升，肺金主降，对脾胃的升降及全身气机的升降、阴阳的协调功能有重要的影响。升降四维，以复中气，关键在于金降木升，中气旋转。如先贤彭子益在《圆运动的古中医学·古方下篇》

关于"薯蓣丸证治推论的意义"中说："虚劳之病，其初皆由木气之妄动，其后皆成于金气之不收。盖金收则水藏，金收则甲木下降，金收则相火归根。相火归根，则水气温暖，乙木温和。只生心火，不生风气。甲降乙升，土气松和，中气旋转，各经升降之气，自然调和。诸病自然消灭……此病此方，于中气旋转、阴阳升降、五行六气、一气回环的圆运动，可以概括。苟深思而明之，虚劳诸病全解决矣。"又曰："水火交济则人生，水火分离则人死。分离少者则病轻，分离多者则病重。虚劳之病，水火分离。此方则有金木与中土之法，而无水火之法何也。缘肺金下降则生水，胆木下降则生火。故此方只有金木与中气之法，水火之法即在其中。"实为至理，别开洞天，临床治疗寒热错杂，多脏多腑俱病，升降出入失调，诸多疾病夹杂的疑难杂病，每宗彭子之理，从肝木肺金与中土中求之，可以执简就繁，使人体一气回环的圆运动复常，千变万化的病症常得以缓解改善，恒多取效。

病案举例：孟某，女，56岁。七情内伤，长期郁闷悲忧，患慢性萎缩性胃窦炎伴轻度肠上皮化生已多年，近两年因子宫多发肌瘤、乳腺纤维瘤、甲状腺结节而行手术3次，体质甚差。初诊时诉多年来情怀抑郁，长期失眠，疲乏无力，心慌心悸，头昏耳鸣，乍寒乍热，畏寒怕冷，胸闷太息，胃脘痞闷，纳钝腹冷，口干口苦，大便溏薄。稍用凉药，则胃脘痞闷与纳钝腹冷加重，稍用补药，则口中黏腻，胃脘胀满。面色不华，精神倦怠。苔薄黄腻根稍厚，舌质黯红，脉弦细。处方：巴戟天20g，补骨脂30g，生甘草10g，山茱萸15g，怀山药30g，炒酸枣仁30g，厚朴花30g，八月札30g，莪术30g，白花蛇舌草30g，海螵蛸30g，仙鹤草30g，茵陈30g，藿香15g，龟板15g，鳖甲15g，生龙骨、生牡蛎各30g，沙参30g，麦冬15g，桑叶15g，薄荷10g。

按：从病史及症状分析，患者因七情所伤，日久肝肾亏虚，肾中水火不足，不能养木。木气失根，郁而不舒，故疲乏无力。气郁痰凝瘀滞，则子宫多发肌瘤、乳腺纤维瘤、甲状腺结节由作。疏泄失司，木不疏土，则胸闷太息，胃脘痞闷，纳钝腹冷，畏寒怕冷，大便溏薄，而致慢性萎缩性胃窦炎伴轻度肠上皮化生发生。木气虚陷，左升不及，心失所养，则心慌心悸，长期失眠。左升不及，以致胆木肺金右降不及，相火不能右降归藏于肾，所以口干口苦，头昏耳鸣。左升右降失司，下寒上热，故乍寒乍热，口干口苦与腹冷便溏同见。四维升降则中气旋转，今肝、肾、心、肺俱病，中气旋转不利，土气亏虚则生湿，湿郁日久则化热，于是中气更虚，升降更滞，而见胃脘痞闷、口干口苦、口中黏腻、苔薄黄腻根厚等症，病机虚实寒热错杂，故用凉药，则肝肾更虚，下寒更甚，用补药，则湿热相火更炽。

今患者五脏皆病，虚实寒热错杂，四维升降失调，治疗当用温升左方，凉降右方，佐以养中化浊之法，以运轮复轴，轴轮并运。方用巴戟天、补骨脂、山茱萸补肝肾上升之阳，炒酸枣仁养肝阴，补益木气以助其升发条达，龟板、鳖甲、生龙骨、生牡蛎补肺胆下降之阴，重用怀山药、沙参、麦冬以益肺阴而助降令，补肺金之气以助收敛而平风气，生甘草补中气，薄荷、桑叶疏肺气之滞，厚朴花、八月札、莪术、白花蛇舌草、海螵蛸、仙鹤草、茵陈、藿香降胆肺胃之气，并化浊开结。服药7剂，症情有所改善，守法出入，调治1年，诸症渐瘥，精力体质显著改善，胃镜复查：慢性浅表性胃窦炎。

四、小结

常青教授具有深厚的中医理论基础和耽嗜典籍的学术修养，其学术渊源遥承张仲景，对各家学说颇有研究，尤其对张景岳学术思想和绍派伤寒的研究较深，并在实践中不断继承和创新。

常青教授具有独到的学术思想，其病证结合，衷中参西究病机；三因制宜，临证善用化湿法；难病取中，疗疾以胃气为本；妇科血证，塞流重化瘀止血等学术观点，对临床具有较大的指导意义。

常青教授从事中医临床工作约50年，对癥瘤顽疾、内科杂病及妇科疾病之诊治积累了丰富的临床经验。多年来，常青教授通过深究病机，在把握疾病基本病机的前提下，坚持辨证论治、对症治疗、标本兼顾等病证症结合论治的方法，对慢性萎缩性胃炎及胃癌前病变的诊治取得了较好的疗效。常青教授经过多年的探索，在诊治中晚期胃癌时，积累了较为丰富的经验，逐步形成了"调理脾胃，难病取中""谨识标本，扶正抗癌""防治未病，防移抗复"相结合的诊疗特色。

笔者有幸学习继承常青教授治疗慢性萎缩性胃炎与胃癌前病变的经验，通过实践探索，摸索出"病机错杂，多法并使""调节升降，健运中气"等治慢性萎缩性胃炎及胃癌前病变的方法，并取得了一定的临床疗效。

（本文系童舜华优秀结业论文）

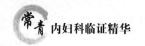

常青"难病取中"法治疗癌症经验

常胜

指导：常青

常青主任中医师系全国第四、第五批老中医药专家学术经验继承工作指导老师、浙江省名中医、浙江中医药大学兼职教授、国家中医药管理局常青全国名老中医药专家传承工作室导师。"难病取中"法是常老在长期的医疗实践中，以四大经典为基础结合"绍派伤寒"理论，而提炼出的应对疑难病症的治疗方法。此法主要针对在治疗诊断不明且不能确定何脏何腑或气血津液哪个方面失常的疑难病、罕怪病，以及病情复杂、涉及全身多脏器的重危症、难治病时，可以首先考虑从恢复、保护和增强中焦脾胃功能入手，通过调升降以畅气血，强生化以扶正气，从而实现治中州而达四旁的目的，"难病取中法"作为"敲门砖"是使疑难重症得到逐步救治的一种独特思路和临床途径。现就其在癌症治疗中的运用探析如下。

一、难病取中法特色探析

1. 辨证扶正，不离取中

癌症的发生离不开正气的亏虚，此为癌症形成的决定因素，因此癌症治疗的关键在于扶正。但癌症属于病程长，病机复杂的重难症，其正气的亏虚往往不局限于一脏一腑，或单纯为气虚、阳虚、阴虚、血虚之一端。若简单地针对气血阴阳进行调补往往还有碍邪之弊，故常老在癌症的扶正治疗中，一方面依辨证所得运用针对性的扶正药物调补，另一方面同时采用"难病取中"之法，着力调整中焦脾胃运化功能，促使气血的化生，从整体上补充正气之不足，从而提高癌症患者的抗癌能力。而对于晚期垂危患者，常老更强调"有胃气则生，无胃气则死"，进一步突出脾胃在扶正治疗中之独特地位。通过健运脾胃，并配合精当的抗癌消瘤，往往能力挽狂澜，创造奇迹！具体用药上则强调，补脾主要在健脾运，所以喜以焦白术运脾燥湿为主药，配生晒参、生甘草之类增强益气之功的同时又兼生津清热之效，并可兼制焦白术温燥伤津之弊；益胃则注重补胃阴，所以常用鲜石斛、麦冬等甘寒养阴之品为主配广藿香、紫苏梗、川厚朴花、生薏苡仁、绵茵陈等健运化湿之药，使润胃而不至于助湿。

2. 顾护脾胃，药中肯綮

常老认为癌症乃病情复杂、癌毒深痼之证，治疗癌症患者尤其是带瘤生存患者，必须使用大方重剂，正邪兼顾，标本同治，全方位调整人体正气，重拳攻击癌毒邪气，方有望挽狂澜于既倒，使患者转危为安。但大剂量药物，尤其是寒性清热药、虫类药、金石类药物都对脾胃有较大影响，故而治疗中需时刻考虑脾胃的承受能力。除了辨证精准，把握好剂量，选择对脾胃影响较小的抗癌药物外，常老还经常再酌策健脾安胃之药，如老苏梗、川厚朴花、佛手片、海螵蛸、八月札、蒲公英等调护脾胃，以增强中焦运化之能力，保证药物发挥最大功效。

3. 调胃安中，正复瘤消

绍兴地处我国东部沿海经济发达地区，生活相对富裕，故家中有人一旦得了癌症，不管从治病还是尽孝角度，家属常给予多种保健补品，包括人参、冬虫夏草、大鱼大肉等。由于缺乏专业知识，盲从人言或轻信广告，往往非但未能达到补正的目的，还使得中焦脾胃负担加重，重者超过脾胃运化能力，导致饮食积滞胃肠，更有甚者还会"补"了肿瘤。正因如此，故来诊患者中多有舌苔厚腻，甚者化热黄燥者。更有癌症初安，因补不得法反而迅速加重者。常老认为食积部位为胃肠，属六腑范围，故而强调"以通为用"，夫积已成则需消积，消即是补，临床上消积则以焦三仙为首选，同时也常用炒鸡内金，因其不仅具消食之力，同时还有消除癌积之效。

4. 运脾化湿，祛浊灭毒

中医讲究"三因制宜"，常老认为治疗癌症尤当重视"三因"辨证（因地、因时、因人）。夫江南绍兴地区具有自己鲜明的地域特征：河网密布，水汽氤氲，导致浙东越人常有痰湿偏重的体质特征。正基于此，自明代张介宾、俞根初以降形成的"绍派伤寒"学说特别重视除湿之窍。我们观察吾绍癌症患者，普遍存在夹湿情况，印之则为口淡乏味或口苦，纳食不馨，舌淡黯，胖而印齿，苔白腻或黄腻，脉濡。湿邪内应于脾，治湿离不开健脾，芳香化湿与健脾燥湿是常老临床中常用的除湿之法，前者如藿香、佩兰、豆蔻、茵陈，后者如苍术、白术，若湿郁生热则多用茵陈、青蒿、黄芩等分消走泄，清利湿热。常老认为运脾化湿，减浊灭毒，乃挽救癌症重

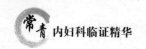

危复杂局面的"敲门砖"。在此基础上，方能进一步妥善实施国医大师何任先师所授"不断扶正，伺机抗癌，随证施治"之策，从而力争转危为安，实现长期带瘤生存者甚众矣。

二、验案举例

王某，男，62岁，诸暨市枫桥镇人，2009年9月12日来诊。患者在沪上某三甲医院住院诊断为肝癌晚期，因不耐手术等治疗，乃回绍求治于常老，当时患者面色苍黄，极度消瘦，乏力不堪，口干口苦，尿黄量少，大便溏薄，肚腹膨大，肝脏肋下三指，压痛（＋），舌黯红，苔黄腻而干，舌下静脉紫黯曲张，脉沉弦细滑数而尺弱。B超示肝内肿块8cm×11cm，中等量腹水。病机错杂，治疗棘手，乃宗"有胃则生，无胃则亡"之旨，先以"难病取中"之法，以救胃气，振中州，夺生机，进而扶正抗癌。处方：苏梗、藿香梗各15g，川厚朴花10g，云茯苓15g，焦白术60g，垂盆草30g，虎杖15g，大腹皮10g，车前子30g，半枝莲60g，原三七15g，炒鸡内金24g，焦三仙（焦山楂、焦神曲、焦麦芽）各15g，生甘草10g。患者服上方7剂后，家属喜告患者日趋好转，尤其是纳食转旺，乏力减轻，面色转润，二便通畅而腹胀显减。此乃胃气来复，药食可进，中州显复，已有病入坦途之望。二诊则予原方基础上加重抗癌灭毒之品，重用猫人参120g，加荷包草、白头翁、平地木、莪术、绞股蓝各30g，调整原三七、虎杖为各30g。以后沿用上方加减叠进60剂后，患者自觉日趋好转，纳便爽畅，神态复常，并能下床活动。复查B超腹水消失，各项主要肿瘤指标均在正常范围。而后叠进原旨化裁，坚持断续服药3年余，已能下地劳动，至今安好。获得了带瘤生存、临床治愈5年余的良好效果。

按语：该例患者为临床上肝癌晚期重危症，呈"大实有赢状，至虚有盛候"之象，病机错杂，治疗棘手，若一味攻癌则必伤胃气以致元气更衰，生机更枯，乃至适得其反；若大剂补元则碍胃遏脾必伤气机乃至癌毒更虐；若纵然攻补兼施，则也难寻针对病机的"敲门之砖"，故唯抓住健运脾胃为契机与先务，方能找到针对病机之切入点。常老谙熟江南"绍派伤寒"真谛，先以调胃气，运中州，投以轻灵之剂，促进胃气来复，正气转旺，病入坦途而方有伺机抗癌灭毒之望。一诊方中苏梗、藿香梗、川厚朴花、茯苓芳香化浊，和胃祛浊；重用白术、炒鸡内金、焦三仙健脾醒胃；半枝莲、垂盆草、车前子、大腹皮排浊解毒，护肝抑癌；

原三七、虎杖活血化瘀消瘤；生甘草和中并调和诸药。全方共奏救胃运脾、振奋中州、排毒护肝、扶正抗癌之功。二诊继而调整剂量，并加重抗癌消瘤和活血化瘀之品（猫人参 120g、原三七 30g 为常老习用之抗癌解毒、活血化瘀之药对经验），从而获得带瘤生存并临床治愈之满意疗效。实乃"难病取中"法运用之肯綮。

（本文发表于 2015 年《中医杂志》）

常青诊治胃癌前病变的经验

常胜　祝炳军
指导：常青

　　胃癌是我国最常见的恶性肿瘤之一，每年死于此病者超过 16 万人，约占全部肿瘤死亡者的 1/5。研究表明，胃癌的发生是一个涉及多基因改变的多步骤过程。在发生恶性肿瘤之前常经历持续多年的癌前病变，目前一致认可的模式为：慢性萎缩性胃炎→胃黏膜肠上皮化生→胃黏膜不典型增生→胃癌。癌前病变是病理概念，包括肠上皮化生、不典型增生或异型增生。慢性萎缩性胃炎是最常见的胃癌前状态，在胃癌中高发区慢性萎缩性胃炎患病率显著增高。全国名老中医药专家学术经验继承工作指导老师常青教授十分强调治未病，认为及早识别和积极防治胃癌前病变，阻断其向胃癌发展，是防治胃癌，减少其发病率，降低胃癌死亡率的较为行之有效的方法，具有重要的现实意义。尤其是中医药治疗慢性萎缩性胃炎伴肠上皮化生及异型增生，逆转胃癌前病变是预防胃癌发生的有效措施。常青教授经过多年的临床研究和实践，在治疗胃癌前病变方面形成了独到的见解，产生了良好的疗效。笔者有幸侍诊，现就其临证经验介绍如下。

1. 病因病机

　　胃癌前病变属于中医学"痞证""胃脘痛""痞满""嘈杂""反酸""嗳气"等范畴。主要表现为胃脘痞满胀痛，常伴纳钝、泛恶、嘈杂等症。病因多由饮食劳倦，损伤脾胃；或因肝郁气滞，胃失和降；或因外感湿热、内伤脾胃，内外合邪，浊瘀中阻；或因素体脾胃不足，病后日久伤正，致胃阴亏虚、脾阳不足，终致胃虚失养，气郁、湿阻、瘀滞而胃络阻滞、气血不畅、胃失濡养，胃黏膜变薄、苍白，胃壁蠕动减弱，腺体萎缩，黏膜下血管显露，从而发生胃癌前病变。常青教授认为胃癌前病变的脏腑主要涉及肝、胃、脾，病变的基础是脾胃虚弱，病理产物是湿浊、瘀血，病理因素主要是虚（包括阴虚和阳虚）、瘀、浊（痰浊、湿浊）、气（滞），各种因素常相兼错杂，形成本虚标实、虚实夹杂之势，这也是疾病演化发展，形成恶性循环，病情加重，从而癌变的原因所在。因此分清标本缓急，区别邪正虚实而施治，是治疗胃癌前病变的关键。

2. 辨证分型

（1）肝胃不和型

胃属土，肝属木，在生理状况下，木克土，为肝主疏泄，以助胃气和降。在病理情况下，无论肝病或胃病，均可出现肝胃不和，所谓"木不疏土""土壅木郁"的状况。症见：胃脘痞闷或胀满，脘痛连及胁肋，胸闷太息，嗳气腹胀，泛酸嘈杂，纳钝心烦，苔薄白，脉弦。常青教授认为肝胃不和证的治疗重点在疏肝，正如《素问·宝命全形论》所云："土得木而达。"常用药物为：柴胡、八月札、川厚朴花、甘松、代代花、蒲公英、海螵蛸、白花蛇舌草、生甘草、炒鸡内金、炒谷芽、炒麦芽等。其中柴胡、八月札、川厚朴花、代代花疏肝理气，解郁醒脾，药性平和，忌刚用柔，理气而不辛燥，行气而不耗气，蒲公英、白花蛇舌草、海螵蛸清热解毒，健胃护膜，炒鸡内金、炒谷芽、炒麦芽开胃助消化。

（2）湿浊中阻型

脾胃属土，其性畏湿，易为湿邪所伤。饮食劳倦均可使脾胃纳运失司、腐熟和运化水谷之功能失调，出现水反为湿，谷反为滞的病理现象。湿浊中阻，日久不但可郁而化热，形成湿热，也可因湿浊留滞，气血不宣，胃络不畅，瘀血停滞，形成浊瘀交结之象。症见：胃脘痞满，胸闷纳呆，泛恶吞酸，大便溏薄，苔黄腻，舌黯红，脉弦滑。常青教授认为湿浊中阻证的治疗当以芳香化浊为主，佐以宣畅气机，兼有瘀象时，还需佐以活血化瘀。常用药物为：苏梗、藿香梗或藿香、佩兰，以及茵陈、生薏苡仁、川厚朴花、代代花、甘松、川贝母、象贝母、蒲公英、海螵蛸、白花蛇舌草、黄连、吴茱萸、炒鸡内金、炒谷芽、炒麦芽等。其中苏梗、藿香梗、佩兰、茵陈、生薏苡仁、甘松芳香化浊，淡渗利湿，又可宣畅三焦气机，且药性平和，为治疗湿郁习用良药，佐以川贝母、象贝母、川厚朴花、代代花以化痰散结，行气和胃，更以黄连、吴茱萸相配，辛开苦降，调和肝胃，并以蒲公英、海螵蛸、白花蛇舌草等健胃防癌护膜。

（3）胃阴亏虚型

胃为阳土，喜润恶燥。胃病日久，气郁化火可以灼伤胃阴；湿热久羁也可损伤胃阴；若用药苦燥辛香太过，也可戕伤胃阴。症见：胃脘隐痛，嘈杂，纳钝，便干，口燥，舌红少苔，脉细数。常青教授认为滋阴润燥以养胃是治疗此型的重点。常用药物为：生地黄、枫斗、怀山药、北沙参、厚朴花、代代花、甘草、白花蛇舌草、蒲公英、海螵蛸、炒鸡内金、炒谷芽、炒麦芽。其中生地黄、枫斗、怀山药、北沙参滋阴养胃为主要药物，佐以厚朴花、代代花、炒鸡内金、炒谷芽、炒麦芽等理气和中，蒲公英、海螵蛸、白花蛇舌草清热健胃，保护胃黏膜。

（4）脾胃阳虚型

脾宜升则健，胃宜降则和。脾胃升降相谐，燥湿相济。若脾失健运，清阳不升，则胃之腐熟和降失司，反之，若胃失和降，必然也影响脾气之升发。胃癌前病变病程长，久病必虚，久病多虚，而脾胃阳虚也是较常见的类型。对于该型的论治，常青教授认为病位虽在胃，而病机重点在脾，治疗当健脾为主，佐以和胃。常用药物为：制附子、焦白术、茯苓、仙鹤草、制半夏、苏梗、藿香梗、车前草、海螵蛸、藤梨根、炒鸡内金、生薏苡仁等。方中制附子、焦白术、茯苓、车前草、仙鹤草、生薏苡仁温补脾阳，健脾化湿，苏梗、藿香梗、制半夏、炒鸡内金等和胃化浊，海螵蛸、藤梨根防癌护膜。

3.病案举例

孙某，男，58岁，2007年5月9日初诊，患者于2个月前因上腹部隐痛伴嗳气、食欲减退和乏力消瘦，在当地医院行胃镜检查及病理切片，诊断为慢性萎缩性胃炎伴肠化，Hp 阳性，经西药阿莫西林及法莫替丁等口服治疗，症状仍无改善，检查血肿瘤指标，发现铁蛋白和 CA19-9 分别超标 20U 和 35U，因畏于手术治疗，乃慕名至常老处求诊。症见：面色暗黄，神情焦虑，脘痞口苦，嗳气吞酸，纳呆乏力，舌质黯红乏津，苔薄腻，脉弦细，锁骨上未及淋巴结肿大。乃从胃癌前病变之肝胃不和、胃阴亏损、痰瘀凝阻论治，以截断癌变之势。药用：八月札、川厚朴花、海螵蛸、莪术、白术各 30g，川黄连 6g，吴茱萸 3g，蒲公英、白花蛇舌草各 30g，干石斛、浙贝母各 15g，生晒参、鸡内金、生甘草各 10g。7

剂后复诊：患者喜告脘痞嗳气消失，纳谷有味，病情明显好转，乃去川黄连、吴茱萸，加藤梨根、炒白术各30g，续进。并嘱注意饮食宜忌和避免忧郁气恼。上方连服2个月复查胃镜及病理切片已未见异常，铁蛋白和CA19-9指标亦在正常范围，自觉症状消失，体重增加至58kg，随访年余未见复发而告愈。

（本文发表于2009年《中医杂志》）

常青论治中晚期胃癌经验

常胜

指导：常青

常青主任医师系全国老中医药专家学术经验继承工作指导老师，浙江省名中医，从医40余载，学验俱丰，擅长内妇科疑难病症的治疗，尤对恶性肿瘤具有独到经验，现就常老论治中晚期胃癌临证特色经验总结如下。

1. 善调后天重脾胃，"难病取中"挽重危

常老认为，中晚期胃癌属疑难重症，病机错综复杂，然中虚邪实为其主要病理特点。病程中"积之成也"，往往先由正气不足，而后邪气踞之，邪踞之后则重伤正气，使病情加重、发展，从而形成恶性循环。故其正虚为本，邪实为标。正如《脾胃论》所云："元气之充足皆由脾胃之元气无所伤，而后能滋养元气，若胃气之本弱，饮食自倍，则脾胃之气既伤，而元气亦不能充。"常老指出：正虚当以后天脾胃虚为关键，强调脾胃功能之盛衰对于恶性肿瘤之形成、发展和康复至为重要。若脾胃功能正常，正气强盛而邪不可干，则肿瘤细胞必受抑制；若脾胃虚弱而百病丛生，则肿瘤必然进展或转移。常老临证善用李杲之经典方化裁创新，将补中益气汤、半夏枳术丸等加入其自拟的扶中消瘤方中而随症加减，多收桴鼓之效。临证凡遇各种胃癌转移复发之重危症，亦屡屡以健脾和胃、振奋中州为首务，使许多重症胃癌患者先达到药石可进、六腑为用、五脏乃安之目的，然后才可伺机抗癌，或标本兼顾，或甚者独行，不仅提高了中医治癌的疗效，而且有稳中求速之妙，这一经验简谓为"难

病取中"法。我们体会，许多中晚期胃癌患者，之所以常能使其转危为安，与恰当运用健脾和胃、补中益气、抑肝扶脾、安胃畅腑和扶中消瘤等"难病取中"法密切相关。

2. 抢夺先机"治未病"，截断扭转防转移

常老在长期临证中一直十分强调与推崇"上工不治已病，治未病"之古训，认为为了力求高效防治胃癌，更应立足于"治未病"而统筹始终。常老借张仲景"见肝之病，知肝传脾，当先实脾"之经验，其治疗胃癌临证多以"疏肝和胃、实脾整肠"为先务和要务，这种必先安未受邪之地的经验，是常老贯穿于整个胃癌治疗始终的基本法则，成为截断进展，扭转转移，防控癌痛和力争带癌优质生存的有效措施。

3. 调节五脏安中州，重取阳明"和"为期

常老认为，胃为五脏之本，且"五脏相通，移皆有次"。五脏之邪皆可犯胃致病。若脾运失常，则可致胃的受纳腐熟功能异常，从而出现纳少便溏、恶心呕吐、脘腹痞满等症；如肝气郁结，木不疏土，可致痞满不食等症；若肝气横逆，直犯胃腑，则生脘腹胀满、恶心嗳气和痛连胁背等症；若肾之阴阳失调，又可致中虚失运，或胃燥失纳而胃中灼热、大便秘结，或脾肾阳虚而脘痞便溏等；若肺脏受邪肃降无权，则胃气壅而上逆，可见呕恶、脘胀等症；若心火亢盛，乘于脾胃之位，则生心悸呃噫诸症。可见五脏病变，均可导致胃癌的形成与发展，故常老每以"调五脏，和脾胃"、重取阳明以"和"为期指导用药，从而较好地提高了中晚期胃癌的临床疗效和带癌生存的质量。

4. 辨证审机识标本，扶正抗癌巧定夺

常老每每强调要正确运用"正气内存，邪不可干"和"邪之所凑，其气必虚"的理论，恰当把握正邪的孰轻孰重和孰主孰次。他说：正气之内涵及其作用与现代医学所说的"免疫系统""防御能力"等甚为一致。"正虚邪实"是癌症发生、发展的根本原因，脾胃为后天之本，是扶养正气之基本场所，因此，扶养后天之本至为重要。胃癌发生后，后天之本已损，而正气已虚，邪气更实。故当谨守"有胃气则生，无胃气则死"之旨，始终贯穿"扶正养胃，益气健脾"之大法，无论在胃癌早中晚期或手术、放化疗后，均强调应以坚持扶中和胃为其本，适时祛邪抗癌为其标。至于如何适时抗癌，我们遵循国医大师何任教授的经验，通过临证实践，有两点体会：一是应在早中期胃癌患者或未做过手术及放化疗而正气尚可者，

才可酌投抗癌峻烈之中药；二是应在通过正确扶正，胃气来复、气血较充的前提下，才可适时予以强力抗癌之品，如动物药的壁虎、干蟾皮、蜈蚣、全蝎、穿山甲及蜣螂虫等，植物药的白花蛇舌草、蜀羊泉、龙葵、三叶青、蛇六谷、藤梨根、猫人参、重楼、猫爪草、马钱子、望江南、黄药子、大黄、商陆、半枝莲和红豆杉等，但均应中病中标即止。若须长期服用，则应辨证配伍相须相使等标本同顾、正邪兼理之品。

5. 扶正施补因病异，巧用药对增功力

（1）扶正施补用药经验

治疗胃癌，常老善用"益气健脾、养胃扶中"之药，以此贯穿治疗始终，如生晒参、党参、太子参、山药、黄芪、白术、茯苓、薏苡仁、厚朴花、刺猬皮、鸡内金、大枣、甘草等；若手术或放化疗后，骨髓抑制，血细胞下降，免疫力低下者，除上述中药外，常选加补肾生血、养阴和胃之品，如枸杞子、黄精、何首乌、淫羊藿、鹿角片、西洋参、枫斗、龟甲、鳖甲、南沙参、北沙参、天冬、麦冬、鸡血藤、女贞子、灵芝、绞股蓝及仙鹤草等。

（2）抗癌药对

治疗胃癌疼痛常用八月札配鸡矢藤，鸡矢藤性味微甘涩平，具有祛风化湿、清热解毒和消肿止痛之功；八月札性味苦平，功能疏肝理气，散结止痛，善消瘰疬，两药合用理气活血、消瘤散结而疼痛自除。健脾消瘤每投白术配莪术，莪术破血祛瘀，行气止痛；白术健脾益气，和中除湿，两药同用，既理气行气，又补气益气，既破血祛瘀，又健脾利湿，扶正祛邪，标本同治，相得益彰，适用于脾虚血瘀或血瘀湿阻之胃癌。再如治疗胃癌瘀热则多用藤梨根配刺猬皮，藤梨根性味酸涩凉，功专清热解毒，化湿止血，消瘤散结，健脾和胃，用于各种癌肿，尤以胃肠癌肿最为合拍；刺猬皮性味苦平，功专行气止痛，化瘀止酸，常用于胃痛伴泛酸出血者，二药同用，一清一养，补养结合则胃疾自愈。

6. 病案举例

宣某，女，54岁，2006年5月3日初诊。患者于2006年3月25日因上腹部隐痛伴嗳气，食欲减退，经当地医院胃镜检查及病理切片确诊为胃癌，并于2006年3月28日行胃癌手术治疗，术后病理示：低分化腺癌。化疗3次，但不良反应严重，白细胞下降至1.8×10^9/L而终止化疗，2个月后复查肿瘤指标：癌胚抗原及CA125、CA19-9均大幅

升高，锁骨上窝淋巴结肿大，并出现癌性腹水。症见：消瘦乏力、面色萎黄，纳呆恶心，脘胀腹大，舌质淡黯印齿、苔腻润而根厚，舌下静脉粗曲紫黯，脉呈细数弦滑而尺弱。常老认为，此属中气虚损、肝胃失和、痰瘀邪毒互结中焦，形成"大实有羸状，至虚有盛候"之重症。病机错杂，病情险恶，故宗"难病取中"之旨，乃拟健脾和胃、扶中助运为先务，佐以消瘤导滞之品。药用：炒白术、莪术、猪苓、茯苓各 30g，薏苡仁 60g，八月札、紫苏梗、藿香梗各 15g，旋覆花 10g（包煎），厚朴花 30g，壁虎（制）4 条，龙葵、白花蛇舌草各 30g，半枝莲 60g，刺猬皮 15g，鸡内金 15g，甘草 10g。7 剂后复诊，患者脘腹痞胀显著好转，饮食转香，乃去旋覆花，加藤梨根 60g，续进 7 剂。三诊脘腹胀满消失，纳食大增，察其神色脉舌均有明显好转，B 超复查腹水消退大半。此后以上方为基础，随症施治，伺机重投抗癌之品持续治疗半年，患者体重增加至 65kg，饮食起居一如常人，复查癌胚抗原及 CA125、CA19-9 等均在正常范围，已恢复工作。

（本文发表于 2010 年《中医杂志》）

常青先生学术经验撷菁及传承心悟

——第五批全国老中医药专家学术经验继承工作
师承硕士毕业论文

常胜

指导：常青

　　常老从医 50 余年来在中医临床寒暑不辍，学验俱丰。临证善创，屡起沉疴，尤对肿瘤、中风、冠心病、哮喘、血证和崩漏等急难重症的治疗，更是颇多经验。笔者自幼师从，耳濡目染，久聆教诲，常析理探要，并多年实践，良多心悟。兹撷取其主要学术经验及临证特色，结合本人传承心得，以阐浅见。

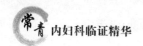

一、指导老师学术思想和临床经验的整理与研究

1. 临证善于见微知著，治疗强调防患未然

常老时谓：病之生也，其机甚微，其变甚速，通幽知通，一叶而知秋，见微而知著，抢先而预防之，庶不至于病入膏肓而后治之矣。

当养气血，节饮食，戒七情，远房帷；古以滚痰丸、防风通圣散之属，常老则自拟防中 1 号～4 号经验方，辨证分型涤痰息风，活血化瘀，未雨绸缪，遂得有备无患之妙。又如肿瘤，若见心腹苦痛，久而不瘥，害于饮食，肌肤羸瘦；或喘息奔溢，气逆背痛，少气善忘，目瞑肤寒，皮中时痛，此为其征兆也。必详审何经受病，何物成积，见之既确，则宜结合现代检测手段以微观断病，宏观辨证，并及时培真气，护胃气，断厚味，节色欲，戒暴怒，正思虑，扶正驱邪以绝后患。

笔者根据常老讲授及实践心得，认为若能见微知著，终不至碌碌无为而始终跟在疾病的后面一筹莫展或仅做亡羊补牢之趋，临床须防患防变于未然而辨证截断之，才能获显著疗效而取胜，这就是中医"上工治未病"的体现。有鉴于此，我在临床上每每遵循"上工救其萌芽"之古训和常老"见微知著、防患未然"的截断疗法思路，对反复发作的重症哮喘常以射干麻黄汤为基础，应用蝉蜕、全蝎、地龙等虫类药作为解痉组方早期用于首诊，使哮喘得以截断而获速效，既避免了依赖激素引起的副作用又能速效定喘，一般服后即平，较好地突破了中医只能治疗慢性病的陈规。

2. 识病辨证有机互参，制方遣药机圆法活

常老时谓：药须制方，合宜而用。妙法在心，活变不滞。有是病则用是药，病千变而药亦千变，活泼而如珠走盘。病之当服，则大黄、附子、细辛均是至宝；病之不当服，则人参、鹿茸、黄芪皆是砒霜。若不知常变，胶柱鼓瑟，一概施治，则酿患无穷。识病如识寇，用药如用兵。医者识病之寒热虚实，开阖缓急，而后合宜用药，方能无差。故常老强调，用药须掌握用量，力求灵敏，权衡轻重，多寡得宜，方为合法。病重而药轻，杯水难救车薪之火，病轻而药重，人命或有累卵之危。如常老治疗中风实证之速效回春汤，其中生大黄用量竟达 60g 之多，可见一斑。

笔者受此启迪，在自己独立临证中运用"四味息风回春饮"治疗各类中风急性实证，屡获良效。其药物组成为羚羊角 3g，原三七 30g，鲜竹沥 2 支（分兑），生大黄 30g，取平肝息风、涤痰化瘀、通腑泻浊之意，因其有急救回命之功，故曰回春。

3. 医者仁心，身心并治，可起沉疴痼疾

常老时谓：为医须德艺双馨，仁恕博爱，以人命为至重，专以存心济世也，博施救援之志，而绝骛利之心。唯诚恳待人，精诚所至，金石为开。尤对精神创伤、心理障碍的患者，更须事事体贴，时时关心，感同身受，方能取得病家信任而如同亲缘，则后药之而无误矣。而任何沉疴心病皆可起矣。

笔者受此教诲而深受启迪，故临床以医者仁心自勉，坚持认认真真看病，堂堂正正做人。如治某中学女教师，因她素来性格内向，再加受气而致终日郁郁寡欢，日久见形瘦喑哑，嗳气寐劣，历已 3 年余，转辗求治于诸大医院而终不见效，遂求诊于本科，我经望闻问切细察舌脉，并诚恳沟通，耐心倾听其诉求，洞析病源。经辨证分析此实属中医谓之梅核气及脏躁之证，乃予心理治疗和药治并进，通过诚疏七情，内服逍遥散及散结宁心之剂，7 剂后症状即有改善，半个月后诸恙悉平，多年痼疾一朝而愈。患者一再致谢，并由此建立了非常良好的医患关系。

4. 四诊合参辨真假，首重察舌显特色

常老时谓：诊病须四诊合参，但首重察舌。舌象是反映体内变化非常灵敏的标尺，是窥测内脏变化之窗口。八纲、病因、六经、三焦、卫气、营血、气血津液及脏腑经络等辨证，均以舌象为至要辨证依据。察舌以分虚实，则虚实不误；别脏腑，则脏腑不差；辨阴阳，则阴阳不谬；配主方，则主方不殁。尤其疑难之顷，症无可参，脉无可按，唯以舌为凭。故察舌在指导察病遣方用药上具有特殊临床意义。当然察舌尚需宏观与微观相结合，与现代科技诊断相结合。

笔者受此启发，则进一步深究舌下系带的诊病特色，总结舌下系带辨察六法，即分别昭示脏腑气血之寒、热、虚、实、痰、瘀六型，用以作为辨证论治的重要依据。尤于心脑血管病的预测和防治，更有非一般的临床意义。如舌下系带淡紫为寒，紫红为热，细淡为虚，粗红为实，紫粗而曲则为实热肝风夹痰，或痰瘀实热阻遏之象。

5. 创"难病取中"之法，彰"独取阳明"之妙

常老时谓：人以胃气为本，有胃气则生，无胃气则亡。治病之法，必以谷气为先。若积聚渐久，元气日虚，此而攻之，则积气本远，攻不易及。胃气被戕，后天先伤，愈攻愈虚，不死于积而死于攻矣！此其所在命，不

在乎病，所当察。治虚邪者，当以缓治，培脾胃，固其本，疏其经，俾元气日强，邪气消而有"养正积自除"之妙也。故凡一切难治之痼疾，常老简称为"难病"，而"取中"者，常老之意在于重视调治中州为首务与要务。许多晚期棘手之癌症，若"见癌治癌"妄投以毒攻毒，或以单方张冠李戴，结果往往适得其反，故常老每每强调，治癌特别是治疗晚期重危患者，务必尤须时时顾护胃气，即所谓"治癌独取阳明"之说，临床以先健脾和胃入手，作为治癌之敲门砖，然后再伺机以缓图生机。许多实例证明此法对于改善晚期癌患症状，增加食欲，助益消化吸收，增强免疫而促使带癌生存，均不失为独到的良策。

笔者受此启迪，凡临床遇见晚期癌症恶病质脾肾两虚、胃气衰败之患者，则运用李杲补中益气法，或甘温除大热（癌性发热之一种），或常老"安中汤"健运中州，益脾悦胃，以臻"得谷者昌，失谷者亡"之妙。并能收到增进食欲、提高免疫、改善症状、延长寿命及增加患者治疗信心的效果。

6. 强调整体观念，主张"治癌顾心"

常老屡屡强调，中医之临床特色最重整体观念，才能力争稳操胜券，达到既能改善症状，又可保全寿命而延长生机之目的。故治癌务必时时照顾心脑之功能。夫心为君主之官，精神之舍，主明则下安；主不明则十二官危，故若心脏功能健全，则百官听命，各司其职，人体生命活动方能正常维持，一有创伤，则危殆立至。鉴于此，常老时时戒教，对于一切积聚，尤其是晚期癌肿，当察其所痛，知其所应，有余不足，可补则补，可泻则泻，但绝不可贸然以大毒之剂攻之，则积不能除，而心阴心阳先伤；或者患者已有心病之危而不察不顾之，以致颠覆之害，此为大忌。常老认为，中老年癌症患者多有心脑血管痼疾之夹杂，若一味抗癌治癌而忽略心脑肾之衰变，每因标本主次不明而铸大错。故常老每于治癌过程中审机论治，每每巧设顾心护胃和荣脑益肾之品，实为其多年临床经验之谈。

笔者受此启迪，对于中老年癌症患者的辨证治疗中，每必仔细询问病史，细察患者的脉象有无涩、结、芤、代之变，并结合心电图或多普勒超声检查，及时施于益心气、养心阴、通胸阳、化血瘀之品作为制方的君药，在此基础上，则贯穿扶正抗癌以作进退，既可避免晚期癌症患者的猝死，也可为"持久抗癌"提供契机，亦是中医整体观念的体现。

7. 既要辨证论治，又须审因理机

常老时谓：中医辨证论治强调从客观病情出发，谨守病机，审谛证候，临机应变，各施其宜。人有千面，病有百变，要在对症下药。医贵通达，灵机活泼，胆大心细，是为工巧。故常老时时强调，辨证论治固然重要，但犹须审机论治，穷真受病之源。盖病有标本，多有本病不变而标病见者，有标本相反不相符合者。若见一证，即医一证，唯恐有失。唯一见证，若能求其证之所以然，则本不误矣。病证变幻，实似虚，虚似实，外似内，内似外，难以枚举，皆宜细心而求其本。病源无目，而捕风捉影，妄为揣测，为害亦深。如头痛有伤寒头痛、血虚头痛、肾虚头痛和痰瘀头痛等，伤寒之中又分太阳、阳明、少阳和厥阴头痛之属。治之之法，必先求其得病之因，知其所犯然后命药，病因消除，病机得平，则诸病自愈矣。

笔者体会，这是常老对"治病必求其本"的临证发挥。受此启迪，我对病机错杂的疑难病，每必通过审因理机，而找到治本之策。例如虚寒型哮喘，很难断根，而中西医棘手，因此我每于急发之时，重用麻黄15~30g、细辛3~6g、干姜3~6g以温肺化饮而取效，若于缓解之时，则重投鹿角片、菟丝子、淫羊藿、紫河车、锁阳之属各10~30g或参蛤散口服而收功。

8. 克癌须综治，稳巧显特色

常老时谓：肿瘤为难治之症，而非不治之症。故活法圆机综合治疗可解疑难，其中辨证论治当为至要首务。结者散之，客者除之，留则行之，坚者削之，咸以软之，苦以泄之。并当分别初、中、末之治，或以攻为主，或攻补兼施，或以补为先，消瘤于后。总之在"不断扶正，适时祛邪"的指导思想下辨证论治加专科专方往往建功。中医辨证论治还需与手术、放化疗等有机结合起来，走综合治癌之路，其进退利弊当因人、因因、因机而择善从之。此外，尚须节饮食以明忌宜。凡新鲜水果蔬菜既富营养又有抗癌辅助之功者，为一箭双雕之药食，是为宜。而凡肥甘、腻厚、辛辣、腌制食物及烟酒霉变污染等品则均当忌。若再辅以气功太极，以使动静结合，调和气血，消瘤散结，宁心安脑，提高免疫，也在所必要。此外，心理治疗，节欲养性，从容达观，疗创伤，增信心，避恼怒，免忧伤亦为癌症康复之所必须。尚需一提的是，常老还以内外合治法开拓疗癌之效，取散其毒不令壅滞，祛其瘀不令腐化，疏其经而直达病所的优势。此恕不多赘。

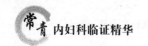

9. 临证用药，以平为期

古人云：大匠能诲人以规矩，不能与人巧。中医治病，汗、吐、下、和、清、温、消、补八法，此仅示人立法之规矩，而选方遣药及剂量配伍则应根据天时地利和病体情况，随机活用。常老治病既重视立法用药的精当，又注重药物剂量及配伍，故非常推崇临证用药"以平为期"。

中医"以平为期"的治疗理念源于《素问·至真要大论》，"谨察阴阳所在而调之，以平为期。正者正治，反者反治""夫气之胜也，微者随之，甚者制之；气之复也，和者平之，暴者夺之。皆随胜气，安其屈伏，无问其数，以平为期，此其道也"。即根据阴阳虚实，正邪盛衰，采用实者泻之、虚者补之、热者寒之、寒者热之等治法，调整人体机能，以达到"阴平阳秘，精神乃治"的平衡、平和状态。

在临床上，常老特别强调对用药"度"的把握，病重药轻，如杯水车薪，难以中的；病轻药重，如小舟重载，反生他变。尤其要避免用药太过的弊端。常老认为一种治法不宜应用时间太久，否则容易使病情走向另一面。例如肝火旺盛的患者，过用久用寒凉药物，而损伤脾阳，转为虚证；寒者过温则伤阴；阴亏者过用滋阴药物易碍胃。如高血压患者需长期服药，因此选择药物时除考虑疗效之外，还应注意用药的安全性，即避免使用有毒副作用的中药。马兜铃科植物青木香、广防己等经现代药理研究证明具有良好的降压作用，但其中含有肾毒性物质——马兜铃酸，久服可能伤肾，因此在遣方用药时最好避而远之。

10. 临证尤重湿邪为患之病理因素

吾绍地处卑湿，禀体柔弱，内湿较重，加之现代人饮食结构的改变，过量摄取肥甘厚味之品致脾胃受损，湿浊内生，据此，常老临证尤重湿邪为患之病理因素。

中风多发生于中老年人，年过四十，阴气自半，肾虚精亏，水不涵木，肝阳上亢，阳亢化火，风火相扇，夹痰夹瘀，阻滞脑络，发为本病，如《灵枢·海论》曰"髓海不足，则脑转耳鸣"。而当今社会，随着生活水平的提高，肥甘厚腻之品摄入过量，导致脾胃受损，后天之本渐虚，脾失运化，谷不为精，聚为痰浊，气不运血，血瘀阻络，肝失疏泄，郁而化火，肝为风木之脏，风火相扇，发为本病。故常老认为高血压中风病属本虚标实证，主要病机变化为脾肾亏虚为本，风火痰浊瘀阻络为标。《素问·五脏生成》认为"是以头疼颠疾，下虚上实"，元代朱丹溪主要倡导痰火致眩学说，

《丹溪心法·头眩》有"无痰不作眩"的提法，《素问·至真要大论》提到"诸风掉眩，皆属于肝"，明代虞抟指出"血瘀致眩"。而脾主运化，包括运化水谷精微和水液，故有"诸湿肿满皆属于脾""脾为生痰之源"之说。其病理因素涉及风、火、痰、浊、瘀、虚；主要病理变化为肝、脾、肾三脏功能失常，气机升降失调，阴阳失衡，以脾肾亏虚为本，阴亏于下，阳亢于上，致气血失和，气血运行逆乱，导致血压增高而见头晕、头痛、耳鸣、失眠等症。

二、指导老师学术经验的临床研究

（一）肿瘤临证用药经验

1. 辨证论治用药心法

中医学认识和治疗疾病的主要方法是辨证论治。辨证论治就是运用四诊八纲为主要手段，综合临床各种证候表现来研究疾病的病因、病机及发生、发展的规律，认识和辨别疾病的部位、寒热、虚实及传变转归等，然后确定治疗的方法。

根据中医学理论结合常老临证经验，对肿瘤病因、病机及辨证用药的心法可概括如下。

（1）血瘀

主症为局部肿胀或有肿物瘀块，痛有定处，舌有瘀点、瘀斑或舌质紫黯，脉细涩或细弦等。治以活血化瘀。常用药物：乳香、没药、三棱、莪术、地龙、泽兰、凌霄花、石见穿、穿山甲等。

（2）痰凝

主症为颈项瘰疬、结核、肿块，或痰涎壅盛，痰液稠黏难咳，脉滑，苔腻等。治以化痰软坚。常用药物：瓦楞子、海蛤壳、海浮石、黄药子、天南星、山慈菇、生牡蛎、急性子、泽漆、猫爪草、浙贝母、土贝母、皂角刺、茯苓、薏苡仁、石打穿等。

（3）气滞

主症为胸闷，胸胁胀满，或胃脘部及腹部胀痛，嗳气，恶心，呕吐，乳房作胀或肿块作胀，脉弦细或弦滑，舌苔薄腻或薄白。治以理气散结消肿。常用药物：甘松、枳壳、佛手、香橼、香附、檀香、降香、柴胡、苏梗、合欢皮等。

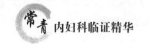

（4）热毒

主症除有肿块外，还常见发热，疼痛，大便秘结，小便短赤，口干苔黄，舌质红，脉弦数等。治以泻火解毒或消肿利湿。常用药物：白英、白花蛇舌草、半枝莲、鱼腥草、蜀羊泉、七叶一枝花、山豆根、土茯苓、薏苡仁、菝葜、野葡萄根、漏芦、地龙、蜂房、天龙等。

（5）湿浊

主症为胸闷腹胀，食欲不振，消化不良，呕恶，口黏，四肢沉重，足肿，大便溏薄，小便短少，舌苔厚腻，脉象濡缓等。治以芳香化湿，佐以健脾。常用药物：藿香、佩兰、砂仁、泽泻、香附、佛手、土茯苓、香橼、厚朴、枳壳、芡实、扁豆、桂枝等。

（6）正气虚弱

全身气、血、阴、阳不足，当辨别其所属。如系气虚为主，其主症表现为面色㿠白、呼吸气短、语声低微、疲倦乏力、自汗、食欲不振、舌淡苔少、脉虚无力等，其治则当以益气健脾等法为主。血虚为主，其主症表现为面色萎黄、头晕眼花、心悸失眠、手足发麻、苔少舌质淡、脉细等，其治则当以益气补血为主。阴虚为主，其主症表现为面红升火、五心烦热、口干、咽燥、心悸、舌质红绛或舌光无苔或苔花剥、脉细数等，其治则当以养阴生津为主。阳虚为主，其主症表现为无热恶寒或四肢厥冷、面色晦暗、小便清长、下利清谷、脉迟等，其治则当以温肾补阳为主。常用药物：气虚加人参、太子参、黄芪、大枣、黄精等；血虚加制何首乌、龙眼肉、当归、鸡血藤、阿胶、桑椹等；阳虚加仙茅、淫羊藿、巴戟天、补骨脂、肉苁蓉、胡桃肉、冬虫夏草、锁阳、骨碎补等；阴虚加沙参、天花粉、天冬、石斛、玉竹、百合、女贞子、枸杞子、生地黄、炙鳖甲等。

以上所归纳的辨证论治的用药心法，仅仅只能作为一般参考。因为肿瘤的发病机制比较复杂，人体各脏腑、经络都是相互联系、相互影响、相互制约、互为因果的，在治疗的时候必须从整体考虑，随症加减，灵活运用。如同为噎膈（食管癌），属酒热伤胃、气机不降者，当用调和肝胃之法（用橘皮、旋覆花、香附、白术、白芍、八月札、合欢皮、茯苓、广木香、佛手等）；属胃阳虚及忧郁痰阻者，当用辛温化浊和利痰清膈之法（用姜半夏、陈皮、干姜、砂仁、豆蔻、广木香、佛手片等）；属肝阴不足，肝火内炽，灼伤胃阴，以致胃液枯槁而为噎膈者，当用酸甘济阴及润燥、清燥等法（用白芍、生甘草、石斛、沙参、大麦冬、生地黄等）。

2. 辨病归经用药心法

辨证论治，审证求因，是中医学治病的传统方法，但常老认为，由于肿瘤是一种比较顽固的疑难病，单靠一种方法或某方面治疗是远远不够的。因此，临床必须在辨证论治的基础上，把西医辨病用药和中医归经用药有机结合，才能进一步提高疗效。

辨病用药就是在辨证的基础上，适当加用一些现代药理研究证实，具有抑制或杀灭肿瘤细胞作用的药物，如白花蛇舌草、山豆根、肿节风、薏苡仁等，这比单独运用辨证用药的疗效要好。

归经用药是以脏腑、经络理论为基础，以所治具体病症为依据，从临床实践中总结出来的。药物是促进机体康复、协助和增强正气驱除病邪的有力武器，但药物都具有一定的适用范围，如寒性药物，虽都具有清热作用，但有的偏于清肺热，有的偏于清肝热；又如同为补药，有的补肺，有的补脾或补肾。因此，中医学根据脏腑、经络学说，结合药物的作用，把药物分别归属于十二经，以说明某药对某一脏腑或某一经络病变起主导或特殊的治疗作用。

另外，归经还包含引经。所谓引经，是指某一药物在治疗上不仅对某脏腑或部位起显著作用，同时还能引导其他药物对该脏腑或部位起到加强治疗效果的作用。因此，对人体不同脏腑或部位，就应该选择不同归经的药物来治疗，同时加用一些引经药，这样就把药物的功效与脏腑、经络密切结合起来，效果会更好。如治疗肺癌时，加用一些归入肺经的鱼腥草、瓜蒌、贝母、沙参等，同时再加入桔梗作为引经药；在治疗肝癌时加用归入肝经的茵陈、虎杖、三叶青，再加入柴胡等引经药，可明显提高疗效。

临床如能把辨病用药和归经用药有机结合，就能在更大程度上提高疗效。笔者受此启迪将常老常见肿瘤辨病归经用药心法归纳如下：

肺癌：山豆根、七叶一枝花、白英、山慈菇、猫爪草、金荞麦、鱼腥草、蜂房、干蟾皮、浙贝母、瓜蒌、麦冬、百合等。

鼻咽癌：石上柏、山豆根、半枝莲、白英、鱼腥草、蛇莓、天龙、蜂房、射干、苍耳子等。

食道癌：山豆根、冬凌草、肿节风、石见穿、天龙、鲜鹅血、急性子、威灵仙、莪术、旋覆花、代赭石等。

胃癌：白花蛇舌草、半枝莲、石见穿、菝葜、肿节风、藤梨根、浙贝母、海螵蛸、八月札等。

肠癌：白花蛇舌草、半枝莲、白英、肿节风、藤梨根、红藤、败酱草、苦参、白头翁、生薏苡仁、无花果等。

肝癌：半枝莲、白英、肿节风、白花蛇舌草、藤梨根、龙葵、虎杖、蒲公英、三叶青、七叶一枝花、炮穿山甲、鳖甲、蜈蚣、干蟾皮、莪术、八月札等。

胰腺癌：肿节风、石见穿、菝葜、白英、藤梨根、茵陈、金钱草、白花蛇舌草、半枝莲、猪苓、茯苓、生薏苡仁、八月札、郁金等。

脑瘤：全蝎、蜈蚣、僵蚕、天龙、蛇六谷、土茯苓、七叶一枝花、鱼脑石、生南星、生半夏、夏枯草、川芎等。

白血病：青黛、雄黄、羊蹄根、墓头回、败酱草、七叶一枝花、肿节风、白花蛇舌草、紫草、狗舌草、羚羊角、水牛角等。

恶性淋巴瘤：夏枯草、猫爪草、山慈菇、七叶一枝花、黄药子、僵蚕、生薏苡仁、浙贝母、莪术、蜈蚣、穿山甲、皂角刺等。

乳腺癌：山慈菇、蒲公英、猫爪草、瓜蒌、浙贝母、土贝母、夏枯草、漏芦、穿山甲、莪术、青皮、陈皮、八月札、天冬等。

宫颈癌：土茯苓、白英、龙葵、墓头回、白花蛇舌草、半枝莲、生薏苡仁、石见穿、莪术等。

卵巢癌：白花蛇舌草、半枝莲、龙葵、白英、土茯苓、生薏苡仁、水蛭、炮穿山甲、莪术等。

甲状腺癌：黄药子、山慈菇、海藻、昆布、夏枯草、浙贝母、莪术、生牡蛎、炮穿山甲、留行子等。

骨肿瘤：补骨脂、骨碎补、土鳖虫、肿节风、七叶一枝花、寻骨风、白英、半枝莲、蜂房、全蝎、蜈蚣、莪术等。

皮肤癌：雄黄、信石、土茯苓、苦参、白鲜皮、羊蹄根、鸦胆子、生薏苡仁等。

根据常老经验，临床辨病归经用药时，尚须在辨证论治用药的基础上，根据患者具体情况，结合药物配伍和剂量，才能获得更为满意的疗效。

3.配伍剂量用药心法

配伍就是按照病情的需要和药物的性能，有选择地将两种以上的药物配合在一起应用，以加强药物的作用，取得更好的疗效。

根据常老体会，药物在配伍应用时，有些药物因配合得好，可以取得较好的疗效，如黄芪配茯苓起协同作用而能增进益气、健脾、利水的疗效；

柴胡配黄芩能加强退热作用；麻黄与桂枝配合，可以加强发汗解表作用；枳壳与白术配合，可以加强理气、消痞、宽中的作用等。有些药物配合得不好，可能互相对抗、互相牵制而削弱了原有的作用，影响疗效，如人参与莱菔子同用，可以影响和削弱人参的补气作用。有些药物相互配用，则可以降低原有药物的毒性，如马钱子有毒，配甘草、麻油可以解毒；远志配甘草，半夏配生姜能减轻或消除原有药物的毒性或副作用。但也有些药物因配合不当，反而使效用减弱或发生不利于人体的作用，如用海藻的时候，一般就不用甘草；用土茯苓的时候，一般不能喝浓茶。

此外，中草药用量的大小对疗效也有很大关系。如果应该用大剂量治疗的，用了小剂量，就可能因药量太小而不能达到治疗效果，以致贻误病情；如果应该用小剂量治疗的，而用了大剂量的药物，也可能因用药过量而克伐人体的正气，如龙葵连续服用50g以上，就会降低白细胞，这些都会对疾病的治疗带来不利的影响。

我跟常老临证时曾治疗一患者，行胃幽门部癌肿手术以后，胸腹胀满、纳呆恶心、四肢乏力、苔薄腻，以党参、白术、枳壳、厚朴等药益气健脾、理气宽中。开始考虑术后主要是气虚，因此把党参、白术的剂量用得比较大一点，而把枳壳、厚朴的剂量用得小一些，但结果患者服药之后，不但胸腹胀满没有减轻；相反，增加了恶心、胀痛等情况。后来，笔者分析了患者胀满的主要原因是气滞为主，于是加重枳壳和槟榔的用量之后，患者胸腹胀满的情况就大大减轻了。

此外，临床实践也证明，有些药剂量应该用得大一点的，就不应该用得小；而有些药物的剂量应该用得小一点的，就不应该用得大，否则，也会影响疗效。比如，用夏枯草来消肿、软坚，治疗肿瘤，它的剂量就应该用得大一点，要用到30g左右；鱼腥草用于消炎清热解毒，其用量也应大一些，要用到30～50g，如果因为考虑这些药的分量轻、体积太大而只用8～10g，那就没有什么明显的效果。但反过来说，如果为了考虑疗效，把不应该加重剂量的药物也大剂量应用，那么也会产生不良反应，而影响疗效。如笔者曾治疗一声带肿瘤患者，为了效果快一些、大一些，治疗时把苦桔梗剂量加大到12g，山豆根剂量加大到15g，结果服药后症状不但没有减轻，相反，出现恶心、呕吐、胃纳不佳等反应。因此，笔者体会在正确配伍用药的基础上，还要很好地掌握用药的剂量，否则就不能获得满意的效果。

再者，对中药的煎煮方法也需要注意，如植物类药，煎煮的时间不宜过久，否则有效成分就容易被高温破坏；块根及矿物、介壳类等药物，质地坚硬，须多煎久煎；芳香性药物，因含有挥发油，不宜久煎。

总之，药物的配伍与用药的剂量及煎煮的方法，都要因人、因症、因药而恰当运用，做到对症下药，才能药到病除。

4.药对运用心法

中药药对由两种药物组成，是中药的一种特殊配伍方法。其来源于"七情"而又有所发展。深入研究药对配伍运用经验，不但可提高疗效，扩大药物应用范围，降低药物的毒副作用，同时对开展中药复方研究，解析中药方剂的立体结构，掌握遣方用药的规律大有益处。故有"看似用药，实为用方"之说。

常老十分重视中医肿瘤药对的运用，善于选用既有传统中药功能，又经现代药理研究证实具有抗癌活性的药物，力争做到一药多用，以提高临床疗效。现将肿瘤常用药对举例如下。

（1）清热解毒药对

①白花蛇舌草与半枝莲

白花蛇舌草甘、淡、微苦、寒，归脾、胃、大肠经。具有清热解毒、活血化瘀、利水通淋之功。半枝莲辛、微苦、寒，归肝、肺、肾经。具有清热解毒、活血消肿、利尿通淋之功。二药均经药理研究证实具有广谱抗肿瘤作用。

二药配伍功擅清热解毒、活血化瘀、利湿消肿，具有抗肿瘤、抗突变、抑制肿瘤细胞增生的作用。临床常用于治疗多种肿瘤，如肺癌、胃癌、肝癌、肠癌、肾癌等癌瘤属于热毒瘀阻、水湿内停者。对癌性胸水、腹水有一定疗效。常用剂量：白花蛇舌草 30～60g，半枝莲 15～30g。

②白英与白花蛇舌草

白英甘、苦、寒，归肝、胃经。具有清热解毒、祛风利湿、活血消肿之功。白花蛇舌草甘、淡、微苦、寒，归脾、胃、大肠经。具有清热解毒、活血化瘀、利水通淋之功。二药均经药理研究证实具有广谱抗肿瘤作用。

二药配伍共奏清热解毒、活血祛瘀、利水消肿通淋之功。临床用于治疗多种肿瘤，尤多用于消化系统肿瘤，如肝癌、胃癌、肠癌、食道癌等属于热毒瘀阻，水湿内停者。对癌性胸水、腹水疗效尤佳。常用剂量：白英 15～30g，白花蛇舌草 30～60g。

③石见穿与半枝莲

石见穿辛、苦、微寒，归肝、脾经。具有祛瘀散结、消肿化痰之功。半枝莲辛、微苦、寒，归肝、肺、肾经。具有清热解毒、活血祛瘀、利水消肿之功。药理研究证实二药均有抗癌活性。

二药配伍共奏清热解毒、祛瘀散结、消肿化痰之功。临床多用于治疗消化系统及泌尿系统肿瘤，如食道癌、胃癌、胰腺癌、膀胱癌、前列腺癌等。常用剂量：石见穿 30 ~ 60g，半枝莲 15 ~ 30g 为宜。

④肿节风与菝葜

肿节风辛、苦、平，有小毒，归脾、胃、大肠经。具有清热解毒、祛风通络的作用。菝葜甘、酸、平，归肝、胃、肾经。具有解毒消肿、活血止痛、补肾壮阳的作用。

二药合用功擅清热解毒、活血通络、消肿散结，临床用于食道、胃、肠、肝、胰腺等消化系统肿瘤疗效确切。常用剂量：肿节风 15 ~ 30g，菝葜 30 ~ 60g。

⑤老鹳草与络石藤

老鹳草辛、苦、平，归肝、大肠经。具有祛风除湿、舒筋活络、止泻之功。药理研究证实，老鹳草具有很强的抗氧化、防突变活性，可用于肿瘤的协助治疗，据临床报道，老鹳草治疗乳腺增生有良效。络石藤苦、凉，归肝、肾经。具有祛风通络、凉血消肿之功。药理研究证实，络石藤具有植物性雌激素样作用，可用于防治乳腺癌及与雌激素有关的肿瘤。

二药配伍，相互为用，辛开苦降，不仅发挥抗肿瘤效果，而且具有良好的祛风止痛作用，多用于治疗乳腺癌及癌性疼痛。常用量以各 15 ~ 30g 为宜。

（2）软坚散结药对

①猫爪草与山慈菇

猫爪草辛、苦、平，归脾、肺、肝经。具有解毒散结、化痰止咳之功。山慈菇苦、微温，有小毒，归肝、脾经。具有清热解毒、化痰散结之功。二药均经药理研究证实具有抗肿瘤活性。

配伍运用，共奏清热解毒、化痰软坚、消肿散结之功，临床多用于甲状腺癌、鼻咽癌、肺癌、淋巴瘤、乳腺癌、骨肉瘤等属于痰凝血瘀、癌毒胶结者。常用剂量：猫爪草 15 ~ 30g，山慈菇 10 ~ 15g。

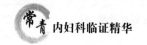

②山慈菇与莪术

山慈菇苦、微温，有小毒，归肝、脾经。具有清热解毒、化痰散结之功。莪术辛、苦、温，归肝、脾经。具有行气破血、消积止痛之功，为气中血药，善破气中之血，以破气消积见长。

二者配伍，辛开苦降，共奏清热解毒、化痰散结、活血止痛之功。临床多用于治疗食道癌、胃癌、肝癌、乳腺癌、宫颈癌、骨肉瘤等属于气血凝滞、热毒瘀阻者。常用剂量：山慈菇 10 ~ 15g，莪术 15 ~ 30g。

③生牡蛎与夏枯草

生牡蛎咸、微苦，归肝、胆、胃经。具有平肝潜阳、软坚散结、收敛固涩之功。夏枯草苦、辛、寒，归肝、胆经。具有清肝、平肝、化痰散结的作用。

二者配伍，共奏平肝潜阳、化痰软坚散结之功。临床多用于治疗乳腺良恶性肿瘤、肝癌等属于痰火郁结者。常用剂量均以 15 ~ 30g 为宜。

④蛇六谷与僵蚕

蛇六谷辛、寒，有小毒。具有解毒消肿、化痰散结的作用。僵蚕咸、辛、平。具有化痰散结、息风解痉之功。二药经药理研究证实均具抗肿瘤、防突变的作用。

配伍应用功专解毒消肿、化痰息风、软坚散结。临床多用于神经系统肿瘤、恶性淋巴瘤、肺癌等，尤其对脑肿瘤有良效。常用剂量：蛇六谷 15 ~ 30g，僵蚕 10 ~ 15g。

（3）理气化瘀药对

①三七与莪术

三七甘、微苦、微温，归肝、胃经。具有化瘀止血、消肿定痛之功，药理研究证实三七对肿瘤细胞具有明显抑制作用。莪术辛、苦、温，入肝、脾经。功专行气破血、消积止痛。

二者配伍，共奏行气破血祛瘀、消积止痛之功。临床多用于治疗肝癌、胃癌、宫颈癌、膀胱癌等属于气滞血瘀者。并常用于治疗多种癌痛。常用剂量均为 15 ~ 30g。

②急性子与威灵仙

急性子辛、微苦、温，有小毒，归肝、脾经。具有降气行瘀、软坚通关的作用。威灵仙辛、咸、微苦、温，有小毒，归膀胱、肝经。具有祛风除湿、通络止痛、消痰化积之功。

二者配伍，具有行瘀降气、软坚散结、通络止痛之功。临床常用于治疗食道癌、贲门癌、胃癌等消化系统肿瘤属痰瘀互结者。常用剂量均为10～30g。

③全蝎与延胡索

全蝎咸、辛、平，有毒。功擅攻毒散结、息风止痉、通络止痛。延胡索辛、苦、温，归心、肝、脾经。具有活血化瘀、行气止痛之功。

二药配伍，共奏解毒散结、活血通络止痛之功。临床常用于治疗脑瘤、肝癌、骨癌等气滞血瘀毒结者，对癌性疼痛具有良效。常用剂量：全蝎3～6g，延胡索15～30g。

（4）扶正祛邪药对

①猪苓与茯苓

二药均性味甘、淡而平，同具利水渗湿之功。茯苓走气分，淡渗利湿，健脾宁心，兼有扶正补益之性，为健脾利水渗湿要药，其性平和，有健脾利水不伤正之功。猪苓甘淡渗泄，药性沉降，利水之力大于茯苓，但无健脾补益之功。二者均经药理研究证实具明显抗肿瘤作用。

二药相须为用，茯苓善祛脾经水湿，猪苓长于祛胃经水湿，配伍运用，健脾利水抗肿瘤之力增强，为治消化系统肿瘤要药。现代药理研究认为，猪苓与茯苓均有明显利尿作用，故可用于癌性胸水、腹水的治疗。常用剂量均为15～30g。

②薏苡仁与乌梅

薏苡仁甘、淡、微寒，清利湿热、排脓消肿、健脾扶正。乌梅酸、温，收敛止泻、生津安蛔、软坚散结消赘肉。药理研究证实薏苡仁具有高效广谱抗肿瘤作用，乌梅中所含的苦杏仁苷经胃内分解，有杀灭肿瘤细胞的作用，对多种肿瘤细胞具有抑制之功。

二药配伍，具有健脾利湿、软坚散结消瘤作用。临床用于子宫及卵巢等妇科良恶性肿瘤、胃肠道肿瘤与息肉有良效。常用剂量：薏苡仁30～60g，乌梅15～30g。

③仙鹤草与白花蛇舌草

仙鹤草苦、涩、平，具有收敛止血、解毒疗疮、止痢杀虫、补虚扶正之功，现代药理研究证实，仙鹤草有一定的抗癌作用。白花蛇舌草苦、淡、寒，具有清热解毒、活血祛瘀、利水通淋之功。

二药配伍，具有清热解毒、化瘀止血、消肿散结之功。既能辅助正气，

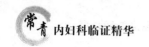

又能消瘤抗癌，标本兼治，最为合拍，临床上广泛用于各种肿瘤，宜大剂重用，均 30 ~ 60g。

④白术与莪术

白术苦、甘、温，归脾、胃经。具有健脾益气、燥湿利水、抗癌、安胎等功。现代药理研究证实，白术能降低肿瘤细胞的增殖，提高机体的免疫能力及抑制肿瘤细胞的反应能力。莪术辛、苦、温，入肝、脾经。具有破血行气、消积止痛之功，为气中血药，善破气中之血。药理研究证实，莪术制剂对多种肿瘤细胞的生长有明显抑制和破坏作用。

二药同用，既理气又补气，既破血又利湿，用于消化系统肿瘤、妇科肿瘤及生殖系统肿瘤属于脾虚血瘀或瘀浊交阻者多有良效。常用剂量均为12 ~ 30g。

⑤鳖甲与穿山甲

鳖甲甘、咸、寒，归肝、肾经。功能滋阴潜阳、软坚散结。药理研究证实，鳖甲对多种肿瘤细胞有抑制活性的作用，不但能增加血浆蛋白，促进造血功能，还能抑制结缔组织增生以消散肿块。穿山甲咸、微寒，归肝、肾经。功能活血消癥、通络下乳，且能引药直达病所。药理研究证实具有抗白血病作用，并具有抑制肿瘤细胞活性的作用。二药均为血肉有情之品，鳖甲入阴分，长于治疗邪热入于厥阴，血闭邪结者；穿山甲性专行散，善于走窜，凡血凝血聚为病，皆能开之。

二药配伍，相须为用，并扶正以祛邪，能除癥瘕痞块。临床常在辨证用药的基础上加用此药对，治疗肝脾肿大、肝癌、胃癌、胰腺癌、白血病等，对恶性肿瘤的恶病质也有一定的改善作用。常用剂量：鳖甲 15 ~ 30g，穿山甲 6 ~ 15g。

5. 虫类药运用心法

肿瘤治疗中的以毒攻毒药主要是虫类药或一些具毒性的植物药。常老重视其搜邪破瘀之力强大，具"以毒攻毒"之性，故有独特的治疗作用，临床应用时应根据各药特性，结合归经，有选择地使用。常用的虫类药主要包括以下几种。

全蝎：味辛、咸，性平，有毒。祛风止痉，攻毒散结，通络止痛。祛风作用强是特点，脑瘤、骨瘤等常用。

蜈蚣：味辛、咸，性温。祛风止痉，攻毒散结，通络止痛。止痛作用强是特点。

露蜂房：味甘，性平，有毒。攻毒消肿，祛风止痛，杀虫止痒。攻毒消肿止痛力强。

炙蟾皮：味辛，性凉，有毒。散热解毒，利水消肿，杀虫消积。解毒利水是其特点，但易伤胃，呕恶致吐。

土鳖虫：味咸，性寒，有小毒。破血逐瘀，续筋接骨。破血作用强是其特点。

蜣螂虫：味咸，性寒，有毒。破瘀，定惊，通便，攻毒。其破瘀之力胜，攻通之力强，常用于食道癌、胃窦癌。

马钱子：味苦，性寒，有大毒。祛风湿，通经络，消结肿，止疼痛。止痛消肿力强是其特点，但忌过量中毒。

此外，炮穿山甲、炙鳖甲、水蛭、地龙等虫类药虽非攻毒之剂，但因软坚散结、活血消癥之力较强，亦常用之。

综上所述，虫类药如蜈蚣、僵蚕、蜂房、地龙、土鳖虫、水蛭、穿山甲、蜣螂、九香虫等都具有祛瘀活血、搜风解毒、剔络止痛之功。而癌毒致病暴戾，病势险恶，且常与痰、瘀之邪相搏，故在辨证论治的基础上选用此类药，不仅可引药力直达病所，而且又有搜风、剔毒、通络、化痰之功，有助于临床疗效的提高。现代药理研究证明，上述虫类药能降低血液黏度，改善微循环，提高机体免疫功能及痛阈，且有抗菌及不同程度杀灭肿瘤细胞的作用。

笔者应用临床后体会，虫类攻毒抗癌之品多有伤气败胃之虑，故术后无瘤、正虚体弱者用药宜少、用量宜轻、用时宜短；肿瘤发展迅速，体壮者量可较大，但也应注意"中病即止"。

（二）重点经验方发微

1. 速效平喘汤

组成：炙麻黄 10g，杏仁 10g，葶苈子 20g，黄芩 30g，苏子、苏梗各 15g，桑白皮 20g，鱼腥草 30g，桃仁 10g，地龙 20g，全蝎 6g，款冬花 15g，全当归 20g，生甘草 8g。

功能：肃肺清热，解痉平喘，化瘀抗敏。

主治：喘息性支气管炎、支气管哮喘、肺气肿、肺炎等，尤其适用于实热哮喘。

用法：取水 200mL，煎至 100mL，不需久煎，约 25 分钟为度，分上下午口服 2 次，每日 1 剂。

方解：哮喘由感受外邪，或痰浊蕴肺，或情志失调而致肺气上逆，失于宣涤而成，若久病气虚，肾失摄纳，亦致呼吸困难，甚则张口抬肩，鼻翼翕动而不能平卧，为临床常见急重症。本方适用于痰热遏肺所致哮喘，症见喘咳气涌，胸部胀痛，痰多黏稠色黄伴胸中烦热，身热有汗或无汗，溲黄便秘等。其脉象多见滑而带数，舌苔黄而滑腻。方中麻黄、杏仁、葶苈子宣肺平喘，麻黄蜜炙可避其过汗伤正而使平喘之功专；葶苈子、苏子、苏梗降气消痰，与三拗汤配合，一升一降，相得益彰；黄芩、鱼腥草、桑白皮清肺化痰平喘，辅以款冬花润肺化痰；当归、桃仁活血畅络，润肠通便，平咳逆之气；地龙、全蝎解痉通络，抗敏平喘。全方共奏宣肺清热、降气化痰、解痉平喘之功。

临证发微：该方是常老治疗哮喘急发经验方，系由三拗汤合三子养亲汤加虫类药而组方。笔者在临证运用中将"三拗三子"两者之长兼容且尤增虫类解痉抗敏之品随证配伍而权变施用，则无不得心应手。若痰多胸憋，我又另加川贝母、象贝母、猴枣散，若便秘咳喘，则再加瓜蒌皮、大黄，若久病咳喘而急性剧发，则用该方化裁，并酌加黑锡、河车大造之属，以标本同治而断其宿根。

2. 速效降压汤

组成：羚羊角5g，天麻15g，地龙30g，川牛膝、怀牛膝各30g，石决明30g，茺蔚子20g，决明子15g，生大黄10g（后下），槐米20g，泽泻30g，焦山楂15g，生甘草8g。

功能：清肝和络，息风降压。

主治：头痛眩晕之实热型初期高血压及体质偏于阳盛之Ⅱ、Ⅲ期高血压者。

用法：每日1剂，水煎2次，早晚分服。

方解：高血压病属中医头痛、眩晕等范畴，多由情志内伤，导致脏腑经络气机失调而出现一系列的临床病理表现。虽属慢性病与难治病，但若能谨守病机，精心组方，则不难获效。宗《黄帝内经》"诸风掉眩，皆属于肝""疗热以寒药"为大法，清肝泄热、降逆息风而可期速效。本方用于头痛眩晕，上实下虚，面红目赤，口苦而干，心烦易怒，溲黄便干，舌质红，苔薄黄，脉弦有力等气盛于上者。

常老创制此方之意，旨在以羚羊角入心、肝二经，凉肝息风以为君。天麻、地龙平肝息风，其中天麻活血脉而息风晕，《本草纲目》谓"天麻为治风之神药"，故以二者共为臣药。石决明性味咸平，平肝潜阳降压而除热明目；槐米清肝明目降压，与羚羊角、天麻合用，加强平肝息风之力；川牛膝、怀牛膝引血下行；茺蔚子辛散苦泄，微寒清热，活血化瘀，凉肝明目，且有益精养血之效，朱丹溪谓其行中有调矣；焦山楂消脂散瘀；大黄通腑泻浊，去留垢而犹"釜底抽薪"；决明子清肝明目兼可通便，以辅助上药。诸药合用，集咸寒甘苦于一体，增强清肝泄热、降逆息风之功，较好地提高并拓新对于高血压的疗效，故冠以速效方之名。

临证发微：笔者在临床运用时，注意加减创新，以臻标本兼顾之妙，屡受患者好评，如头痛甚，我则选加白蒺藜、全蝎以清上解痉；心烦易怒甚则加栀子、麦冬以清心除烦；失眠多梦加酸枣仁、夜交藤以镇静安神；若症见舌红欠润，口干渴甚者，此为热甚伤阴，宜选加玄参、生地黄、龟板、生牡蛎以滋阴凉血而潜阳；若见鼻衄者，多为热血沸腾，损伤阳络，可选加白茅根、小蓟炭、三七粉以凉血平肝，降逆止衄。我临证每每应手屡用不爽。

3. 扶正消瘤汤

组成：生黄芪 30g，生晒参 9g，香茶菜 30g，绞股蓝 30g，原三七 30g，莪术、白术各 15g，猪苓 30g，白花蛇舌草 60g，野葡萄根 30g，生薏苡仁 30g，枫斗 12g，鸡内金 15g，生甘草 10g。

功能：扶正运脾，益气养阴，活血化瘀，消瘤抗癌。

主治：中晚期各类癌肿及某些时期癌症患者之特需者。亦可配合放化疗以减毒增效，若配合手术前后之治疗，则具增强免疫、促进康复、预防复发之功。

用法：水煎服，每日 1 剂，2 次分服。

方解：中医学认为"邪之所凑，其气必虚""正气存内，邪不可干"。肿瘤的形成多由正气内虚，然后客邪留滞所致。而且肿瘤形成之后，耗气伤血，因病致虚。大凡肿瘤在体内能否形成或消散控制或恶化或扩散或转移，均取决于正邪斗争及消长之结果。扶正培本法把调节人体阴阳，乃至气血、脏腑、经络等功能，使其平衡稳定，以及增强机体免疫功能和抗癌能力等方法均囊括其中，就能有效防止肿瘤的发生和发展。本方既可用于中晚期癌症及某些早期之特需者（如患者坚决要求）的单一中药治疗，也可配合放化疗以减轻其毒副作用，增强免疫，改善患者体质及营养状态，从而延长寿命并提高生存质量。

本方黄芪、白术健脾益气，扶正培本，伍绞股蓝、香茶菜提高免疫以扶正抗癌，野葡萄根、白花蛇舌草、莪术、三七清热解毒，消瘤散结，活血化瘀；枫斗、生晒参、甘草滋阴生津，清热和中；生薏苡仁、猪苓化浊抗癌，鸡内金运脾健胃消积。全方共奏扶正运脾、益气养阴、清热解毒、活血化瘀、消瘤抗癌之功。此乃扶正与抗癌相辅相成，具有一箭多靶、釜底抽薪之妙。

临证发微：受师启迪，我在独立临床中，进一步研究了该方的辨证加减问题。若口干咽燥加沙参、麦冬；恶心呕吐加清半夏、淡竹茹；疼痛加延胡索、蜈蚣、鸡矢藤；吞咽困难加威灵仙、蜣螂虫、急性子；肿块坚硬加山慈菇、黄药子、穿山甲；火毒盛加羚羊角、赤芍、猫爪草、生大黄等。癌患部位不同，则酌加引经药，以促药力直达病所。

4. 固冲止崩汤

组成：炙黄芪 30g，熟地黄炭 30g，墨旱莲 30g，小蓟炭 30g，炒白芍 30g，炒杜仲 30g，地榆炭 30g，黄芩 20g，菟丝子 30g，益母草 15g，三七 30g，红枣 30g。

功能：益肾固冲，化瘀止崩。

主治：崩漏之肾虚冲乱并血热血瘀者。

用法：水煎服，每日1剂，分2次于早饭前、晚饭后温服，连服5~10剂，为1个疗程。待至下次月经来潮时，原方如法再服1个疗程。

方解：崩漏指在经期或更年期忽然阴道大量出血或持续淋沥不断出血。其主要发病机理是脏腑气血功能失调，尤其是肝肾虚亏，冲任损伤，不能制约经血，而致血从胞宫非时妄行。多与肝、脾、肾三脏密切相关，并以血热、肾虚、脾虚、血瘀为其病因病机，治法以调节脏腑功能为主，使气血和平，冲任得固。临证求变，分别采用塞流、澄源、复旧之法。本方适用于肾虚血热引起的经血非时而下，量多或淋沥不净，色红质稠，腰酸如堕，心烦少寐，舌红苔黄，脉数。亦可用于更年期各种方法难以取效之崩漏顽症。

方中炙黄芪补中益气，升举清阳，为益气摄血之要药；小蓟炭、地榆炭、黄芩凉血止血，清热宁络；炒杜仲、菟丝子、熟地黄炭、墨旱莲补肝肾、固经血而相得益彰；炒白芍、益母草养血活血，柔肝调经；三七化瘀止血而无留瘀之弊。诸药合用塞流又澄源，使肾虚可复，蕴热得清，瘀滞能化，络脉可柔而血能归经，阴阳复而冲任固，则崩漏自愈。

临证发微：受师启迪，我在独立临床运用时通过辨证加减获得比预期更好的疗效。如出血量多，加用棕榈炭、焦栀子；热象显加用生地黄，并重用黄芩；夹瘀明显而小腹疼痛，加用蒲黄炭、五灵脂；若阴虚营亏，舌红少苔，脉细数，加地骨皮，炙龟板等，则往往应手。

5. 和胃愈疡汤

组成：川黄连 6g，吴茱萸 2g，刺猬皮 15g，甘松 10g，川厚朴花 15g，代代花 15g，蒲公英 30g，炒白芍 30g，白花蛇舌草 30g，焦六曲 15g，炒延胡索 15g，生甘草 15g。

功能：疏肝和胃，调中愈疡。

主治：胃溃疡、十二指肠溃疡、胃窦炎之肝胃不和引起的胃脘痛、泛酸、嘈杂、便黑、呕血等及幽门螺杆菌呈阳性者。

方解：胃脘痛、胃窦炎、十二指肠溃疡属中医胃脘痛、吐酸等范畴。《黄帝内经》曰："诸呕吐酸，暴注下迫，皆属于热。"《寿世保元》曰："夫酸者，肝木之味也，由火盛制金不能平木，则肝木自甚，固为酸也。"均说明本病与热、肝气有关。故本证虽有寒热之分，但以热证多见，肝郁化热，胃失和降是也。本方据此立法尤其适用于两胁胀满、心烦易怒、口渴咽干、舌红苔黄、脉弦带数等证属肝郁化热、肝胃不和者。

常老以黄连合吴茱萸清泄肝火，和胃降逆；甘松、川厚朴花、代代花、炒延胡索疏肝解郁，行气止痛；蒲公英、白花蛇舌草、生甘草清胃消炎，为抑灭 Hp 之良药；刺猬皮制酸止痛，补胃生肌；焦六曲消食和胃；白芍、甘草酸甘化阴，柔肝缓急止痛。诸药合用，共奏疏肝和胃、清热调中之效。本方特点为辛开苦降、肝胃同治，使肝火得清，胃气得和，则诸症自愈。

临证发微：在领悟师旨的基础上，我在独立临床运用时，研探辨证加减方法，从而取得满意疗效。胁肋痛甚者，可合四逆散以加强疏肝和胃之功；吞酸甚者，可加煅瓦楞子；出血者加白及、三七、煅花蕊石；脾虚甚者加白术、茯苓；呕吐者加姜半夏、淡竹茹；并可视寒热轻重，酌情调整黄连与吴茱萸之对比量。通过临证发挥，同病异治和异病同治，使许多顽固性胃疾得到缓解和根治，为开创具有中医特色经验的消化内科打下了较好的基础。

（三）医案特色与临证勾玄

1. 养阴清肺、培土生金法临床治愈肺癌案

李某，男，53 岁，已婚。1998 年 5 月 6 日就诊。

初诊：患者反复低热、咳嗽、痰中带血，胸痛2个多月，经某三甲肿瘤医院胸片检查示"右肺门区肿块"，痰脱落细胞、纤维支气管镜检查证实"肺腺癌"。因畏于手术，前来求治。症见消瘦，气短，咽干口燥，寐劣盗汗，纳钝便干，舌红少苔，脉细数，舌下系带紫暗粗曲，TSGF（恶性肿瘤相关物质群）90U，CEA（癌胚抗原）163μg/L。此属阴虚肺热，痰瘀夹毒凝结，中州失运。治拟养阴清肺，涤痰化瘀，培土生金，处以扶正消瘤汤加减治之。

处方：野百合30g，绞股蓝30g，黛蛤散30g（包煎），枫斗30g，生晒参9g，香茶菜30g，川贝母、象贝母各10g，白花蛇舌草60g，野葡萄根30g，莪术、白术各15g，原三七30g，鸡内金15g，生甘草10g。水煎服，嘱服14剂以观其效。

1998年5月23日复诊：咳嗽、胸痛减轻，胃纳转馨。再服14剂后咽干口燥、心烦寐劣等症状明显好转，药证的对，守方续进。阴虚肺热症状日益改善，续以培土生金、养阴清肺法化裁，击鼓追进，至今带癌生存已4年余，复查肿瘤指标均在正常范围内。

临证勾玄：肺为娇脏，喜润恶燥，易受外邪。肺气不足则邪气乘虚而入，结而成瘤，郁久化热，热毒炽盛，极易耗损肺气，灼伤肺阴。气阴两虚，肺失清肃，故咳嗽、低热、咽干口燥，肺络灼伤则胸痛、痰中带血。其他如消瘦、心烦寐差、气短乏力、盗汗、便干及舌脉之象均为气阴两虚使然。初诊以野百合、枫斗、生晒参养阴益气；黛蛤散、川贝母清金润肺化痰；莪术、白术、鸡内金、生甘草等培土生金；三七益气化瘀止血。全方不单纯应用清热解毒抗癌之品，而宗"邪之所凑，其气必虚"之旨。以补虚为先，待脉证好转，又续以健脾之品培土生金。盖万物悉从土出，土为万物之母，气血，精神，津液，筋骨，脏腑百骸，莫不禀气于胃。胃得受纳，脾得健运，则元气充盛矣，所谓"正气存内，邪不可干"，吾师称此法为"难病取中"，故能正复癌抑，此患者生活自理而带癌生存已4年余，符合临床治愈。

2. 理气化痰、消瘤散结法临床治愈乳腺癌案

潘某，女，48岁，教师。2012年4月14日初诊。

初诊：乳腺癌术后，发现右乳上方有5个大小不等结节，经妇保院B超检查，最大者0.5cm×1.2cm，质硬，边界清楚，无压痛。积月情志抑郁，胸闷胁胀，经前乳房胀满，胃纳不馨，夜寐不安。舌黯苔腻，脉细数，面

黯无华。TSGF 80U。此属肝郁气滞，痰瘀凝滞，乳癌复发。治以理气化痰，消瘤散结。

处方：柴胡 10g，八月札 30g，山慈菇 15g，夏枯草 20g，炙鳖甲 20g，莪术 20g，象贝母 20g，蜈蚣 3 条，赤芍、白芍各 30g，藤梨根 60g，生薏苡仁 60g，生甘草 7g。

二诊：2012 年 4 月 28 日，药后精神转佳，胸闷、胁胀转瘥，乳房结节缩小，病情好转，原旨出入。

处方：八月札 30g，山慈菇 15g，生薏苡仁 60g，象贝母 20g，炙鳖甲 20g，莪术 15g，蜈蚣 3 条，赤芍、白芍各 20g，藤梨根 60g，黄药子 10g，鸡内金 10g，生甘草 7g。14 剂。另嘱同时服用"扶正消瘤丸"，每次 4 粒，每日 3 次。

半个月后，诸症显瘥，检查未见乳房结节，续长期服用扶正消瘤丸，至今 3 年未复发。现生活自理，并已恢复工作，复查肿瘤相关因子在正常范围。

临证勾玄：综观本例乳癌，缘于肝脾失调，肝郁则气血瘀滞，脾伤则痰浊内生，痰瘀郁结，经络凝滞，则见乳房肿块。丹溪曰："块乃有形之物，气不能成形，痰与食积，死血也。"此正是其病机所在。其他如胸闷胁胀，经前乳房胀痛，均为肝郁气滞而致，其舌脉象亦为气滞血瘀互结之象。初诊以柴胡、八月札疏肝理气；山慈菇、夏枯草、象贝母化痰散结；鳖甲、莪术、赤芍、白芍等软坚化瘀。全方宗"结者散之，客者除之，留者行之，苦以泄之，坚以软之，辛以开之"之旨，共奏理气化痰、消瘤散结之效。另以自拟丸药补益正气，消瘤抗癌以达病所，攻补兼施，俾气振血畅，则破残之邪遂去矣。

3. 温肾运脾、活血化瘀法治愈胸痹案

邱某，男，69 岁，已婚。2013 年 2 月 2 日初诊。

初诊：心胸绞痛频作，痛彻背脊，胸闷憋气，心悸，形寒肢冷，倦怠乏力，眩晕频作，冷汗时出，纳呆，寐劣，便溏，溲清，面苍，肢冷，神疲气短，舌淡黯，舌边有瘀点，苔薄，脉沉而结。此属脾肾阳虚，瘀血阻络，心脉痹阻。治以温肾运脾，活血化瘀。

处方：熟附片 15g，鹿角片 10g，炒白术 15g，茯苓 30g，生黄芪 60g，苦参 30g，薤白头 10g，炙甘草 10g，麝香 0.3g（冲服），紫丹参 30g，红花 10g，当归尾 10g。14 剂。

二诊：2013 年 2 月 16 日，药后心痛未发，心悸、气短减轻，畏寒、倦怠好转，纳增。药证的对，宜前法化裁善后。

处方：熟附片 20g，炒白术 15g，生黄芪 60g，苦参 30g，茯苓 30g，紫丹参 30g，红花 10g，鸡血藤 30g，薤白头 10g，炙甘草 10g。1 周 6 剂，连服 4 周。

4 周后，除胃纳欠馨外，余症皆除，胸痹告愈。

临证勾玄：本例胸痹缘于脾阳不振，命门火衰，"阳微阴弦"，此之谓也。胸阳不振，则胸闷憋气，心悸气短，眩晕，寐劣；心脉痹阻，气血不畅，不通则痛，故心胸绞痛，痛引脊背。其他如面苍、肢冷、倦怠乏力、冷汗时出、便溏、溲清均为脾肾阳虚之故。初诊方中运用白术、茯苓、黄芪健脾；熟附片、鹿角片温肾；麝香、丹参、红花、当归尾等活血化瘀，通补兼施，扶正而不碍邪，祛邪而不伤正，临证处裁得当，胸痹得愈。

4. 通腑涤痰、化瘀清脑法治愈中风案

张某，女，72 岁，退休。2013 年 6 月 28 日初诊。

初诊：有高血压史 15 年。积年眩晕如堕，昨晨起因与邻人争吵而突感头晕头痛，口唇向左㖞斜，右侧肢体麻木不遂，足不任身，言謇，咳痰量多，便秘 3 日，面红，口干而苦。现症见半身不遂，口舌㖞斜，语謇，喉中痰鸣，舌质黯红，苔黄腻，脉弦滑。此属风阳上亢，痰热夹瘀。治以通腑涤痰，化瘀清脑。

处方：羚羊角 6g，明天麻 30g，赤芍 30g，钩藤 15g，淡竹沥 2 支（分冲），天竺黄 15g（后下），川牛膝、怀牛膝各 30g，全蝎 8g，广地龙 30g，生大黄 15g（后下），生甘草 7g。7 剂。

二诊：头痛头晕已减，唇㖞语謇好转，舌红，苔薄黄，脉滑。拟原旨出入，击鼓再进。

处方：羚羊角 6g，明天麻 15g，嫩钩藤 15g，淡竹沥 2 支（分冲），天竺黄 10g，川牛膝、怀牛膝各 30g，广地龙 30g，蜈蚣 3 条，忍冬藤 30g，赤芍、白芍各 30g，桃仁 10g，炒麦芽、炒谷芽各 15g。14 剂。

两周后，言语已清，唇㖞已复，右侧肢体活动亦利，能下床步行，舌红润，脉细滑，中风基本告愈。续以地黄饮子化裁滋阴息风善后。

临证勾玄：本例中风，于高年肾精衰耗，水不涵木，木少滋荣，肝阳偏亢，适因怒动肝火，火无所制，风火相扇，痰瘀互阻，气血逆乱而致半身不遂，舌强不语，口眼㖞斜，痰涎壅盛。《素问·调经论》云："血

之与气并走于上，则为大厥。"正是此意。其他如面红、口干而苦、舌质黯红、苔黄腻、脉弦滑均为痰瘀互阻、肝热怫郁之象。初诊以羚羊角、天麻、钩藤平肝息风；生大黄、淡竹沥、天竺黄通腑清热涤痰；牛膝走而能补并引血下行；地龙、全蝎息风解痉，柔络通络。全方清热息风，涤痰化瘀，续以滋阴息风，濡养营络，恪守"急则治其标，缓则治其本"之古训而取效。

5.宣肺清热、解痉定喘法治愈哮喘案

潘某，男，10岁，学生。2012年12月30日初诊。

初诊：哮喘3年，遇寒即发。今年又作，经服中西药2个月未效。气促，胸闷如塞，入夜尤甚，汗出而烦，寐不安。晨起咳吐稠痰始适，口干倦怠，纳谷不馨。呼吸促迫，气粗息涌，坐卧不安，喉中若小鸡声，舌黯红，苔薄黄，脉弦细滑数。此属肺经客寒，郁而化热，痰阻气道。治以宣肺清热，化痰定喘，抗敏解痉。

处方：嫩射干6g，炙麻黄10g，光杏仁10g，生石膏、桑白皮各30g，生甘草10g，川贝母、象贝母各10g，白果10g，款冬花30g，黄芩20g，鱼腥草30g，地龙15g。7剂。

二诊：药后哮喘即平，胸闷亦舒，夜寐得酣，晨起咳痰亦少，口干，舌边红，苔薄，脉细滑。痰热渐化，以前法化裁。

处方：嫩射干6g，炙麻黄10g，光杏仁10g，炙白前15g，生甘草10g，桑白皮15g，鱼腥草30g，广地龙15g，全蝎5g，葶苈子10g，天竺黄12g，佛耳草15g，诃子5g。7剂。

药后效如桴鼓。哮喘未发，咳痰亦止，寐安，纳增，精神转佳，脉细，舌淡苔薄。继以调理并加服河车大造丸善后，迄未再发。

临证勾玄：本例哮喘，病于冬季，乃风寒引动宿疾。诚如《医方考》所云："膈有胶固之痰，外有非时之感，内有壅塞之气，然后令人哮喘。"肺经客寒，痰唾凝结，气道奔迫，故见呼吸促迫，喉中小鸡声；痰壅气阻，则胸膈满闷如塞，夜寐不安。其他如汗出而烦、口干、咳吐稠痰、舌边红、苔薄黄、脉弦滑均缘于阴虚之体，痰从热化，郁阻于肺所致。初诊以射干、麻黄宣肺平喘，豁痰利咽；杏仁降逆平喘；桑白皮、黄芩、生石膏清热泻肺；地龙、川贝母、象贝母、款冬花止咳化痰，解痉平喘；白果敛肺平喘，可防麻黄过于耗散之弊。全方宣、清、降三法合一，共奏宣肺清肺、化痰平喘之功，俾肺气宣畅，痰热内除，则咳喘自平。

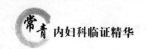

6. 清肝健脾、和胃化瘀法治愈胃脘痛

徐某，男，24岁，未婚。2014年5月23日就诊。

初诊：胃脘隐痛，Hp阳性已4年。近2个月来，脘痛加剧，心烦易怒，食后作胀，口干而苦，泛酸嘈杂，1小时后渐退，便秘、腹泻交替互见。舌黯苔黄，脉细弦。此属肝火犯胃，脾虚夹瘀。治以清肝健脾，和胃化瘀。

处方：炒川黄连6g，炒吴茱萸2g，蒲公英30g，川厚朴花15g，炒白术15g，三七15g，延胡索15g，炙刺猬皮15g，广木香10g，鸡内金10g，焦六曲15g，甘松10g，生甘草10g。7剂。

二诊：泛酸、嘈杂已止，便秘、腹泻明显好转，胃脘隐痛及纳后作胀减轻，纳谷转香，肝胃之热已平，前法药证相符，宜化裁善后。

处方：佛手片10g，炙香附10g，炒白术15g，炒白芍15g，鸡内金10g，焦六曲15g，炙刺猬皮15g，广木香10g，炒延胡索15g，蒲公英30g，生甘草10g。7剂。

药后脘痛向愈，纳馨便调，脾胃运化基本恢复，拟守方再进7剂，病瘥告愈。

临证勾玄：本例胃脘痛，缘于肝失疏泄，郁久化热，胃热脾弱则胃脘作痛，嘈杂嗳酸。《素问·至真要大论》说："诸逆冲上，皆属于火。"其他如心烦易怒、口干苦、舌黯红、苔黄、脉细弦均为肝火炽盛之故。初诊以左金丸清肝抑土；炒白术、广木香、鸡内金、焦六曲健脾助运；甘松醒脾和胃；久痛不愈，必入血络，面舌呈黯红正是胃有瘀血之象，故以延胡索、三七调气化瘀；刺猬皮制酸和胃；蒲公英、甘草清胃抑菌。上方谨守肝火犯胃、胃热脾虚夹瘀之病机而对症下药，遂得桴鼓之效。

7. 益肾育阴、分清别浊法治愈消渴案

陈某，女，47岁，已婚。2014年4月18日初诊。

初诊：患糖尿病3年余。曾用胰岛素治疗近2年，未显效。近来体倦乏力，渴甚饮多，小便频数量多，混浊如膏；心烦寐劣，头晕耳鸣，腰膝酸软，肤痒而干燥，经闭。刻诊：形瘦倦怠，烦渴引饮，耳轮焦干，小便如膏，头眩如堕，舌质绛，苔薄，脉细数。此属肾阴亏损，津枯液耗，分清别浊无能。治以益肾育阴，分清别浊。

处方：细生地黄30g，天花粉30g，生玉竹30g，旱莲草30g，怀山药30g，生黄芪30g，桑螵蛸15g，女贞子24g，生龟板30g，车前草30g，福泽泻30g，九香虫10g，川草薢30g。10剂。嘱患者慎房事，节喜怒，食

宜以新鲜蔬菜、玉米、怀山药、兔肉、牛羊肉、腰花、鸡蛋为主。不宜煎炙及糟藏咸物。

二诊：药后渴感减轻，肤痒止，小便淡清，头晕好转，拟原法出入，再拓疗效。

处方：生黄芪30g，天花粉30g，干石斛30g，福泽泻30g，怀山药60g，桑螵蛸15g，旱莲草30g，九香虫10g，杭白菊15g，炙龟板30g，川萆薢30g，菟丝子30g。每周6剂。嘱患者同时服用消渴丸合六味地黄丸。

4周后检测尿糖均已正常，病情转瘥。

临证勾玄：前贤谓："消渴之疾，皆起于肾。"盖肾水枯竭，则无以制余火，而煎熬脏腑，火因水竭而愈烈，水因火烈而愈干，消渴由是生焉。心肺受燔，燥气炽盛，津液干焦则饮水自救；肾虚失于封藏而固摄无权，则津液下泄自走而小便如膏；肺病气失管摄，则便多而频。其他如体倦乏力、心烦寐差、头晕耳鸣、腰膝酸软、舌绛、脉细数均乃肾阴亏虚，相火浮动，心肾不交之候，肤痒而燥为津亏气燥所致。初诊以生地黄、玉竹、天花粉育阴补肾；女贞子、旱莲草养肝以纠水不涵木之偏；桑螵蛸、生龟板益肾敛精，滋阴潜阳；车前草、川萆薢分清泌浊；泽泻滋不足之水，泻有余之火；九香虫有醒脾之妙，脾旺则心肾相交，健脾而津液自化。全方补肾水阴精之虚，济身中津液之衰，开通道路，分清别浊，以济津液。次以丸药益肾健脾别浊，以滋生化之源而收末功，总以壮水之主以制阳光而消渴得愈。

8. 温经通络、调冲化瘀治愈不孕案

赵某，女，30岁，已婚。2012年2月13日初诊。

初诊：婚后3年未孕，经上海某医院检查，诊断为输卵管不通、附件炎、宫颈炎。月经后期，量少，色黑有块，经行不畅，少腹疼痛，经前痛剧。刻诊正值经后，少腹隐痛，畏寒肢冷，舌黯，边有瘀点，脉弦涩。此属宫寒气滞，瘀阻胞络。治拟温经通络，调冲化瘀。

处方：桂心6g，桃仁10g，川芎15g，炒小茴香8g，炒艾叶9g，当归15g，红花10g，玫瑰花15g，阿胶10g（烊冲），台乌药12g，炒白芍15g，路路通10g。每周6剂，连服4周。

二诊：月经盈月1次，少腹痛除，舌色转淡而瘀象消失，苔薄，脉细而滑。拟原旨出入拓展疗效。

处方：川芎 15g，炒小茴香 8g，台乌药 15g，阿胶 10g（烊冲），当归 15g，桃仁 10g，玫瑰花 15g，茯苓 15g，炒白芍 15g，制香附 10g，菟丝子 30g，路路通 10g。每周 6 剂，连服 2 个月而怀孕，足月生子。

临证勾玄：本例女子不孕，缘于胞门冷也。瘀阻冲任，胞脉不通，致多年不孕。瘀血阻滞，寒客冲任，故使经行后期，量少而色黑有块，经行不畅，则少腹疼痛拒按，畏寒肢冷。此外，舌黯、边有瘀点、脉弦涩均为瘀血内阻之象。初诊以桂心、炒小茴香、艾叶、台乌药温经散寒；川芎、桃仁、红花、路路通活血化瘀，通络止痛；玫瑰花行气解郁；阿胶、当归、白芍养血活血。诸药共奏温经通络、调冲化瘀之功。俾客寒去则胞脉得以温煦，瘀阻去则新血生而经顺。再以茯苓健脾并菟丝子蔓延多子之品，则宫暖冲调而自达育麟之效。

三、小结

本文是我作为全国第五批师承继承人，通过 3 年继承学习，全面继承总结指导老师的学术经验和专业技术特长的结业论文。所谓学术经验撷菁是指整理与研究指导老师的学术思想和临床经验的精华部分，传承心悟即继承人针对指导老师独特的学术思想和独到的临床经验，并结合自己的临床实践在继承的基础上进行深入的分析研究，从而提出自己的创新观点。文中重点经验方发微即我通过跟师抄方，在自己临床实践时灵活运用常老经验方，并举一反三，得出自己的创新思想来用之临床，疗效显著。如何切实提高自己中医临证水平，掌握并创新指导老师独到的辨证思路及用药经验，传承、创新指导老师对中医学发展的见解和学术思想，夯实中医经典的理论基础是我此次 3 年继承工作的重点。通过本文的系统总结，不仅使我进一步掌握了指导老师独到的辨证思路及用药经验，更使我有了一个学习中医经典理论和自己临床实践相结合的机会，全方位拓展了自己的医学知识、视野和学术水平。良好的疗效不仅使患者满意，而且使我对中医和所从事的事业充满了自信。

名老中医学术思想和临床实践经验是中医学精华的重要组成部分，是中华民族特有的高级智能资源，国家重视继承发掘工作是无比正确的，此乃克难制胜之法宝，吾辈任重而道远也，是单一西医方法所无法想象和替代的。

（本文为常胜优秀毕业论文）

益气养阴活血方治疗糖尿病肾病
（气阴两虚夹瘀型）临床研究

常胜　祝炳军
指导：常青

糖尿病肾病是临床常见疾病之一，近年来其发病率呈现不断上升的趋势，数据显示，糖尿病中糖尿病肾病占47.7%。糖尿病肾病是由于糖代谢异常引起的微血管病变，可引起肾小球硬化，也是终末期肾脏疾病发生的主要原因。近年来，中医药防治糖尿病肾病取得了一定成绩，显示了中医药治疗该病的优势。我们以常青教授治疗糖尿病经验方，即益气养阴活血方治疗糖尿病肾病（气阴两虚夹瘀型），收到较好的疗效，现报道如下。

1.临床资料

（1）一般资料

观察病例为2013年1月～2014年1月本院糖尿病肾病患者，共92例。随机分为两组，每组46例。对照组男27例，女19例；年龄43～76岁，平均（54.6±3.5）岁；病程3～15年，平均（7.2±4.1）年。观察组男28例，女18例；年龄45～75岁，平均（53.4±4.2）岁；病程2～14年，平均（6.8±4.5）年。两组年龄、性别、病程比较，差异无统计学意义（$P>0.05$），具有可比性。

（2）诊断标准

均符合《内科学》糖尿病肾病诊断标准。有糖尿病症状（体重下降、多饮、多尿、皮肤瘙痒等）；空腹血糖 $\geq$ 7.0mmol/L 或葡萄糖负荷后 2h 血糖 $\geq$ 11.1mmol/L。尿蛋白排泄率连续3次检测均高于正常水平，连续2次以上尿蛋白 >0.5g/24h。

（3）中医辨证

参照《中医病证诊断疗效标准》，辨证为气阴两虚夹瘀型。

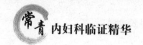

2. 治疗方法

均给予临床常规处理，包括患者健康教育、饮食方面的护理、患者降血糖等药物治疗，对于有高血压或其他症状患者，给予相应的药物治疗。

（1）对照组

给予厄贝沙坦治疗，每次 0.15g，口服，每天 1 次。

（2）观察组

给予益气养阴活血方治疗。组成：黄芪 30g，枸杞子、山药、生地黄、麦冬、葛根、当归各 15g，三七、地龙各 10g，桂枝 6g。肝阳上亢者加天麻 10g，钩藤 15g；若有浮肿者，加大腹皮、泽兰各 15g；若盗汗者，加麻黄根 15g，浮小麦 25g；若便秘者，加麻子仁、郁李仁各 15g；阴虚内热者，加黄柏、知母各 15g。水煎服，每天 1 剂，分早晚口服。8 周为 1 个疗程。

两组患者均治疗 1 个疗程。

3. 观察指标与统计学方法

（1）观察指标

两组空腹血糖、餐后 2h 血糖、糖化血红蛋白、尿微量蛋白、胆固醇、甘油三酯、低密度脂蛋白及高密度脂蛋白的变化情况，将其详细记录并进行统计分析。

（2）统计学方法

运用 SPSS 15.0 软件进行统计分析，计数资料行 χ^2 检验；计量资料以（$\bar{x} \pm s$）表示，行 t 检验。

4. 疗效标准与治疗结果

（1）疗效标准

参照《中药新药临床研究指导原则（试行）》评定。显效：临床症状显著改善，证候积分减少 ≥ 70%；有效：临床症状有所改善，证候积分减少 ≥ 30%，但小于 70%；无效：临床症状无明显改善甚至加重，证候积分减少小于 30%。

（2）两组临床疗效比较

见表 1。总有效率观察组 96.3%，对照组 71.7%，两组比较差异有统计学意义（$P < 0.01$）。

表1　两组临床疗效比较　　　　　　　　　　　　　　　例（％）

组　别	n	显效	有效	无效	总有效
观察组	46	34（73.9）	10（21.7）	2（4.3）	44（96.3）
对照组	46	21（45.7）	12（26.1）	13（28.3）	33（71.7）
χ^2 值		7.55	0.23	9.00	9.00
P 值		0.0060	0.6268	0.0027	0.0027

（3）两组治疗后空腹血糖、餐后 2h 血糖、糖化血红蛋白及尿微量蛋白比较

见表2。治疗后观察组空腹血糖、餐后 2h 血糖、糖化血红蛋白及尿微量蛋白，与对照组比较，差异均有统计学意义（$P < 0.01$）。

表2　两组治疗后空腹血糖、餐后 2h 血糖、糖化血红蛋白及
尿微量蛋白比较（$\bar{x} \pm s$）

组　别	n	空腹血糖 （mmol/L）	餐后 2h 血糖 （mmol/L）	糖化血红蛋白 （％）	尿微量蛋白 （mg/L）
观察组	46	6.42 ± 0.62	8.86 ± 0.78	6.21 ± 0.45	152.72 ± 66.3
对照组	46	7.38 ± 0.73	9.79 ± 0.85	7.52 ± 0.58	286.58 ± 85.68
t 值		6.79	5.46	12.10	8.38
P 值		0.0000	0.0000	0.0000	0.0000

（4）两组治疗后血脂指标比较

见表3。治疗后观察组胆固醇、甘油三酯、低密度脂蛋白及高密度脂蛋白，与对照组比较，差异均有统计学意义（$P<0.01$）。

表3　两组治疗后血脂指标比较（$\bar{x} \pm s$）

组　别	n	胆固醇 （mmol/L）	甘油三酯 （mmol/L）	低密度脂蛋白 （mmol/L）	高密度脂蛋白 （mmol/L）
观察组	46	4.85 ± 0.43	1.52 ± 0.21	2.53 ± 0.23	1.46 ± 0.13
对照组	46	5.62 ± 0.52	2.13 ± 0.63	3.18 ± 0.54	1.13 ± 0.10
t 值		7.73	6.23	7.51	13.64
P 值		0.0000	0.0000	0.0000	0.0000

5. 讨论

糖尿病肾病是糖尿病患者常见的微血管并发症之一，以蛋白尿、水肿等为主要临床症状。该病的发病机制非常复杂，涉及细胞因子、代谢异常等多种因素。糖尿病肾病会对患者的肾功能造成破坏，若不及时治疗将会引起肾衰竭，威胁其生命安全。迄今，糖尿病肾病仍无完全根治的办法，目前对其的治疗主要以改善症状，缓解病情，保护患者肾功能为主。

糖尿病肾病归属于中医学"消渴""水肿"等范畴。气阴两虚夹瘀型是临床常见类型，中医学认为其病机为气阴两虚、血瘀湿浊停滞，气虚则血运无力，阴虚则血液运行不畅，从而导致肾虚血瘀，肾虚则不藏精，则出现蛋白尿。治疗应以益气养阴、活血化瘀为主。益气养阴活血方中黄芪补气固表，利尿排毒；山药有滋阴补肾、益脾的功效，据药理研究表明山药可降低糖尿病鼠血糖，保护肾脏；麦冬有养阴生津、润肺清心的作用；葛根有生津止渴、补肾健脾的功效；枸杞子滋补肝肾；当归活血补血；三七活血化瘀，有止痛功效；地龙活血化瘀、凉血养血。诸药合用，共达益气养阴、活血化瘀的功效。

本次观察表明，总有效率观察组96.3%，对照组71.7%，两组比较，差异有统计学意义（$P<0.01$）。治疗后观察组空腹血糖、餐后2h血糖、糖化血红蛋白及尿微量蛋白，与对照组比较，差异均有统计学意义（$P<0.01$）。治疗后观察组胆固醇、甘油三酯、低密度脂蛋白及高密度脂

蛋白，与对照组比较，差异均有统计学意义（*P*<0.01）。说明益气养阴活血方治疗糖尿病肾病临床疗效显著，可改善患者的临床症状，降低血脂、尿微量蛋白等实验室指标，延缓病情，提高患者生活质量。

（本文发表于 2015 年《新中医》）

常青复方扶正消瘤丸组方、工艺及功效

杨金团　常胜

指导：常青

复方扶正消瘤汤是常青主任中医师治疗中晚期恶性肿瘤的经验方。1991 年以来，我们在常青教授指导下，对该汤进行剂型改革，采用现代工艺加工成复方扶正消瘤丸，并在本市三家医院对 57 例患者做了临床验证，疗效确切，剂型先进，获 1995 年浙江省中医药科技进步优秀奖。现将复方扶正消瘤丸的组方原理、工艺流程及性状功效简介如下。

1. 组方原理

中晚期恶性肿瘤的病理多由机体阴阳失调，气血偏虚，痰瘀热毒蕴结日久所致。其病理特点是"中虚毒聚""本虚标实"。故其治疗大法应在祛邪消瘤的同时，予以扶正固本，达到攻补兼施、扶正消瘤之目的。复方扶正消瘤丸正是针对这一病理特点和治疗法则而设，由墓头回、守宫、灵芝、无花果、制大黄、八月札、鸡内金等 11 味中药组成。方中主药墓头回、守宫等解毒散结，祛邪消瘤；灵芝、无花果等益气养血，扶正固本，体现了"养正积自散"的治则精神；再佐以制大黄、八月札、鸡内金等药清热通腑，健脾开胃，运用了"六腑以通为用""胃喜柔润，宜降则和"等法则。综合诸药，则共奏攻补兼施、祛邪消瘤、运脾扶正之功。

再从现代药理研究分析，墓头回、守宫等药具有明显抑制癌细胞的作用。灵芝、无花果等既能解毒抗癌，又能升高白细胞，增强免疫机能。制大黄、八月札、鸡内金等不仅能健脾和胃，更具有抑制癌细胞和抗菌作用。所以，现代药理研究亦证实本方组成确具较强的抑制癌细胞、增强免疫力及提高白细胞等药理作用。

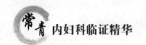

2.工艺流程

（1）药材加工依法炮制，其中守宫等药研成细粉，另放。

（2）在提取锅内煎煮，提取液过滤，浓缩至 1 ：（1.5~2）。

（3）浓缩液加守宫等药细粉，细粉经真空干燥，粉碎均匀。

（4）规格：装胶囊，每丸 0.3g，每瓶 60 丸装，每丸含生药约 6.8g。

（5）质控标准：按 1990 年版《中华人民共和国药典》一部附录，胶囊剂项下检验。

3.性状功效

（1）性状：本品味苦，为棕褐色胶囊丸剂。

（2）功用：扶正抗癌，清热解毒，消瘤散结，健脾和胃。

（3）主治：中晚期胃癌、肠癌、食道癌、肝癌，既可单独使用，也可与手术、放疗、化疗合并使用，能提高机体免疫力，加强脾胃运化功能，显著改善食欲，同时具有明显的抑制癌细胞作用。对其他肿瘤亦有不同程度的扶正抗癌作用。

（4）服法：口服，5~6 粒，每日 3 次，饭后半小时用温开水或蜂蜜水送服。

（5）毒副作用：经临床观察，长期服用对心、肝、肾等脏器无损害，系安全、无毒、有效的纯中药抗癌制剂。

4.体会

复方扶正消瘤汤组方精当，经剂型改革，研制成胶囊丸剂后，性能稳定，质检合格。临床验证证明，能明显改善症状，增加食欲，提高生存质量，使用方便，安全无毒，为临床上综合治疗中晚期恶性肿瘤提供了一种较有前途的纯中药抗癌制剂，值得在临床上进一步推广应用。

5.典型病例

陶某，男，68 岁，农民。患者经胃镜、病理切片确诊为胃贲门部腺癌，形瘦，纳钝，脘胀呕恶，精神萎软，脉沉细，舌淡黯，苔薄腻，血红蛋白浓度 85g/L，呈恶病质状态。证属中虚毒聚、本虚标实之晚期胃癌。乃予复方扶正消瘤丸（用旋覆代赭汤送服）。半个月后，食欲、体重显增，上脘痞胀感逐渐消失。3 个月后，血象白细胞计数 8.2×10^9/L，血红蛋白浓度 125g/L，纳便恢复正常，生活已能自理。以后，续进该丸，半年后随访，患者生存质量良好。

（本文发表于 1996 年《现代应用药学》）

常青诊治难治性哮喘经验

常胜

指导：常青

常青主任中医师系第四、第五批全国老中医药专家学术经验继承工作指导老师、浙江省名中医、浙江省名中医研究院研究员、全国名老中医药专家传承工作室导师。笔者为其继承人，侍诊左右，领悟尤深，现就常青教授诊治难治性哮喘经验做一探析。

1. 病因病机及辨证要点

难治性哮喘是指用常规治疗（如吸入大剂量糖皮质激素和短效 β_2 受体激动剂）后症状仍难以控制的哮喘，临床表现类型有激素抵抗或激素依赖性哮喘、脆性哮喘、致死性哮喘，其发病机制较普通哮喘更为复杂，目前尚未完全阐明，也缺乏特效断根疗法。常老认为，对哮喘中医学虽无相同病名，但1年以上经常发作、诸法乏效、难以断根的各种顽固性哮喘，均可归属于此。此病中医历代医家早就有所指出，哮喘属顽疾，其主要因机当属脏腑功能羸弱伴痰饮伏肺为宿根，每因外邪侵袭、饮食不当、情志或异常气味刺激、体虚劳倦、脏腑亏损等内外诱因触发，以致痰壅气道，肺失宣降，痰气相搏所致的一种发作性痰鸣气喘疾患。其病因病机错综复杂，反复发作，患者苦不堪言，属于中医的"顽哮"范畴，常老时常教导吾辈在临床治疗时应辨证施治、区别主次，适当兼顾，当融会古今创新理法方药，使之造福此疾众多患者，使吾辈深受启迪。

2. 经验探析

（1）整体考量，分期论治

总结常老经验，结合笔者临证体会，我们认为该病的治疗应从患者整体出发，辨别标本缓急及喘息发作时间的不同来遣方用药。临床当遵循《王旭高医案·痰喘》之论述，曰："喘哮气急……治之之法，在上治肺胃，在下治脾肾，发时治上，平时治下。"根据常老临证权变经验，特别是哮喘病程、病位及临床表现辨明寒热虚实，使之在治疗中分清主次先后加以分期治疗，在标本兼顾的原则下，做到"治实不忘其虚，补虚必顾其实"

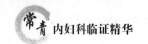

和调补脾肾等整体治疗扶正祛邪，以期根治。鉴于哮喘之病邪以寒饮为主，临床上哮喘类型以寒哮为多。故在治疗中，常老惯用射干麻黄汤等秉承古方而灵活化裁，以力求速效。特自创"桑龙平喘汤"，投之临床，颇为应手。

（2）扶正求本，祛痰务净

《丹溪心法》提出"未发以扶正气为主，既发以攻邪气为急"。故常老时时强调，在急则治标的同时，必须力求祛邪务净，主张在急性发作期准确辨证的基础上运用上方化裁以迅速控制哮喘病情，并须直至症状消失或明显缓解后才巧妙斟酌调理脾肾以善后，以减少哮喘复发。鉴于哮喘之发，绝大多数因过敏所致，而过敏体质多由父母遗传而来；肾为先天之本，故过敏体质当责之肾虚较恰当。常老时常告诫，必须在控制哮喘复发的善后治疗中，重点补肾，在补肾基础上再视脏腑虚实及阴阳气血、寒热痰瘀等偏颇情况而加减调宿根。

鉴于哮喘的发生与伏痰关系密切，故常老强调治疗过程中要时时勿忘以化消伏痰为要务。由于痰的产生与肺、脾、肾直接相关，若肺不能布散津液，脾不能运化转输水津，肾不能蒸腾气化水液，则可津液停聚为痰饮而伏宿于肺，便成为哮喘的宿根。每当哮喘发作时，或寒痰伤阳，或痰热烁伤肺肾之阴，或肺病损及脾肾，以致肺、脾、肾之脏气更加虚弱，造成因虚生痰，因痰发病，痰阻气逆之恶性循环，使哮喘反复发作，愈发愈甚，经久不愈，持续不解。为了打破这一恶性循环，常老对顽固性哮喘主张除痰务净，既重视脏气虚损的燮理，又时时注意对伏痰宿饮之肃消，力求祛痰务净而使痰无一复生。这是常老时常强调的施治理念，吾辈循此临证，获效甚显。

3.常用验方探析

（1）急则治标主方——常氏桑龙平喘汤

组成：桑白皮 30g，地龙 18g，全蝎 6g，炙麻黄 10g，杏仁 10g，射干 10g，炒苏子 15g，葶苈子 15g，炙款冬花 18g，鱼腥草 30g，金荞麦 30g，全当归 18g，生甘草 10g。小儿剂量酌减。

功效：肃肺清热，止咳平喘，活血解痉。

主治：喘息性支气管炎、支气管哮喘、肺气肿、肺炎等，尤其适用于实证哮喘之急性期。

用法：每日 1 剂，水煎 3 次，取汁各 250mL，上下午及晚上分服。

方解：本方是由三拗汤、麻黄射干汤合三子养亲汤化裁而来，兼容三者之长于一体而尤增活血解痉抗敏经验用药，如能随证配伍，合理应用则多能得心应手，常获速效之功。方中桑白皮、葶苈子、炙麻黄、杏仁肃肺平喘，麻黄蜜炙可避其过汗伤正而使平喘之功专；而葶苈子配苏子则能降气消痰，与三拗汤相合，一升一降，相得益彰；鱼腥草、金荞麦、桑白皮清肺化痰平喘力宏，辅以炙款冬花以润肺化痰；当归配地龙则可活血畅络、润肠通便而平咳逆之气；地龙伍全蝎解痉通络、抗敏平喘。全方共奏肃肺清热、降气化痰、活血抗敏、解痉平喘之功。

临床运用：哮喘多因感受外邪，或痰浊蕴肺，或情志失调而致肺气上逆，失于宣涤而成，此为病因之标；而其病因之本，则在脾肾本虚，若久病气虚，脾不化浊，肾失摄纳，华盖壅阻，亦致呼吸困难，甚则张口抬肩、鼻翼翕动而不能平卧，为临床常见急重症。或谓"中医只能治些慢性病"，其实非也，本方正是针对"急则治标"而设，凡痰热遏肺所致哮喘重症，症见喘咳气涌、张口抬肩、痰多黏稠色黄、伴见胸中烦热、身热有汗或无汗、溲黄便秘等，而其脉象滑而带数、舌苔黄腻或滑腻者，尤所宜也。临证若能正确运用，随症加减，则多获朝服夕平之速效，且无西药激素等副作用的弊端。

（2）缓则治本主方——常氏河车苏蛤丸（胶囊）

常老认为难治性哮喘治标在肺，治本在肾。因此，补肾法应为哮喘病缓解期主要治法。"肺主气，肾为气之根"。故凡哮喘多年反复发作者，多有肾虚。所谓"久病必伤肾"，是之谓也。尤其是长期使用糖皮质激素的患者，即对于激素依赖型哮喘重症患者更当补肾，甚则施以温阳补肾、纳气固本，以争取断根或戒除激素之依赖。方用常氏河车苏蛤丸（胶囊），临床应用效果甚好。

组成：紫河车15g，苏子15g，蛤蚧1对，巴戟天15g，淫羊藿15g，五味子6g，补骨脂15g，丹参15g，全蝎6g，炙甘草10g。煎剂一天量。

功效：补肾纳气，解痉平喘，固本善后。

主治：难治性哮喘及喘息性支气管炎缓解期，亦可用于冬病夏治哮喘之固本治疗。

用法：制成丸剂或胶囊剂，每日3次，每次2~4粒。

方解：方中紫河车、淫羊藿、巴戟天补肾温阳，苏子、五味子降气敛肺，蛤蚧、补骨脂、丹参补肾纳气、活血解痉，炙甘草调和诸药。全方共奏补肾纳气、燮理阴阳之功。

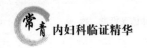

4. 验案举例

张某，男，35 岁，2012 年 9 月底初诊。哮喘频作已有 3 年，近日受寒咳喘痰多，吐之不利，胸闷气急，入夜张口抬肩，心悸乏力，舌质黯胖，苔白腻，脉濡滑。四诊合参，证属寒痰浊瘀蕴结，脾肾两虚，肺气不降。治拟温肺化痰，降气定喘，清肃华盖。先予"桑龙平喘汤"。

方药：桑白皮 30g，地龙 18g，全蝎 6g，炙麻黄 10g，杏仁 10g，射干 10g，炒苏子 15g，葶苈子 15g，炙款冬花 18g，鱼腥草 30g，金荞麦 30g，全当归 18g，生甘草 10g。7 剂。

二诊：诉上药服用 1 周后，自觉症状逐渐减轻，痰涎易咳出，胸闷气急转爽，信心倍增，继来复诊，要求继服中药。常老认为该患者由于哮病长期反复发作，寒痰伤及脾肾之阳，则可从实转虚，表现为一派虚实夹杂之证候，上法既效后加用河车苏蛤丸（每日 2 次，每次 3 丸）。以上汤剂加丸剂服用 3 个月后，自觉已无咳喘之忧，又坚持续服河车苏蛤丸 3 个月，至今 2 年来未复发。

（本文发表于 2015 年《浙江中医药大学学报》）

中医治未病学术思想在肿瘤防治领域的
应用与创新

常胜　祝炳军

指导：常青

当前，在癌症防治领域，如何充分发挥中医药优势，做好中西医结合的综合防治工作，特别是弘扬和应用中医学"治未病"学术思想和诊疗特色，使之在治疗上达到防患于未然的理想目标，这是摆在我们面前的重大课题之一。为此，笔者在复习文献的基础上，结合自己的临床实践，对防治肿瘤工作中"治未病"的若干新思路与新方法做一探讨。

1. 对中医学"治未病"主要学术观点的探讨

中医学的预防思想源远流长，早在 2000 多年前的《黄帝内经》中就有精辟阐述，主要包含"未病先防"和"既病防变"两个内容。《黄帝内经》

谓："圣人不治已病治未病，不治已乱治未乱……夫病已成而后药之，乱已成而后治之，譬犹渴而穿井，斗而铸锥，不亦晚乎？"生动体现了"早防""先防"的学术思想和强调"防患于未然"的预防观。《黄帝内经》还告诫："善治者，治皮毛，其次治肌肤，其次治筋脉，其次治六腑，其次治五脏。治五脏者，半死半生也。"前者是采取各种措施以增强体质和抗御外邪的能力，所谓"正气存内，邪不可干""五脏元真通畅，人即安和"；后者是见微知著、防微杜渐和截断转移，以杜绝疾病向纵深发展。

2."未病先防，既病防变"在肿瘤防治领域的应用

鉴于癌肿的病因目前尚不十分清楚，为降低癌症的发病率，强调"治未病"对防治肿瘤显得尤为重要。随着现代医学模式的转变，中医学"治未病"更加彰显了突出的临床意义，如"精神内守""和于术数""谨知五味""节欲保精"和"避其毒气"等治病、防病和养生之道。

对癌前病变进行有效的中医药治疗，防止其癌变，是体现中医学"既病防变"学术思想的一个重要内容。中医对于癌前病变的治疗有着丰富的认识和经验，如对萎缩性胃炎运用中医中药治疗，可根据胃镜直观、胃黏膜病理变化与胃液分析进行辨证施治。若见胃黏膜红白相兼，并以苍白为主，或腺体减少，有血管显露者，则为血瘀证，当参用活血祛瘀中药；若有肠上皮化生或不典型增生者，则宜加清热消痈之品；若呈胃阴缺乏者，则合用酸甘化阴之品。笔者曾自拟蛇草刺猬汤治疗萎缩性胃炎伴肠上皮化生100例，总有效率达到78.5%。因此，对癌前病变进行有效的中医药治疗，截断其病势，是治未病学术思想在肿瘤防治上的一个重要内容。正如《难经·七十七难》说："所谓治未病者，见肝之病，知肝传脾，当先实脾，无令得受肝之邪。此曰治未病焉。"这种"务必先安未受邪之地"的防治原则，对于晚期肿瘤见复发合并症者更是意义深远。如晚期肝癌，就应预先"实脾健脾"以防止消化道出血和腹水的发生。

3.对于肿瘤预测预报和早期防治的可行性和必要性

中医学认为"藏于内而象于外，有诸内而必形诸外"。故内在的病理变化，即使是细微隐匿或潜伏缓起亦必然会纤毫无爽地反映于外在的形体色脉。《黄帝内经》谓"见其色，知其命，名曰明""按其脉，知其病，名曰神"。可见医者通过察色切脉，四诊合参以见微知著，尽早洞察或筛选病变者斯为上工。为此，笔者认为，如果把中医学见微知著的宏观诊

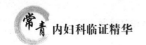

断精华与现代理化科技的微观诊断手段有机结合起来，例如肿瘤相关因子（TSGF）检测和中医四诊合参等有机结合，就有可能通过电脑的智能处理，监测和反映肿瘤的形成与否及发生、发展状态。

4. 应用四诊见微知著治未病，对于开展肿瘤普查具有独特简捷的初筛之功

对肿瘤高发地区和高危人群进行大规模的群体普查，及早发现患者，及时进行防治，这是预防恶性肿瘤行之有效的方法。由于受人力、财力、物力等客观条件的制约，给全面普查带来一定的困难。而应用中医传统的四诊合参，以舌诊为主，结合其他方法，联系家庭史和慢病史，进行初筛，完全有可能见微知著治未病，从而做到中西医学都重视的早期发现，其可行性与实用性显而易见。例如，笔者随家父临床学习时经他指点发现早期胃癌患者，其舌诊多见中部淡灰色干晦枯萎、底里不活，全无生气（面积约 1cm×1cm）之败象。经过现代医学纤维胃镜、病理活检等诊断手段对照，其符合率在 75%~85% 之间，具有较高的早期诊断价值。再如，早期肝癌患者的舌质多呈青紫色，舌两边可见青紫色的不规则线条，称之为"肝缨线"，与甲胎蛋白（AFP）检测结果的符合率亦很高，此可作为肝癌早期诊断指征之一。

在普查中通过大量正常人群与肿瘤患者的对比验证，除上面所说的舌诊外，还发现腭黏膜征、目诊、唇诊、耳穴诊和经络穴位诊等，对早期肿瘤患者的诊断也有一定的价值。由于诊断早，采取有效治疗及时彻底，这就增加了癌症根治的机会，给患者带来了希望。因此，发掘和发挥中医四诊在治未病中的精华特色，应用于癌症的初筛和早期诊断，无疑是一条重要的途径。

5. 发挥中医治未病优势，并使中西医结合扬长避短，应当是我国防治恶性肿瘤的优势和特色

（1）发挥中医治未病优势

虽然目前癌症治疗离不开手术、放疗、化疗等治疗措施，但是手术的创伤、放化疗的不良反应往往给患者带来很大的痛苦，有相当大一部分中晚期患者不存在手术指征，并且由于不能容忍放化疗的不良反应，不得不中断治疗。笔者认为应用中医药与手术、放疗、化疗等相结合的综合防治措施，完全可以扬长避短，发挥各自优势或优势互补，则不失为防治癌症的理想方法。从中医"治未病"的学术思想出发，我们既应看到癌肿这一潜在"邪"的存在，又应注意到脏腑气血阴阳这一"正"的潜在重要性。因此，中医治未病过程中采取攻补兼施或先扶正后驱邪，都无疑比手术、放疗、化疗等单纯着眼于驱"邪"要优越得多。所以中医理论体系的整体观、辨证观与"治未病"等学术精华对指导癌症的防治有着十分重大的现实意义。

（2）关于中医"治未病"学术思想与放化疗有机结合问题

应用中医药扶助正气，抗邪外出；或攻补兼施，扶正抗癌，再配合其他治疗措施，可以使癌症治愈率得以提高，生存期得到延长。例如对晚期失去手术机会的胃癌患者，我们采用攻补兼施的原则是：如果患者一般情况尚可，可给予祛邪扶正中药加化疗攻癌为主；若在治疗过程中患者白细胞下降，出现正气虚弱表现者应暂停化疗，用扶正兼顾抗癌中药为主，俟病情好转，再适当加用化疗；若病已恶化，患者正气虚弱不堪，呈恶病质时，则单予中药扶正抗癌，不宜再用化疗。中医的清热解毒、化痰软坚、理气活血、健脾和胃、补气养血、滋阴温阳等治疗方法，与手术、放疗、化疗有机结合，不但可以使其不良反应显著减轻，并增敏增效，而且能使这些抗癌手段得以顺利完成。

6. 创新"治未病"手段，通过预防和截断转移使患者在带癌生存过程中获得全面康复

中晚期癌症患者经过综合治疗或单纯中医治疗，病情得到控制，可以出现一批带癌生存者。这类患者尽管体内肿块没有全部消除，但经过中医药的长期治疗，配合气功、太极拳、心理治疗、食疗、药膳等养生康复手段，可以使患者带癌生存，或延长其生存期，或改善其生存质量，不仅有效防止癌症的转移，同时还为进一步根治争取了时间。此外，在坚持辨证施治的前提下，应用食疗、药膳等患者欢迎的寓医药于食饵的方法，以扶助正气，激发胃气，促进食欲，提高机体免疫机能，改善全身状况，也是"治未病"和预防转移的重要手段之一。实践证明，这种在"治未病"观念下的防治措施用在晚期癌肿患者身上，比单纯应用抗癌治疗的疗效要优越许多。

综上所述，发掘和创新中医学"治未病"学术思想，并在肿瘤防治实践中得到应用和升华，不仅可以丰富和创新现代肿瘤防治学的理论，而且有利于形成中西医结合的新医学防癌特色，这无疑是中华文化和中医学对于世界医学的一大贡献。

（本文发表于2009年《中国中医药现代远程教育》）

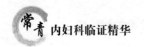

自拟化瘀消石汤治疗肾结石 32 例

常胜

指导：常青

肾结石甚或伴发肾绞痛系临床常见急症，颇似中医学"石淋""血淋""腰痛"等证候。几年来，笔者在中西医结合治疗结石的实践中，根据常青教授活血化瘀、软坚散结的学术经验，自拟"化瘀消石汤"治疗肾结石 32 例（下称治疗组），同时应用成药"排石冲剂"治疗肾结石 28 例（下称对照组），发现化瘀消石汤治疗肾结石具有明显优势，现总结报道如下：

1. 临床资料

60 例肾结石患者大多有肾绞痛或血尿急象而来院诊治，并经 B 超、X 线腹部平片、静脉肾盂造影等检查确诊。病史最短 1 周，最长 10 年，年龄最小 19 岁，最大 65 岁，初起发病者 28 例，反复发病者 32 例。治疗组 32 例中，男性 18 例，女性 14 例，其中肾结石 24 例，肾与输尿管、膀胱复合结石 8 例。对照组 28 例中，男性 16 例，女性 12 例，其中肾结石 22 例，肾与输尿管、膀胱复合结石 6 例。两组具有可比性。

2. 治疗方法

治疗组以自拟化瘀消石汤为主治疗，化瘀消石汤由川牛膝 30g、虎杖 30g、蒲黄 10g（包煎）、郁金 15g、沉香粉 1.5g（吞）、鸡内金 15g、广金钱草 30g、海金沙 30g（包煎）、冬葵子 12g、广木香 9g、穿山甲片 9g 等 11 味组成。绞痛剧烈者加用延胡索、川楝子各 15g；实证便秘者加生大黄、延胡索粉各 10g；肾虚者加补骨脂 15g、怀山药 15g；伴有积水加白茅根、车前子（包煎）各 30g。对照组应用排石冲剂（由萹蓄、瞿麦、石韦、徐长卿、冬葵子等组成），每日 3 次，每次 1 包。15 天为 1 个疗程。

3. 疗效观察

治愈：自觉症状消失，B 超复核已无结石。

好转：疼痛缓解，症状改善，B 超复查结石下移。

无效：症状未缓解，B超复查结石无移位。

疗效分析：治疗组临床治愈6例，占18.7%；好转23例，占71.8%；无效3例，占9.3%，总有效率90.6%。对照组临床治愈1例，占3.5%；好转17例，占60.7%；无效10例，占35.7%，总有效率64.2%。

经医学统计学处理，治疗组疗效明显优于对照组（$P<0.05$）。

4. 体会

肾结石属于中医学"石淋""血淋""腰痛"等范畴，其病因病机多为气滞血瘀，湿热蕴结，煎熬成石，但总以阴阳盛衰、气血乖戾为统领，临床尤以气滞血瘀为其主要症结所在，故宗先贤李梴《医学入门·五淋》"治膏淋、石淋，郁金、琥珀开郁……蒲黄、牛膝破血"之旨，笔者仿其意，乃首选活血化瘀佐以清化通淋，以臻利尿导尿、化石排石之功。方中川牛膝活血化瘀而引血下行，虎杖活血定痛且清热散结，蒲黄、木香合施则引气散瘀，消石定痛，"四金"虽为常法，然于大部化瘀药中则更彰清化通淋消石之力，再佐穿山甲、冬葵子，尤对泌尿系统高位肾结石有增软坚通滑、化石排石等作用。

5. 典型病例

韩某，男，34岁，工人。患者突发右侧腹部阵发性绞痛，面色苍白，全身冷汗，肉眼血尿，既往曾发作两次，由当地工厂医务室转诊至我院，经腹部平片及B超证实为肾结石伴肾盂结水，尿检有尿蛋白少许，红细胞（+++），要求中医为主治疗。刻诊：症见腹痛连及腰背，面苍汗出，小便赤而艰涩，痛苦不可名状，脉小滑而数，舌黯紫苔黄腻。当属气滞血瘀、湿热下结而为肾石。治以活血化瘀、清化通淋为应对此例"石淋"之急务，乃予自拟化瘀消石汤。

二诊：腰痛连腹明显好转，虽血尿未已，但脉来数象已去，舌紫已退，可见病有好转而瘀阻下壅未净，则宜以化瘀软坚为主再散余石，原方续用5剂。5天后尿时剧痛，自觉有石子落地之声，肉眼血尿，故宗上方加小蓟炭30g再进3剂。复诊经腹部平片及B超检查，未见结石，尿检正常，告愈。

（本文发表于2010年《中国中医急症》）

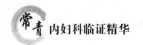

常青教授论治高血压病的主要学术观点及
常氏平降汤、涤导汤治疗高血压病临床观察

王燕

指导：常青

高血压病属中医"眩晕""头痛"等范畴，是一种常见病、多发病，也是心脑血管病最主要的危险因素。不但老年人有之，近20年来由于饮食结构合理性的破坏，青少年、中年发病率也有大增。国内外的实践证明，高血压病是可以预防和控制的疾病，降低高血压患者的血压水平，可明显减少脑卒中及心脏病事件，显著改善患者的生存质量，有效降低疾病负担。目前我国人群高血压患病率仍呈增长态势，每5个成年人中就有1人患高血压，估计目前全国高血压患者至少2亿，但高血压知晓率、治疗率和控制率较低。2009年由胡大一教授牵头的一项调查研究显示：在全国22个城市、100家三甲医院接受治疗的高血压患者控制率为31.1%。长期血压过高，极易诱发心脑血管疾病，具有较大的危害性，给人们的身体健康及生活质量造成了严重的不良影响，如何控制高血压病的发生和发展，应引起我们极大的重视。西医注重药物直接降压，忽视采取与发病因素有关的措施，一旦停药病情就会反复发作。而中医则通过多环节、多层次、多靶点的综合调理，使高血压患者在改善症状，减轻甚或逆转终末器官损害，以及防止严重并发症等方面有很大的优势，正日益受到我们的重视。

一、综述（略）

二、常青教授治疗高血压病的主要学术特色

（一）立脾肾亏虚为本，风火痰浊瘀阻络为标之病机

高血压患者大多有头晕、目眩、头痛等症状，通常归属于中医"眩晕""头痛"等范畴。常青教授在长期临床实践中认为，高血压病的病因主要包括

内外因两个方面。内因：①情志失调。情志包括喜、怒、思、忧、悲、恐、惊7种情绪变化，在正常情况下，一般不会导致疾病的发生，但在长期持久的精神刺激下，超过了人体自身正常的生理调节范围，使人体气机紊乱，脏腑气血阴阳失调就会导致疾病的发生。在《三因极一病证方论》中提到："七情，人之常性，动之则先自脏腑郁发，外形于机体。"长期的精神刺激可导致相关脏腑气机紊乱，气血失调，常常导致血脉硬化，血压持续升高，而出现头晕、头痛、胸闷等不适。②积损正衰。包括劳力过度、劳心过度、房劳过度，三者均可导致脾肾亏虚，真气耗散，以致阴亏于下，阳亢于上，阳化风动，气血上逆，而发头晕、目眩、头痛等。外因：①饮食不节。包括饮食偏嗜及饮食失宜两方面，若饮食不加节制，摄入热量过剩，或偏嗜膏粱厚味，蕴结胃肠之间，脾运受障，痰浊内生，而使脉络痹阻，或郁久化火，痰火上攻，均可发为眩晕。②环境气候突变，机体不能适应。环境气候变化往往成为诱发高血压的常见病因。

绍派伤寒杰出代表胡宝书认为"吾绍地处卑湿"，加之现代人生活条件的改善，饮食结构的改变，过量摄入肥甘厚腻之品，致脾胃受损，脾虚失运，湿浊内生。据此，常青教授临证尤重浊邪为患之病理因素。

高血压病多发生于中老年人，《素问·阴阳应象大论》中指出"年过四十而阴气自半也"。中老年人脏腑功能衰退，肾精亏虚，肾水不能涵养肝木，肝阴不足，阴不敛阳，肝阳独亢，阳亢化为风火，风火相扇，夹瘀夹痰，阻滞脑络，气血失和，发为本病。如《灵枢·海论》曰"髓海不足，则脑转耳鸣"，《素问·五脏生成》认为"是以头疼颠疾，下虚上实"。元代朱丹溪在《丹溪心法·头眩》中有"无痰不作眩"的提法，主要倡导痰火致眩学说，《素问·至真要大论》提到"诸风掉眩，皆属于肝"，明代虞抟指出"血瘀致眩"。当今社会，痰湿壅盛型高血压在原发性高血压中发病率逐年上升。随着生活水平提高，肥甘厚腻之品摄入过量，导致脾胃受损，后天之本渐虚，脾失运化，津液聚为痰浊，气机受阻，气不运血，血瘀阻络，而致肝失疏泄，郁而化火，肝为风木之脏，风火相扇，发为本病。故常青教授认为高血压病属本虚标实证，主要病机变化为脾肾亏虚为本，风火痰浊瘀阻络为标。其病理因素涉及风、火、痰、浊、瘀、虚；主要病理变化为：肝、脾、肾三脏功能失常，气机升降失调，阴阳失衡，以脾肾亏虚为本，阴亏于下，阳亢于上，痰、浊、瘀阻于中，气血失和，运行逆乱，导致血压增高，而见头晕、耳鸣、失眠等症。

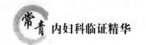

（二）谨守病机，倡肝、脾、肾并调，标本兼治之治法

常青教授指出高血压病主要病位涉及肝、脾、肾，以脾肾亏虚为本，肝阳上亢为核心，风火痰浊瘀阻络为标，倡肝、脾、肾三脏并调，标本兼治之治法。

脾为后天之本，肾为先天之本，脾肾之阳互相资助，共同温煦机体。脾主运化，赖命门之火助其腐熟，肾主水液，亦需脾阳之健运以为运输。肝肾同源，肝阴与肾阴互相滋生，盛则同盛，衰则同衰。肾阴不足则水不涵木，因而肝阴亦亏，肝阴不足，累及肾阴，致肾阴亦亏，阴虚则阳亢。肝主疏泄，能分泌胆汁以助消化，能为脾升散精微，脾主运化，脾之营气能化血养肝，若肝郁气滞，则可影响脾之运化，是为"木不疏土"，脾失健运，或脾虚湿蕴，肝气条达受阻，是为"土壅木郁"，从而形成肝脾同病。《血证论》曰："木之性主于疏泄，食气入胃，全赖肝木之气以疏泄而水谷乃化，设肝之清阳不升，则不能疏泄水谷，渗泄中满之症在所难免。"由此可见，肝、脾、肾三脏在生理、病理上互相影响，互相关联，因此在高血压治疗上需三脏并调，标本兼治。

高血压病是以体循环动脉压增高为主要临床表现的疾病，归属于中医"眩晕""头痛"等范畴。发病机制上以脾肾亏虚为本，风火痰浊瘀阻络为标，标本兼治是中医治疗高血压病的基本原则。治标法针对高血压病的表象，缓解高血压病的症状；治本法则主要是调治阴阳，使之平衡。从标本兼治上确立滋阴潜阳、健脾化浊、益气活血等治疗方法。这在很大程度上弥补了西药治疗高血压的不足，从而对高血压病起到治疗和对心、脑、肾等靶器官起到远期保护作用。

1. 滋阴潜阳

高血压病多发生于中老年人，年过四十，阴气自半，肾阴亏虚，水不涵木，肝阳上扰清窍。治宜滋水涵木，平肝潜阳息风。药用女贞子、生地黄、生石决明、水牛角等。

2. 健脾化浊

肥甘厚腻之品摄入过量，脾胃受损，脾虚失运，水湿内停，留滞中焦，升降失司，聚湿生痰成浊，壅滞脉络，清窍失养而致病。治宜健脾化湿，降浊通络。药用茯苓、广郁金、生山楂等。

3. 益气活血

气为血帅，气行则血行，气虚则血行不畅，瘀阻脉络，肝失濡养，肝阳上亢，扰动清窍。治宜益气活血，养血柔肝。药用茯苓、甘草、川芎、川牛膝等。

（三）四诊合参，重视脉舌

四诊合参是指在对疾病证候进行判断时，将望、闻、问、切四诊所搜集到的资料全部综合起来，进行全面分析，探求疾病的本质，是中医整体观念在诊断学上的具体体现。由于接触患者的时间有限，只有抓住主要矛盾，有重点地收集临床资料，才不致浪费时间。《难经》认为望闻问切四诊是一种神圣工巧的技能，而脉诊尤其重要，其所提出的寸口诊脉法对后世影响很大。脉象的形成与"心主血脉""肝主藏血、疏泄""肺朝百脉""脾主统血"及"肾主藏精、化气"等功能活动密切相关。脉象的变化可反映五脏六腑的变化。所以常青教授临证施治非常重视脉诊的变化，强调应从部位、频率、动态、虚实来区别脉的性质，切脉首重分辨虚实，如脉数，有虚实之异，滑数脉为实证，脉数而重按无力，则为虚象。脉与证一致谓之顺，即病情相对较轻，预后相对较好；反之谓之逆。若实证见实脉、虚证见虚脉则为顺，若大实证见脉微弱，或阴证见阳脉则提示元气大亏。

血压由心脏推动血液运行而成，是运行于脉管中的血液对血管的鼓动现象。人体血管内压力的升降，表现为脉搏强弱的变化，可以通过切脉而感知。常青教授经过长期的临床实践，体会出高血压病初期的脉象以弦脉、滑脉、数脉为主，随着疾病的进一步发展会出现以沉脉、细脉、小脉为主，脉管的搏动力量由大到小，有强到弱。若高血压后期出现阴虚阳亢时，会出现左右手尺部脉象细软无力，双手寸部脉象均有上越之势。

常青教授十分推崇《形色外诊简摩》一书，临床除脉诊之外，极崇舌诊，对舌诊有独到见解。舌诊是中医望诊的重要组成部分，也是中医诊断学的特色之一，舌诊主要诊察舌形、舌质和舌苔的色泽、润燥等，以此判断疾病的性质、脏腑的虚实、病势的浅深、气血的盛衰及津液的盈亏等。高血压患者若舌质荣润红活，富有生气光彩，谓之有神，乃病之善候。若干板枯死，失去光泽，毫无生气，乃病之恶候，预后堪虞。舌色鲜红，甚或深绛色者，称为红绛舌，见于气血上逆。舌色紫黯，或见舌边散在瘀斑、瘀点，此乃气血瘀滞，脉络瘀阻，是血运不畅的体征，易并发心脑疾病。舌形指舌的形态，若舌体颤抖，不能自主，称为"颤抖舌"，可见于有中风先兆，肝阳化风，内风暗动的患者。舌体胖大，边有齿痕，见于脾虚湿盛的患者。舌下脉络是指舌系带两侧，当金津、玉液穴处，正常情况下，络脉不粗，则无瘀滞，若舌下有许多青紫或紫黑色小疱，多属于肝郁失疏，瘀血阻络，若舌下络脉青紫而且肿胀，可见于高血压瘀血阻络之重症，舌下络脉瘀滞乃气滞血瘀之特征性表现之一，与紫黯舌、瘀斑瘀点舌具有相同的诊断价值。舌苔乃胃气生成，若高血压患者见薄白苔，为病之轻者，若高血压患者舌苔黄腻质干，多见于火热内盛，痰浊中阻，大便秘结之患者。若舌苔黑而干燥，甚则布满芒刺，多为火热之极，津枯液竭之重症。舌苔的消长，能反映正邪斗争的过程，若舌苔由少变多，由薄变厚，一般说明邪气渐盛，正气日衰，主病进，反之，苔由厚转薄，由多变少，则说明正气渐复，邪气日减，主疾病的消退。无论消长，都以舌苔的逐渐转变为佳，若骤退骤生，多为病情暴变之征象。

（四）临证用药，以平为期

中医治病，汗、吐、下、和、清、温、消、补八法仅示人立法之规矩，而选方遣药及剂量配伍则应根据天时地利和病体情况，圆机活法，正如孟子说的"大匠能诲人以规矩，不能使人巧"。常青教授治病既重视立法用药的精当，更注重药物剂量及配伍。常青教授非常推崇临证用药"以平为期"。

《素问·至真要大论》指出"谨察阴阳所在而调之，以平为期，正者正治，反者反治"。中医"以平为期"的治疗理念就源于此，即根据正邪盛衰，阴阳虚实，采用热者寒之、寒者热之、实者泻之、虚者补之等治法，调整人体机能，以达到"阴平阳秘"的平衡、平和状态。

在临床上，常青教授特别强调对用药"度"的把握，病重药轻，如杯水车薪，难以中的；病轻药重，如小舟重载，反生他变，要避免用药太过的弊端。常青教授认为不宜长时间使用同一种治法，否则容易使病情走向另一面。例如肝火旺盛的患者，过用久用寒凉药物清肝火，易致脾阳损伤，转为虚证；虚寒者过用温燥之品则易伤阴；阴亏者过用滋阴之品易碍胃。

由于高血压患者需长期服药，临床选药时常青教授除考虑药物疗效之外，尤其注意药物的安全性，避免使用有毒副作用的中药。如马兜铃科植物青木香、广防己虽经药理研究证实有良好的降压作用，但其中含有的马兜铃酸为肾毒性物质，久服可引起肾功能受损，所以在遣方用药时，常青教授就避而不用。

（五）在辨证论治基础上加用专科专药

1. 分型论治，随症加减

高血压的中医辨证分型有以八纲、脏腑、病因、病机等相结合的多种分型方式，临床使用略显繁琐。常青教授则从临床实际出发，执简驭繁，将高血压病分为"痰湿壅盛型"及"阴虚阳亢型"两个常见类型。

痰湿壅盛型：症见头重如裹，胸闷，眩晕，呕吐痰涎，口淡，食少，舌胖苔白腻，脉滑。治疗上以健脾化痰、祛瘀降浊为法。处方主要由鬼针草30g、姜半夏10g、胆南星10g、虎杖根30g、茯苓30g、川牛膝30g、生石决明30g（先煎）、生甘草9g等组成。

阴虚阳亢型：症见头痛，眩晕，心悸，失眠，耳鸣，腰酸，膝软，舌红少苔，脉弦细而数。治疗上以平肝潜阳、滋补肝肾为法。处方主要由天麻9g、水牛角30g（先煎）、女贞子24g、怀牛膝30g、生石决明30g（先煎）、生甘草9g等组成。

临床加减化裁：治疗高血压应分型治疗，在基本方的基础上根据症状灵活加减。头痛明显加白芷、蔓荆子、羌活、柴胡；夜寐不安加夜交藤、远志、合欢皮、柏子仁、酸枣仁；腰膝酸软加杜仲、川续断、五加皮；肢体麻木加乌梢蛇、鸡血藤、桃仁；大便秘结加制大黄、鸡矢藤、肉苁蓉、火麻仁、郁李仁；视力模糊加枸杞子、菊花；心悸严重加生牡蛎、生龙骨等。

有关浊邪的问题。吾绍地处卑湿，常青教授遣方用药尤重浊邪。浊邪属于机体的病理产物，大致类似于现代医学的高脂血症、高血黏度等阶段，浊邪的形成与机体摄入过多而机体的脏腑功能减弱，肝失疏泄，脾不运化，水谷精微得不到利用而沉积所致。常青教授主张用疏泄通导的方法治疗浊邪，概括来说是"疏""导"二法，其中"疏"是疏通气机，主要是疏通肝气，肝气条达后，体内气机通畅，浊邪不能滞留，加之肝木能疏脾土，使脾脏运化浊邪的能力也加强，达到疏肝运脾之目的；"导"就是将浊邪导入消化道，随糟粕而排出体外，此所谓"浊阴出下窍"。

关于活血化瘀药的使用问题。常青教授指出若正气不虚的，应在活血通络药中加入香附、枳壳等理气之品；若正气已虚，此时应适当选用黄芪、党参、山药等益气之药，以助血行；若瘀血较甚者，可酌加活血祛瘀力宏

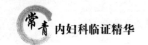

的虫类药物，如水蛭、土鳖虫等。

关于通腑法的临床应用。若腑气通畅，则气血得以敷布，血络调和，痰浊、瘀滞、积热就得以清除，使邪热不再上扰；同时，腑气不通易郁而化热，热耗阴液，急下可存阴，以防阴竭于内，阳脱于外，发生变证。常青教授指出只要腑气不通，大便秘结或不畅，舌苔黄腻或由白转为黄腻，脉弦滑大者，都可以通下，大黄视情况应后下，其剂量可掌握在 10～30g 之间，苦泄其热，活其瘀血，祛其胃肠积滞，使气血畅达，起到釜底抽薪、急下存阴之功用，使高血压病诸症得以缓解。同时，常青教授指出应用通腑法要中病即止，防过下伤正。

病案举例：张某，男，41 岁，2013 年 11 月 8 日初诊。

患者反复头晕头昏 3 年，头重如裹，胸闷，恶心，伴四肢重楚，倦怠乏力，曾在多家医院就诊，测血压均偏高，波动于 140～160/85～95mmHg，查体：面色黯黄，精神疲软，口角无㖞斜，四肢肌力正常，胃纳差，便溏，夜寐欠安，舌胖质淡黯，苔白腻，脉沉濡；舌下络脉迂曲。症属眩晕之痰湿夹瘀型。治拟健脾化痰、祛瘀降浊为法。处方如下：鬼针草 30g，姜半夏 10g，胆南星 10g，虎杖根 30g，车前子 30g（包煎），茯苓 30g，川芎 15g，广地龙 15g，川牛膝 30g，生石决明 30g（先煎），鲜竹沥 2 支（另兑），广郁金 30g，生山楂 15g，生甘草 9g，葛根 30g，炒白术 30g，石菖蒲 10g，远志 10g。7 剂，水煎服，每日 1 剂。

二诊：患者头晕好转，胃纳渐增，大便成形，夜寐转安，舌胖质淡黯，苔薄白，脉沉濡，舌下络脉迂曲，测血压 138/82mmHg。继续予以上方减石菖蒲、远志，加丹参加强活血通络之功。

三诊：患者头晕不明显，自觉如常人，胃纳佳，大便成形，夜寐转安，舌胖质淡，苔薄白，脉沉濡，舌下络脉迂曲减轻，测血压 129/76mmHg。予以原方再进巩固。

方中鬼针草活血化瘀，涤浊通脉；姜半夏、胆南星、鲜竹沥化痰祛浊；虎杖根、川芎、川牛膝、广郁金、生山楂活血化瘀，其中川牛膝还具引血浊下行之力，川芎走而不守，上行可达巅顶脑络，两者合用达降浊和络之功，广郁金还具疏肝理气之效；广地龙性走窜，通行经络；车前子利水降浊；茯苓、炒白术健脾化湿以治其本；石决明镇肝潜阳以治其标；石菖蒲化湿开窍；葛根健脾、通络；甘草调和诸药。全方合用具健脾、化痰、祛瘀、降浊之功效，临床应用疗效显著。

高血压的中医证型是相对而言的，有的患者的临床表现可以归纳为一个证型，而有的患者可兼夹两个证型。而且证型具有可变性，这个阶段是这种证型，随着药物作用，疾病演化等，又变成了另一种证型。临床上应以四诊合参，辨证施治，随症加减为原则。治疗时不可拘泥于一证一方，也不可机械地只用一个治疗原则，辨证用药要灵活多变，圆机活法，才能有效。

2. 善于选用现代药理研究确定有降压作用的药物

现代中药药理研究确定有降压作用的中药有 70 多种，如平肝潜阳类的天麻、白蒺藜、钩藤等，活血化瘀类的丹参、虎杖、茺蔚子、地龙、鬼针草、山楂等，利尿类的车前子、泽泻等，养阴类的白芍、何首乌等。其中如天麻、钩藤、水牛角可有效改善眩晕；杜仲、桑寄生、怀牛膝能明显减轻腰酸；柴胡、夏枯草可缓解急躁；竹沥、制南星可有效减少痰涎。常青教授在临床处方用药时，先针对基本证型进行一般论治，又根据前述降压药的属性选择与辨证分型相吻合的中药，进而发挥稳定而可靠的降压效果。如高血压证属阴虚阳亢型，往往予天麻配钩藤治疗头痛眩晕，予枸杞配菊花治疗视物模糊，予杜仲配怀牛膝治疗腰膝酸软等。

3. 善于应用引经药

引经药在方剂中先驱先行，能引其他不属于该经的药物作用于该经，从而提高药物疗效。朱丹溪在治疗时即注重引经药的使用，正如他在《丹溪心法》中指出："头痛须用川芎，如不愈各加引经药，太阳川芎，阳明白芷，少阳柴胡，太阴苍术，少阴细辛，厥阴吴茱萸。"有些引经药具有明显的作用部位及趋向，合理运用可达事半功倍之效。如桔梗载药上达，川芎引药上行，牛膝引药下行；上肢痛选桂枝、桑枝、羌活，下肢痛选牛膝、木瓜、独活等，已为医者在临床习用。

常青教授在临证中，亦善用引经药，引药达头面选菊花、川芎、蔓荆子、苍耳子、辛夷花等；引药达前额选白芷；引药达目睛选菊花；引药达头两侧选川芎、柴胡；引药达颈部选葛根；引药达背部选姜黄、防风；引药达腰部选杜仲、川续断；引药达下肢选木瓜、鸡血藤；引药入心选丹参、菖蒲；引药下行选牛膝等。

在高血压的治疗中，常青教授几乎每张处方必用牛膝，且用量在 30g 以上。牛膝，味苦降泄，走下焦，能活血祛瘀、引血下行，正如张锡纯在《医学衷中参西录》中所言："牛膝，原为补益之品，而善引气血下注，是以用药欲其下行者，恒以之为引经。"

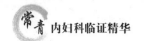

（六）重视预防，防治结合

1. 未病先防

中医"治未病"的思想起源于《黄帝内经》，《素问·四气调神大论》中提出："是故圣人不治已病治未病，不治已乱治未乱，此之谓也。夫病已成而后药之，乱已成而后治之，譬犹渴而穿井，斗而铸锥，不亦晚乎。"就明确指出了"治未病"的重要意义。

常青教授在临床中非常重视治未病思想，在治未病方面有独到的见地。主要注重3个方面：一是未病养生，防病于未然。在未患病之时就要注重养生保健，要先做好预防，避免疾病的发生。正如唐代医家孙思邈提出的"上医医未病之病"。二是欲病早治，防微杜渐。指在疾病还没有表现出明显症状之前就采取必要的措施，治病于疾病的初期，避免机体功能的失衡状态继续进展。三是已病施治，谨防传变。指疾病已经存在，除了要治疗原发病，防止疾病由浅入深，由轻到重，更要注意疾病发生脏腑之间的传变，出现并发症。常青教授指出：防治高血压除了必要的用药外，调摄精神、饮食有节、适宜锻炼三者必不可少，必须注重药外下工夫。

调摄精神："百病皆生于气"，常青教授非常重视精神情志因素在疾病发生、发展、预后等方面所起的作用。常青教授指出：强烈的精神刺激，或持续的精神打击，可使人体气机逆乱，导致人体气血阴阳的失调而发病。中医有"怒则气上""恐则气下""惊则气乱"的说法，情志波动过大可使高血压患者病情恶化，临床中不乏大怒之后出现脑中风、心绞痛的病例。因此，高血压患者应保持情志舒畅、心情愉悦，面对错综复杂的问题，能从容应对，自我解脱，做到"形神合一"。另外，还要注意减少思虑，要清心寡欲，正如《素问·上古天真论》说："恬惔虚无，真气从之，精神内守，病安从来。"《素问·生气通天论》也指出："清静则内腠闭拒，虽有大风苛毒，弗之能害。"所以，调摄精神，使气血和畅，可以增强正气提高抗邪能力，预防疾病的发生。

饮食有节：人体的营养来源于我们平素的饮食五味，而饮食不节易损伤脏腑，不利于营养的吸收。因此，常青教授强调饮食以适量为宜，不可饥饱不均；同时也要合理地调节好饮食品种，使人体能获取所需的各种营养物质，不可偏嗜。许多研究证明摄盐量与高血压发生率成正相关，对高血压病患者常青教授提倡清淡而富有营养的饮食。建议每人每天的食盐摄入量不可超过 5g，这对预防及治疗高血压均有良好的作用。建议平时多吃一些具有活血化瘀、平肝补肾、滋阴清热作用的食物，蔬菜类如芹菜、胡萝卜、黑木耳等，水果类如大枣、猕猴桃、山楂等，忌进食油腻、过甜、过辣之物。在烹饪上提倡清蒸为主，这样既可减少调味品的摄入，又可最有效地保全食物营养成分。

适宜锻炼：《吕氏春秋》指出"形不动则精不流，精不流则气郁"，《黄帝内经》中亦有"和于术数"及"不妄作劳"两个重要的养生保健原则。恰当的锻炼可使机体的气血流畅，关节滑利，情志畅达，如此可增强人体抵抗力，对于防御病邪的入侵具有重要意义。常青教授指出，高血压患者选择适宜的锻炼方式很重要，应考虑季节、年龄、体力、天气状况及有无疾病影响等诸多因素，做到量力而行，不要违背常规，避免剧烈的运动或运动时间过长，如冬泳、踢足球、打篮球等均不适宜。并且不可长时间从事某一种运动，以防止"久立伤骨，久行伤筋"，可选择如太极拳、八段锦等舒缓的健身方法，这样不仅能增强体质，预防疾病的发生，而且对多种慢性病的防治有一定的作用。

2. 既病防变

高血压病的治疗是一个长期的过程，治疗高血压病，降低血压是一个很重要的目标，但仅仅局限于降压是远远不够的，按照高血压病的发展规律，应尽早采取措施，预防心、脑、肾等变证的发生。据临床资料表明高血压患者比血压正常者心脑血管发病率高 4~8 倍，并且 25% 终末期肾病也与高血压相关。所以在降压的同时，更重要的是要预防心、脑、肾等靶器官的损害。因为靶器官受损引起的心脏衰竭、中风、肾衰竭等并发症往往比高血压本身更为致命。

常青教授指出：作为一名合格的医生，在临床诊治疾病时必须掌握疾病发展传变的规律，能准确预测病邪传变趋向，对可能被影响到的部位及早采取预防措施，以阻止疾病，终止其发展、传变。高血压病后期，机体阴液亏损进一步加重，阴精的亏损，逐渐波及了阳气的化生，阴阳失衡加剧，由阴损及阳致使阴阳两虚，血压持续在高水平而呈现阴虚和阳虚的临床表现。高血压晚期可能会出现夹风、夹痰、夹瘀等变证，相当于现代医学的心、脑、肾等靶器官器质性损害和功能障碍，严重者可致残，甚则危及生命。所以，对于高血压病患者，应根据其病情发展传变规律，采取必

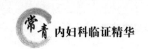

要的措施，预防变证的发生，这具有非常重要的临床意义。常青教授认为阴虚阳亢引起的眩晕，若肝阳亢逆，化为肝风，有发展为中风的可能，故要及时防治眩晕，采用滋阴、潜阳、息风等方法治疗，对中年以上者，尤为重要。金元时期朱丹溪指出"眩晕者，中风之渐也"，说明持续不断或反复发作的眩晕，可渐次演变为中风。若高血压患者出现夜尿增多，尿中有泡沫，应定期检查肾功能及检测尿蛋白，发现异常及早治疗，采取补肾、活血、化浊等方法。若高血压患者在体力活动时有心慌、心悸、气短、胸闷感，有发展为胸痹的可能，应及时采用益气、活血、通脉等方法治疗。中医采用辨证论治的方法，通过中药复方，从而调整机体内环境，改善血管内皮功能，使心、脑、肾、血管得到保护，可防治并发症的发生。

三、常氏涤导汤治疗痰湿壅盛型高血压及常氏平降汤治疗阴虚阳亢型高血压临床疗效观察

高血压病属于中医"眩晕""头痛"等范畴，该病是最常见的慢性病之一，也是心脑血管病最主要的危险因素，临床表现多样，病机错综复杂。中医药通过多环节、多层次、多靶点的综合调理，使高血压的治疗在改善症状，减轻或逆转终末器官损害，防止严重并发症等方面有很大的优势，正日益受到我们的重视。常青教授认为，本病病因为情志失调，或积损正衰，或饮食不节，或环境气候突变等，使脏腑、气血、阴阳失调，痰浊、风火、瘀血等实邪滋生。病位在肝、脾、肾，病性正虚邪实，脾肾亏虚为本，风火痰浊瘀阻络为标。临证时宜肝、脾、肾并调，标本兼治，以化浊逐瘀不伤正、补虚扶正不恋邪为治疗原则。

跟师临证学习中，常青教授临床权变，圆机活法，在治疗大量高血压病患者的过程中，积累了丰富的临床经验。常青教授将调肝、补肾、健脾、息风、逐瘀、化浊、涤痰等多个治则联合组方用药，颇见疗效。我在常青教授的指导下，自拟常氏涤导汤及常氏平降汤，并在常青教授的教诲下，对上述两方的适应证、临证加减亦日有体会，用之于临床，每每获应手之效。本研究通过对高血压治疗前后的血压、证候改变进行分析比较，评价临床疗效，为上述两方进一步的临床运用提供依据。

1. 临床资料

（1）病例选择来源

所有病例均来自 2012 年 9 月至 2014 年 6 月在本院门诊就诊并且符合

入选条件的高血压病患者。

（2）病例选择标准

①中医诊断标准

参照 2002 年《中药新药临床研究指导原则》。

痰湿壅盛型标准：

主症：眩晕；头痛；头如裹；胸闷；呕吐痰涎。

次症：心悸；失眠；口淡；食少；舌胖苔腻；脉滑。

阴虚阳亢型标准：

主症：眩晕；头痛；腰酸；膝软；五心烦热。

次症：心悸；失眠；耳鸣；健忘；舌红少苔；脉弦细而数。

凡具有以上主症 1 项、次症 2 项即可诊断。

②西医诊断标准

参照 2010 年《中国高血压防治指南》诊断标准，在未使用降压药物的情况下，非同日 3 次测量血压，收缩压 ≥ 140mmHg 和 / 或舒张压 ≥ 90mmHg。收缩压 ≥ 140mmHg 和舒张压 <90mmHg 为单纯性收缩期高血压。患者既往有高血压史，目前正在使用降压药物，血压虽然低于 140/90mmHg，也诊断为高血压。

③病例脱落与中止试验标准（略）

2. 研究方法（略）

3. 结果

（1）临床基线结果

痰湿壅盛型研究中：治疗组 30 例，男 15 例，女 15 例，高血压 1 级 13 例，高血压 2 级 17 例，年龄 50 ～ 65 岁，平均年龄 57.17±5.62 岁；对照组 15 例，男 8 例，女 7 例，高血压 1 级 6 例，高血压 2 级 9 例，年龄 48 ～ 63 岁，平均年龄 57.76±4.98 岁。

阴虚阳亢型研究中：治疗组 30 例，男 17 例，女 13 例，高血压 1 级 15 例，高血压 2 级 15 例，年龄 49 ～ 65 岁，平均年龄 57.81±4.86 岁；对照组 15 例，男 9 例，女 6 例，高血压 1 级 8 例，高血压 2 级 7 例，年龄 46 ～ 63 岁，平均年龄 56.78±5.56 岁。

入组时各型对照组与治疗组在性别、年龄、高血压级数构成分布比较，两者差异无统计学意义（$P>0.05$）。

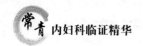

（2）疗效比较

①中医证候疗效比较

痰湿壅盛型中对照组与治疗组比较，治疗组中医证候积分在治疗后降低明显（$P<0.01$）。阴虚阳亢型中对照组与治疗组比较，治疗组中医证候积分在治疗后降低明显（$P<0.01$）。

②血压疗效比较

痰湿壅盛型中对照组与治疗组比较，治疗组降压疗效在治疗后较为明显（$P<0.05$）。阴虚阳亢型中对照组与治疗组比较，治疗组降压疗效在治疗后较为明显（$P<0.05$）。

痰湿壅盛型中治疗组治疗前后收缩压分别为 153.95 ± 8.62mmHg、140.45 ± 8.89mmHg，对照组治疗前后收缩压分别为 153.77 ± 8.56mmHg、145.85 ± 9.34mmHg，治疗组治疗后与治疗前及与对照组治疗后相比差异有统计学意义（$P<0.05$）。阴虚阳亢型中治疗组治疗前后收缩压分别为 153.95 ± 8.62mmHg、138.45 ± 7.55mmHg，对照组治疗前后收缩压分别为 155.54 ± 9.51mmHg、145.85 ± 9.34mmHg，治疗组治疗后与治疗前及与对照组治疗后相比差异有统计学意义（$P<0.05$）。

4. 结论

（1）高血压病的治疗现状及存在的问题

高血压是临床最常见的心血管疾病之一，常引起心、肾、脑等脏器的并发症，其致残率、致死率高，但知晓率、治疗率和控制率较低，因此对高血压的有效防治已成为目前心血管领域的热点之一。目前，西药降压作用虽然强且迅速，确实可有效控制血压，但其副作用相对严重，甚至产生耐药性。近年来，中医因其多靶点的作用机制，在对高血压的研究中取得了很大的成就，开展了治疗高血压的新理念。

（2）常氏涤导汤、常氏平降汤的组方原则及单味药药理研究

①常氏涤导汤、常氏平降汤的组方原则

常青教授治疗高血压执简驭繁，首分虚实两端，实证以痰、浊、瘀为主要病理因素，治以健脾化痰、疏肝理气、祛瘀降浊，用于治疗痰湿壅盛型高血压。虚证以肝肾阴虚为本，治以平肝潜阳、滋补肝肾，用于治疗阴虚阳亢型高血压。

现代流行病学调查显示，近 20 年来，痰湿壅盛型高血压在原发性高血压中发病率逐年上升，已成为临床主要的证型。究其原因，主要是随

着社会生活水平的提高，肥甘厚腻之品过量摄入导致脾胃受损，脾虚失运，水湿内停，留滞中焦，升降失司，聚湿生痰。痰是致病的根本因素，又是一种病理产物，当痰生成后可以影响脏腑功能、三焦气化、经脉运行，进一步阻滞气机，形成血瘀，产生众多病症，故有"百病都有痰作祟"之说。痰湿瘀血壅滞脉络引起清窍失养而致病，治疗上以化痰、祛瘀、降浊为治疗大法，化痰有利于祛瘀，痰去则津液行，气血通，络脉通畅，瘀阻自消。祛瘀有利于化痰，瘀血消除，痰有去路。强调痰瘀在高血压发病中的作用，对于当代中医辨治该病有着十分重要的意义。痰瘀之邪不仅是高血压病发病的始动环节，而且贯穿疾病的全过程。因此，高血压辨治中不可忽视痰瘀浊邪的致病作用。常氏涤导汤是根据常青教授多年临床经验，参合中医经典医籍，针对目前痰湿壅盛型高血压病机总结出的一张经验方，组方依据张子和"因邪致病，先论攻邪，邪去则正安"，倡导"治病以祛邪为先，邪气去而元气自复"的治病原则。其方主要由鬼针草30g、姜半夏10g、胆南星10g、虎杖根30g、车前子30g（包煎）、茯苓30g、广地龙15g、川牛膝30g、生石决明30g（先煎）、鲜竹沥2支（另兑）、生山楂15g、生甘草9g组成。方中姜半夏、胆南星、鲜竹沥化痰祛浊；鬼针草、虎杖根、川牛膝、生山楂活血化瘀，其中川牛膝还具引血浊下行之力；广地龙性走窜，通行经络；车前子利水降浊；茯苓健脾化湿以治其本；石决明镇肝潜阳以治其标；甘草调和诸药。全方合用具化痰、祛瘀、降浊之功效。

个人体质的阴阳偏盛偏衰、脏腑亏虚、过度劳倦或强烈的精神刺激均可导致肝肾阴虚，水不涵木，肝阳上亢，积损日益加深，致血压升高，头痛、目眩、耳鸣、烦躁、失眠、心悸诸症丛生。按"虚则补之"的治疗原则，亦是根据常青教授多年临床经验，针对阴虚阳亢型高血压病机总结出常氏平降汤。该方由鬼针草30g、天麻9g、钩藤30g（后下）、水牛角30g（先煎）、女贞子24g、生地黄24g、怀牛膝30g、广地龙15g、川芎18g、生石决明30g（先煎）、炙龟板24g（先煎）、生甘草9g组成。方中天麻、钩藤、石决明平肝息风；女贞子、生地黄滋补肝肾之阴；水牛角凉肝息风；广地龙清热息风，通络；炙龟板滋阴潜阳；鬼针草、怀牛膝补肝肾，活血通经，引血下行；甘草调和诸药。全方合用具平肝潜阳、滋补肝肾之功效。

临床加减化裁：肝火过盛可选用龙胆草、菊花、栀子、牡丹皮等以增强清肝泄热之力。大便秘结者可加用制大黄、郁李仁、火麻仁以泄热通腑，润肠通便。如眩晕急剧，泛泛欲呕吐，甚则震颤，有阳动化风之势者，可加龙骨、龟板、牡蛎、珍珠母等以镇肝息风。若食少便溏，脾胃较弱者，可选用茯苓、薏苡仁、砂仁、六曲等以增强健脾和胃之力。若眩晕较剧，呕吐频繁者，可加代赭石、半夏、竹茹、生姜以降逆止呕。若耳鸣重听，可选用葱白、石菖蒲以通阳开窍。

②单味药药理研究

天麻的化学成分主要有酚类、有机酸类及植物中常见的甾醇类等几种类型，含天麻苷（天麻素）、天麻苷元、天麻醚苷、派立辛、香草醇、β_2甾醇、对羟基苯甲醛、柠檬酸、琥珀酸等。莫云强等人用猫做急性血压实验，用天麻素及天麻苷元1～2小时内血压轻度下降。庄毅等人发现天麻素在增强中央动脉顺应性方面优于其他扩血管药，使主动脉、大动脉等血管弹性增强，从而增强了血管对血压的缓冲能力，天麻素降低收缩压比降低舒张压和平均压更明显，他们还比较了3种含锌量不同的天麻的降压效果，发现含锌量越高，其降压作用维持时间就越长，可调性越好，且降压时不影响心率。

钩藤的主要有效成分为生物碱，如钩藤碱、异钩藤碱等；此外还含有金丝桃苷、儿茶素等酚性成分。钩藤提取物可抑制血管内皮细胞生成自由基，保护内皮细胞的功能；对乙酰胆碱诱导的内皮依赖性血管松弛也有增强的趋势，故而对早期高血压可能有血管保护的作用。

广地龙热浸剂和乙醇浸出液100mg/kg静注对麻醉犬均呈显著的降压作用，最大降压作用出现在用药后90分钟，可维持2～3小时。对正常大鼠和肾性高血压大鼠，广地龙热浸剂和乙醇浸出液分别以10mg/kg与50mg/kg灌胃，连续2周亦呈现显著的降压作用。

给家兔怀牛膝煎液，使血压立即下降，之后又回升，但回升后的血压值始终低于给药前水平。在对血管的研究中，通过对蛙的内脏血管和蟾蜍的下肢血管灌流，发现怀牛膝对血管有暂时性的扩张作用。怀牛膝水煎液能显著增加大白鼠下肢血流量，具有扩张下肢血管的作用。此外，怀牛膝具有抗动脉粥样硬化的作用。

川芎嗪对大鼠缺血性再灌注损伤具有保护作用，显著抑制ADP致血小板的聚集。川芎总生物碱、川芎嗪能降低麻醉犬的外周血管阻力。川芎生物碱、酚性部分和川芎嗪能抑制氯化钾和肾上腺素对家兔离体胸主动脉条的收缩作用。川芎浸膏、水浸液、乙醇浸出液和生物碱对麻醉犬、猫、兔均有显著而持久的降压作用。

鬼针草为菊科一年生草本植物，以全草入药。《中华本草》功效分类为清热解毒药、消肿药。归肝、肺、大肠经。清热解毒，止血止泻，散瘀消肿。用于阑尾炎、肾炎、胆囊炎、肠炎、细菌性痢疾、肝炎、腹膜炎、上呼吸道感染、扁桃体炎、喉炎、闭经、烫伤、毒蛇咬伤、跌打损伤、皮肤感染、小儿惊风、疳积等症。鬼针草有活血散瘀之效，故中医经常将它单用或是配伍使用，治疗毒蛇咬伤、跌打损伤、阑尾炎、痔疮、慢性溃疡、冻疮、高血压、高血脂等症。常青教授在临床上主要用于高血压、高血脂等症，作为常氏涤导汤及常氏平降汤的主药之一。

（3）常氏涤导汤治疗痰湿壅盛型高血压及常氏平降汤治疗阴虚阳亢型高血压疗效分析

①明显改善中医症状，提高临床疗效

两大组病例治疗前各临床特征的差异无统计学意义，具有可比性。治疗组中医证候积分在治疗4周后显著降低（$P<0.05$）。根据证候疗效标准，观察4周后，痰湿壅盛型治疗组的总有效率为93.33%，高于对照组的73.33%，差异具有统计学意义（$P<0.05$）。阴虚阳亢型治疗组总有效率为90.00%，高于对照组的66.67%，差异具有统计学意义（$P<0.05$）。可见，中西医结合治疗在改善中医证候方面具有更好疗效。

②对血压影响

两大组病例治疗后血压均有降低，痰湿壅盛型治疗组降压疗效总有效率为96.67%，高于对照组的86.67%。阴虚阳亢型治疗组降压疗效总有效率为93.33%，高于对照组的80.00%，差异有统计学意义（$P<0.05$）。

另外，在对两组患者的治疗过程中，我们还观察了药物的不良反应，两组未见明显不良反应。

可见，常氏涤导汤及常氏平降汤不仅具有较好地改善痰湿壅盛、阴虚阳亢症状的作用，还有较好的降压作用。临床应用安全、有效。

5. 总结与展望

本研究只进行了90例患者4周的临床观察，所得结果有一定局限性，我们将继续随访观察，以获取更大样本、更长时限的临床资料，以进一步评价。

我们只对常氏涤导汤及常氏平降汤治疗高血压病的疗效进行了初

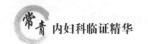

步的分析探讨，推测其作用机理可能与抑制血小板的聚集、降低血黏度、增强血管对血压的缓冲相关，但其确切的作用机制有待进一步研究。

本研究提示常氏涤导汤及常氏平降汤治疗高血压病不仅具有较好地改善痰湿壅盛、阴虚阳亢症状的作用，还有较好的降压作用，提示中医药在治疗高血压病方面显示出广阔的前景。故欲改善高血压病的预后，应努力发挥中医药优势，发掘、研究防治高血压病的有效方法和方药。

（本文为王燕优秀毕业论文）

常青临床验案三则

王燕

指导：常青

1. 鼻渊案（化脓性鼻窦炎）

肖某，男，21 岁。2012 年 9 月 10 日初诊。患者反复鼻塞、流黄白黏涕 4 年余。近 4 年来患者感冒后时常鼻塞，流浊涕，嗅觉不灵，刻下持续鼻塞月余，流脓涕，伴头胀痛，胸腹满闷，倦怠，纳钝，尿黄，舌黯红，苔白腻，脉滑而濡。查体：鼻黏膜淡红肿厚，鼻甲肿实，语声嗡嗡，鼻窦 CT 示上颌窦炎症。证属脾肺失调，邪热夹痰浊上干清窍，先拟化浊宣窍，清肺运脾。处方：生黄芪 30g，炒白术 30g，防风 10g，藿香 15g，石菖蒲 10g，辛夷 15g，苍耳子 10g，蒲公英 30g，白花蛇舌草 30g，鱼脑石 15g，川芎 15g，葛根 30g，生甘草 10g。水煎服，日 1 剂，煎沸时以热气熏鼻 10 分钟。

二诊：上方调治 1 周后症减，效不更方，原方再进，嘱防受凉感冒。上方连服 4 周，诸症若失。再予加味玉屏风散调服半个月善后，随访至今未复发。

按：早在 2000 多年前的《素问·气厥论》中就有这样的记载："鼻渊者，浊涕流不止也。"该病是临床上的常见病、多发病，男女老幼均可患病，而以青少年多见。多因外感风热邪毒，或风寒侵袭，久而化热，邪热循经上蒸，犯及鼻窍；或胆经火热，随经上犯，蒸灼鼻窍；或脾胃湿热，循胃经上扰等引起。常老指出治疗该疾病时要注意以下几个要点：①注意标本同治；②注重宣窍药的使用，如辛夷、苍耳子等；③注重引经药的使用，如葛根、川芎等；④注重清肺宣流；⑤治疗效果欠佳时加用虫类药；⑥急性期选用民间解毒化浊中药，如鱼脑石、鱼腥草等。本例患者病机为脾肺失调，邪热夹痰浊上干清窍。方中生黄芪、白术、防风益气固表；藿香、石菖蒲芳香化浊；辛夷、苍耳子通窍除涕；葛根升清解肌，川芎活血行气，祛风止痛，两者又兼引经之用；蒲公英、白花蛇舌草清解浊邪；鱼脑石解毒化浊；生甘草既清热解毒，又调和诸药。组方切中病机，故获应手之效。煎沸时以热气熏鼻可起到局部治疗作用。缓解期予加味玉屏风散以固其本。

2. 消渴案（糖尿病）

陈某，女，50岁。2013年4月9日初诊。患者口干、多饮2年。近2年来出现口干、多饮，日饮水两热水壶，大便溏薄，小便量多，胃纳佳，右下肢时有隐痛，监测空腹血糖8～10mmol/L，舌胖黯，印齿，苔白腻而厚，脉濡滑。3个月前行右下肢纤维瘤切取术，术后右下肢时有隐痛。查体：形体偏胖，面色晦暗，右下肢可见手术疤痕。证属脾肾亏虚，脉络瘀阻，治拟健脾益肾，化浊行瘀。处方：生薏苡仁30g，虎杖30g，白茯苓30g，天花粉30g，泽泻30g，菝葜30g，葛根30g，翻白草30g，决明子15g，红藤60g，苍术30g，萆薢30g，生甘草10g。嘱注意控制饮食。

二诊：上方调治1周后口干好转，大便仍溏，右下肢隐痛好转，上方去决明子，再进7剂。

三诊：大便转干，日行1次，复查空腹血糖降至6.9mmol/L，效不更方，原方再进14剂，并嘱严格控制饮食。随访至今，多次行血糖监测，空腹血糖一直稳定在7mmol/L左右。

按：糖尿病属中医"消渴""消瘅"范畴，其发病除与素体阴亏，禀赋不足的体质有关外，其致病因素多是综合性的。常老治疗本病，不独执滋阴润燥一法，而是把握气阴两伤、脾肾俱亏、脉络瘀阻之基本病机，以益气养阴、培补脾肾、化浊行瘀为治疗大法，结合患者不同病情，随证变通，取效满意。该病例属本虚标实，治疗以化浊行瘀治其标，健脾益肾治其本。方中薏苡仁、白茯苓、苍术健脾肾，化湿浊，红藤、葛根活血化瘀通络，虎杖、萆薢清热化湿，天花粉益气养阴，泽泻、决明子降脂化浊，宣痹通

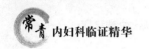

络，并加用翻白草、菝葜等降糖专药。诸药合用，疗效显著。

3. 中风案（脑梗死恢复期）

陈某，女，81岁。2013年11月17日初诊。右侧肢体活动障碍2个月，肿痛1周。患者2个月前突发右侧肢体偏瘫，伴失语，在本院行头颅CT示左侧大面积脑梗死，经住院治疗后右侧肢体肌力有所好转，能简单发声。1周前出现右侧肢体肿胀伴疼痛，大便干结不通，时感胸闷不适，脉细弦带结，尺弱，舌质干嫩而黯，苔薄白。有高血压病史2年，不规则服药；有冠心病、心律失常病史6年。查体：言语含糊，口角㖞斜，伸舌右偏，右上肢肌力2级，右下肢肌力3级，右侧肢体肿胀，尤以右手指肿胀为显。辅助检查：右侧上下肢动静脉B超示血管通畅。证属气虚血瘀阴伤，治拟益气活血，养阴和营，蠲痹通络。处方：生黄芪60g，川芎18g，广地龙20g，全蝎6g，蜈蚣3条，紫丹参30g，川牛膝、怀牛膝各30g，威灵仙30g，薤白头15g，三等石斛12g，乌玄参30g，生甘草15g。

二诊：上方调治1周后大便通畅，日解1次，右侧肢肿胀较前减退，右手指肿胀仍明显，上方川芎改为30g加强活血通络之功，再进7剂。

三诊：上方调治1周后胸闷已除，大便通畅，右手指末端仍有肿胀感，上方去薤白头，加桃仁10g，再进7剂。

四诊：上方调治1周后右手指末端肿胀消退，大便通畅，无胸闷，右侧肢体活动较前灵活，右上肢肌力3级，右下肢肌力4级，予华佗再造丸善后。

按：本例患者属卒中后遗症，症见偏瘫、语謇及右侧肢体肿痛。常老指出"血不利则为水""不通则痛"，治疗应重用益气活血通络之品。方中黄芪大补元气，气旺血行，祛瘀不伤正；地龙、全蝎、蜈蚣通络消肿；川芎、丹参活血通络；怀牛膝、川牛膝引血引药下行；威灵仙通络止痛；薤白头宽胸宣痹；石斛、玄参防药物过燥伤阴；甘草调和诸药。首诊后患者肢体肿胀减退明显，唯手指仍有肿胀，故在二诊、三诊中加强使用活血化瘀通络之品，治疗与病机丝丝入扣，故获桴鼓之效。

（本文发表于2014年《浙江中医杂志》）

常青中风夺命饮制方特色及治验探析

王燕

指导：常青

一、中风夺命饮制方特色

1. 制方循章，针对因机严谨有度

中风起病急骤，变化迅速，证见多端，素列内科"四大证"之首，故对其防治有较大难度。常老总结多年实践经验创制中风夺命饮，用以治疗中风急性期重症，其基本组方为：羚羊角片5g（先煎），天麻9g，钩藤30g，地龙30g，全蝎6g，川牛膝、怀牛膝各30g，原三七30g，赤芍30g，淡竹沥2支（分兑），猪牙皂10g，生大黄15g（后下），生甘草6g。若病情缓解后，羚羊角可用水牛角30g代之。水煎，每日上下午及晚上各服250mL，或插管鼻饲。综观全方，体现了常老针对中风急性期对因对机权变治疗的学术特色。对此本人领悟有四：①该方针对风火痰浊之因机，精选涤痰息风之品为君，故方中用竹沥、猪牙皂之高效涤痰药和羚羊角、天麻、钩藤之强力息风药。②针对腑实热郁之因机，重用通腑泻浊之药为臣，故重用生大黄以釜底抽薪，而达泻实清火之效。③针对血瘀络伤之因机，巧投活血化瘀之属为佐，故重用三七、加赤芍以活血化瘀，且对出血性中风急性期达既止血又不留瘀之功。④针对肝风夹痰阻滞脑络之因机，更配引经通络之药为使，故投地龙、川牛膝、怀牛膝并加少量全蝎之引经通络、息风解痉而直达病所，既能引血下行而又能缓解脑络出血之急象。如此，则标本同顾，因机同调而燮理阴阳，则中风急性期可期尽速缓解之妙。

2. 选药配伍，一箭多靶精当适度

鉴于实热型闭证是中风急性期最为多见的类型，故所制中风夺命饮之主要功效是将息风涤浊、通腑行瘀、清脑夺命熔为一炉而力挽生机，这种一箭多靶的选药制方法则，正是常老临证的重要思路之一。故凡中风脑出血或脑血栓形成之肝经实热、热极动风所致的头胀头痛、目赤眩晕、口舌喝斜、语言不利、咽干口苦、痰多息涌、烦闷躁扰、半身不遂、肢痉麻木、

便秘尿黄，甚至突然昏仆、不省人事、手足抽搐，舌黯红或绛、苔黄腻或糙、脉弦滑而数者均宜之。作者秉承常老指点，将此法则运用于中风专科门诊及病房，确有"屡用不爽"之效。深感只有遵循常老"治病务必求本""施方力求标本同顾"才能收获佳效。

3. 临床权变，加减灵动药中肯綮

根据常老经验，中风夺命饮可广泛应用于脑出血、脑血栓、脑栓塞、蛛网膜下腔出血等多种脑血管疾病，这些疾病基本病机相同，可异病同治，故凡出现风阳上亢、痰热夹瘀，甚则风火闭窍之重症者，均可用之。如中风先兆患者出现以上病机与证候者亦宜。但临床上"贵在灵活权变"，若热邪内闭、神志昏迷，则当配合鼻饲紫雪丹或安宫牛黄丸，以加强清热解毒、醒神开窍；若肝火甚者，可酌加龙胆草、夏枯草、苋蔚子等以清肝泻火；抽搐甚者，可增白僵蚕、蜈蚣等以息风止痉；痰热甚者，则酌加天竺黄、胆南星或猴枣散等以清热涤痰；热甚动血而鼻衄、呕血者，可增投生地黄、牡丹皮、血见愁等以清热凉血止血；瘀血甚者，可酌加丹参、蒲黄、花蕊石等以活血化瘀；烦扰不宁者，可酌加石菖蒲、郁金、远志、玳瑁、珍珠母等以化痰开窍、镇心安神；热甚伤津者，可酌加天花粉、玄参、生地黄、白芍等滋阴柔肝；大便秘结、痞满燥实者，为热盛腑实，可酌加芒硝、枳实，并加重生大黄至20g，以加强通腑泄热、釜底抽薪之力。

二、典型病例治验探析

王某，女，71岁，退休。2010年12月20日初诊。有高血压病史10年，积年眩晕如堕，昨晨因与邻人争吵而突然昏倒，肢体强痉，送当地医院救治，因疗效不显而转诊至我院中医专科。诊查：患者面赤痰鸣，口唇向左㖞斜，右侧肢体不遂，便秘3天，舌质黯红，苔黄腻，脉弦滑而数，BP 200/105mmHg，CT显示左侧基底节区类圆形高密度影。

诊断：①西医：脑出血、高血压病3级（极高危）。②中医：中风中脏腑闭证（兼中经络）之急性期实热型（风阳上亢、痰热夹瘀、腑实络损）。

治法：治宜息风涤痰、通腑化瘀、清脑宁络、急救夺命为先，乃投中风夺命饮加减挽之。

处方：羚羊角6g，明天麻30g，嫩钩藤30g，淡竹沥2支（分兑），天竺黄10g，赤芍30g，原三七30g，川牛膝、怀牛膝各30g，全蝎8g，地龙30g，生大黄20g（后下），生甘草7g。另安宫牛黄丸1粒研化兑入。7

剂。先予鼻饲，日后恢复知觉及吞咽功能后继予口服。

二诊：家属喜告药后已排秽浊宿便多次，患者神志转清，头痛头晕减轻，言语较含糊，舌质转红而有津，苔转薄黄，且脉象已去弦存滑，前方显效，故予原旨出入追进。

处方：羚羊角 6g，明天麻 15g，嫩钩藤 15g，淡竹沥 2 支（分兑），全瓜蒌 30g，川牛膝、怀牛膝各 30g，广地龙 30g，川蜈蚣 4 条，忍冬藤 30g，赤芍、白芍各 30g，桃仁 10g，原三七 30g，炒麦芽、炒谷芽各 15g，生甘草 7g。14 剂。

三诊：言语已清，右侧肢体活动亦利，并能下床步行，舌红润，脉细滑，BP: 135/85mmHg，病入坦途而基本趋愈。乃续以地黄饮子合大秦艽汤化裁，滋阴息风、宣痹通络善后。

按：该患者缘于年迈而素体肾精衰耗，水不涵木，木少滋荣而肝阳偏亢，适因怒动肝火，火无所制，风火相扇，痰瘀互阻，气血逆乱而致突然昏仆、面赤肢痉、半身不遂、口唇㖞斜、舌强不语，而痰涎壅盛、面赤口苦、舌质黯红、苔黄腻、脉弦滑数均为痰瘀互阻、肝热怫郁之象。方中以羚羊角为君，天麻、钩藤为臣，合力而清热镇痉、平肝息风；更用地龙、全蝎息风通络止痉，川牛膝、怀牛膝补益肝肾、引血下行，竹沥清热涤痰，三七、赤芍活血化瘀，生大黄通腑泄热导浊而同担佐使之力。全方如此组合则标本同治、燮理阴阳，共奏清脑宁络、救急夺命之效。

（本文发表于 2014 年《中华中医药杂志》）

常青教授临床用药特点探析

章继民
指导：常青

常青教授系浙江省名中医，全国名老中医药专家学术经验继承工作指导老师。常老临证 50 多年来，积累了丰富的用药经验，临床遣方用药严谨中寓变化，灵活中见法度，每能力挽狂澜，屡起沉疴。笔者有幸师从，受益良多，现将其临床用药特点摄其数端介绍如下：

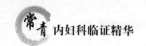

一、药量轻重相宜

常老临床用药灵活,药量轻重相宜。他善于根据疾病的性质和病情的缓急,分别药物剂量的多少,临床用药每有轻剂和重剂之别。凡治疗病邪在表,病位在外或在上者,用药以"轻清"见长,处方用药多选用小剂量"轻清宣透"之品,并且方中药味常在10种以内,充分体现了"轻可祛实"的用药理念。如常老治疗外感表证,每用辛散轻宣的藿香、佩兰、防风、荆芥、金银花、连翘等,药量大多不超过9g。又如,常老临床喜用绿梅花、玫瑰花、代代花、川厚朴花等花类药物治疗肝胃气滞胀痛之症,常老认为,花类之品疏肝行气而无香燥伤阴之弊,并且,其质轻清,轻可祛实。

常老治疗急危重症、疑难顽疾,则每用重剂,认为非大剂重剂难以奏效,尤其是方中的主药,必须大剂重用才能直达病所,截断扭转病势。如常老治一颈椎病急性发作患者,该患者素患颈椎病,7天前一觉醒来便觉颈项强直不能转侧,经针灸、推拿、中药、理疗等综合治疗取效甚微,患者苦痛万分。常老观其脉证,诊为肝肾久亏,外邪入络,湿浊瘀滞,急则治标,药用:葛根90g,川芎30g,生薏苡仁90g,广地龙30g,防风10g,秦艽15g,苍术15g,川厚朴15g,羌活10g,生甘草6g。仅服3剂,患者即颈项转动自如,痛楚全消。方中葛根、川芎、生薏苡仁、地龙大剂重用,故能短时内力挫湿浊瘀滞之病势。

常老应用贝壳、矿石及虫类药物,也多以大剂重剂取效。如治疗风湿热痹,药用生石膏30～60g,广地龙30g,配以四妙散,疗效甚佳。治疗高血压病肝阳上亢之证,药用石决明、生牡蛎、珍珠母、龟甲、鳖甲各30g,配以天麻、钩藤、枸杞子、菊花、生地黄等养阴平肝药物,也取得较好疗效。又如治一肝硬化、脾肿大患者,药用:生晒参12g,莪术、白术各12g,猪苓、茯苓各15g,枸杞子15g,生地黄15g,生鳖甲30g,生牡蛎30g,茵陈15g,虎杖15g,赤芍、白芍各30g,炒鸡内金15g,生甘草10g。经治半年,常老均以辨证方中加入大剂软坚散结之鳖甲、牡蛎而取佳效。凡此种种,根据病情,酌量用药,或轻可祛实,或大剂重剂,灵活施治,是常老临床用药的特色之一。

二、注重药对运用

常老在临床中十分注重药对的运用,认为两种药物配伍组成药对,不但能协同作战，相得益彰，而且把药对配入辨证主方中使用，能提高处方的疗效。常老所用的药对，常根据病情需要，将具有协同、相使、相畏、相恶作用的药物成对合用，以增强单味药的功效。现将常老常用药对举例如下：

1. 藿香配佩兰

两药均为芳化湿浊的药物，配伍使用，使芳香化浊、醒脾和胃之功益彰。常老多用以治疗感受湿浊或暑湿所致的发热头重、胸脘痞闷、恶心欲吐、纳呆或腹泻等症，剂量多以 10 ~ 15g 为宜。

2. 赤芍配白芍

赤芍清热凉血、散瘀止痛，白芍养血敛阴、柔肝缓急。两药配伍，一散一敛，补泻并用，共收养血凉血、柔肝泻肝、祛瘀止痛之功，治疗痹痛日久、脉络瘀滞及肝病日久、胁肋隐痛等体虚夹瘀之证，剂量以 15 ~ 30g 为宜。

3. 莪术配白术

莪术破血祛瘀、行气止痛，白术健脾益气、和中除湿。两药同用，既理气行气又补气益气，既破血祛瘀又健脾利湿，扶正祛邪，标本同治，相得益彰。适用于气虚血瘀或血瘀湿阻之肝硬化、慢性胃炎、闭经等病症，据临床脉证及邪正之轻重剂量以 10 ~ 30g 为宜。

4. 生晒参配五灵脂

生晒参甘平，既可用于久病气虚，又能急救虚脱，为补虚扶正要药，五灵脂咸温，能散瘀止痛，为治血滞诸痛要药。二药配伍为十九畏药对，功擅益气祛瘀，适用于久病血瘀之癥疾，如肝脾肿大及妇女气虚血瘀之闭经、痛经等，剂量以 10 ~ 15g 为宜。

5. 白花蛇舌草配生薏苡仁

白花蛇舌草清热解毒、活血祛瘀、利水通淋，生薏苡仁健脾渗湿、利水排脓，经药理研究证实二药均具显著抗肿瘤作用。合用则功擅清热解毒、活血利水、健脾扶正，治疗妇女带下炎症及胃、肠、肝等消化系统肿瘤效验宏著，临证宜大剂重用 30 ~ 60g 方收佳效。

常老还常用贝母配海螵蛸治胃痛泛酸；瓜蒌配薤白治胸痹胸痛；白芍配甘草治脘腹挛痛；麻黄配地龙治哮喘痰鸣；葛根配川芎治头项强直；三七配益母草治闭经痛经等。常老运用药对经验丰富，组对药物多而不乱，每能在遣方用药时，根据病情灵活选用。

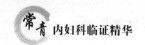

三、善用动物药品

动物药属血肉有情之品或行通走窜之物，其治疗作用常是植物药或矿物药所不能替代的。常老在 50 余年的临证实践中对动物药深有研究，善于利用各种动物药所具有的特殊功效，在治疗多种危急重症及疑难顽疾中，配用动物药而收捷效。

常老运用的动物药中，地龙尤为多用，他认为地龙具有清热平肝、息风止痉、通络除痹、平喘利尿及降压等多种功效，可广泛应用于临床。对支气管哮喘、小儿高热惊厥、中风偏瘫、高血压病、风湿热痹等疗效满意，对皮肤湿疹、水火烫伤、下肢溃疡等疾病，辨证方中加用地龙，也能提高疗效。

如治一 7 岁男童，因外感时邪，发热数天，静脉点滴用药后仍高热不退，体温达 39.9℃，烦躁不宁，抽搐频发。常老察其汗出不畅、露睛搐搦、舌红绛苔薄白、脉弦细数。诊为邪热横窜肝经，治宜平肝息风、柔筋增液，重用炒地龙21g，配炒僵蚕、天竺黄、钩藤、忍冬藤、川贝母、麦冬、生地黄、白芍等药物，仅服 3 剂即愈。

如治疗中风偏瘫或顽痹重症，常老多于辨证方中加入全蝎、蜈蚣、僵蚕、地龙、蕲蛇等虫类搜风通络之品；治疗口眼㖞斜之面瘫还配合应用活鳝鱼鲜血涂搽患处；治疗食道癌吞咽不利用守宫、蜈蚣以开道通关；治疗肺肾两虚之久咳虚喘，则配用人参、蛤蚧研粉以温肾纳气、培元固本；治疗肾虚腰痹则配用龟板、鹿角以交通阴阳、壮督健肾。凡此种种，常老每能灵活运用而收捷效。

常老指出，使用动物类药品应辨证明确，选药精当，注意配伍、剂量及疗程，对毒性较大的全蝎、蜈蚣、斑蝥等，使用更应谨慎，注意"祛邪不伤正"及"中病即止"的原则，以免产生不必要的副作用。对极少数动物蛋白过敏者，服后出现头痛、呕吐或皮肤瘙痒、红疹的，应立即停服，并用绿豆 30g、白鲜皮 15g、徐长卿 15g、生甘草 15g 煎汤内服，一般均能缓解。

四、重视药物归经

常老临床用药时十分重视药物的归经作用，认为某些药物对某经或某脏腑的确有明显的疗效，选方用药时如能有机配合，则可更好地发挥治疗作用。正如清代徐大椿所云："归经络而无泛用之药，此谓向导之师。"
常老临证时常将辨证、辨病用药及归经药物三者有机结合而获满意疗效。
如运用清热药时，根据其归经不同而选用：黄芩、石膏清肺热；黄连、石
膏清胃火；黄连、竹叶清心火；黄柏、知母泻肾火；龙胆草泻肝火；栀子
泻三焦之火；等等。每能在辨证选方时酌情配用，以助其功。

　　常老指出，同性味的药物由于归经不同，其作用亦异。如性味辛温
的药物大多具有解表、行气、活血、开窍、温里等多种功效，但又同中
有异，如紫苏归肺经，能发散风寒，可治风寒感冒、咳嗽胸闷；细辛归肺、
肾经，其性走窜，有较好的祛风散寒、温肺化饮、开窍止痛作用，常用
于外感风寒、头痛牙痛、痹痛的治疗；木香归脾、胃经，功擅行脾胃之
气而止痛，用于治疗脘腹胀痛；乌药入肺、脾、肾经，辛开温散，善于
疏通气机，能顺气畅中、散寒止痛，常用于寒郁气滞所致的脘腹胀痛、
寒疝腹痛和肾阳不足所致的小便频数；青皮归肝经，能疏肝破气，多用
于胁肋或乳房胀痛的治疗；等等。说明尽管以上均为辛温之品，由于归
经不同，因而各自的功能主治均有差别。所以常老认为，临床用药尚须
熟悉药物归经，了解药物对不同脏腑、经络的选择作用，治疗才能有的
放矢，力专效宏，疗效显著。

五、配合草药验方

　　常老临证用药，不仅有理有法，长于化裁前贤名方，同时对民间草
药验方亦善于运用。他认为草药验方是中医学的一个重要组成部分，临
床运用得当往往能获特殊的疗效。与主方配合适当，又常能获相得益彰
之功。

　　草药验方之中，常老最为推崇的是仙鹤草，认为其具有止血化瘀、补
虚强壮、消瘤抗癌等多种功效。如治疗脱力劳伤，用仙鹤草 30 ~ 60g，
加等量红枣或猪肉炖服，扶正力宏而不留邪，可谓中药中的"激素"，而
无西药激素之弊。又如治一血小板减少性紫癜，常老以仙鹤草 60g 配黄芪
30g、当归 6g、大枣 30g 为基本方，调治 30 剂而使多年顽疾顿消，疗效历
历可稽。对中晚期癌症患者，常老亦喜用仙鹤草配白花蛇舌草组成药对，
视脉证各取 30 ~ 60g 配入辨证方中，他认为二药配伍既能顾扶正气，又
能消瘤抗癌，标本兼治，最为合拍。

　　常老还喜用茶树根 15 ~ 30g，取其强心、解毒、利尿之功，加入辨证

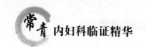

方中治疗各种心脏病；金钱草、玉米须煎汤代茶治疗泌尿系统结石；鱼腥草、野荞麦治肺炎、肺痈；荠菜花治妇女崩漏；等等。不断总结，验之临床，效验可靠，不胜枚举。

六、不忘调护脾胃

中医学素有"脾胃为后天之本，气血生化之源；有胃气则生，无胃气则死"之语，李东垣也说"内伤脾胃，百病由生"，这充分说明了脾胃在人体生理、病理上的重要性。常老十分推崇脾胃学说，临证遣方每每选用一药多效之品，同时用药注重调护脾胃。如在治疗慢性疾病的处方中，常加入陈皮、砂仁、鸡内金、谷芽、麦芽之类，以调理脾胃，促进消化吸收，更好地发挥主药的治疗作用；在使用全蝎、蜈蚣、水蛭等祛邪攻伐较强的药物时，认为祛邪不能伤正，若脾胃一伤，百药难施，病必加重，故处方中多加入甘草、生姜、大枣等和中护胃之品以顾护胃气；对于久治不效的疑难顽疾或无症可辨之杂病，常老提出"难病取中"理论，用药多从脾胃入手，以四君子类为基础，结合辨病或辨证，平淡中见奇效，也多现"柳暗花明"之胜景。

（本文发表于 2009 年《中华中医药学刊》）

常青教授癌症诊治思路浅探

俞俊薏

指导：常青

癌症治疗一直是中医药学治疗疑难重症的一个重要领域。全国老中医药专家学术经验继承工作指导老师常青教授在 50 多年的行医和研究过程中，熟读经典，旁参历代诸家学术思想，深入融汇千年越医学术特色和自身临床经验，形成了独特的"一中心三并重"之癌症诊治思路。本人有幸师从常青教授，聆听其教诲，跟随其临证，历经数年而渐入常老学术思想之门庭，本文谨就常老"一中心三并重"的癌症诊治总体思路及学术特色做一探析。

一、一个中心——难病取中，巧施扶正

常老认为癌症之所以发生首先是由于正气不足，此为内因，乃成病之决定因素，正所谓"正气存内，邪不可干""邪之所凑，其气必虚"，而外邪的侵入或七情失调仅是诱发癌症发生或使其加重、转移的因素，肿块、癌毒等邪气也只是正虚之后代谢能力下降所存积的代谢产物及其在人体正气抗毒后的变化产物，故对癌症治疗的关键在于强调扶正，并从理论到实践创导了"难病取中，巧施扶正"之治癌中心说，认为癌症患者的扶正必须从中焦脾胃入手，强调"有胃气则生，无胃气则死"，突出脾胃在扶正治疗中之独特地位。鉴于目前绝大多数癌症患者在发现时已是晚期，即便早期诊断的，其萌芽也多在十年乃至数十年前，漫长的病程加上现代医学严重的手术、放化疗损伤，其正气的亏虚往往不局限于一脏一腑，或单纯为气虚、阳虚、阴虚、血虚之一端。若简单地针对气血阴阳调补往往有碍邪之弊，故常老提出的"难病取中，巧施扶正"这一调补中焦进而调补全身的方法，正是针对此类病程较长、病机错综的恶性肿瘤之最佳扶正方法。临床实践中常老汲取李东垣"甘温健脾"和叶天士"甘寒润胃"的思想精华，结合"绍派伤寒"对"越地多湿"的认识，从脾、胃两方面入手：健脾，以焦白术燥湿运脾为主，配生晒参、生黄芪、生甘草增强益气之功的同时以其生津清热之效兼制焦白术温燥伤津之弊；益胃，以鲜石斛、天冬、麦冬等甘寒养阴之品为主配广藿香、紫苏梗、川厚朴花、焦三仙（焦神曲、焦麦芽、焦山楂）等健运化湿之药使润胃而不至于助湿，如此顺脾胃之性而并调，恢复、增强脾胃运化之功，使患者纳食改善，气血生化不绝，从而使脏腑得养，而虚者自补。我们在门诊和住院癌症患者中应用此法，明显延长了他们的生存期，延缓了癌症并发症的出现，减轻了并发症的程度。如在手术、放化疗之前后使用，还能明显减轻其副作用，尤其在比较突出的消化系统和血液系统副作用上，有明显的改善作用。

二、三个并重——辨证扶正与择机抗癌并重、扶正抗癌与运中化湿并重、消瘤治癌与兼顾心脑并重

1. 辨证扶正与择机抗癌并重

常老认为癌症的扶正治疗在突出健运脾胃的基础上，仍需依照辨证所得有所侧重，对于脏腑归属和气血阴阳均应认真细致地辨别清楚，选药才

能有的放矢，甚至取得一箭多雕之效。同时癌症治疗虽要将扶正放在首位，并贯穿于整个治疗过程，但也不能单纯寄希望于正复邪退。从长期临床实践中体会，单纯补法仅对经西医手术、放化疗治疗而正气损耗严重者，可起到明显改善病情的效果，并对早期术后患者，可起到调节免疫、预防复发的作用，除以上所指患者外，尚须同时择机攻其邪气，方能取得较好疗效。而对肿瘤病邪从病因病机分析虽不外气滞、血瘀、痰湿、食积和热毒，但其又与一般的气滞、血瘀、痰湿、食积和热毒不同，若用常规的对上述病邪的治疗方法，往往难以有效遏制肿瘤的发展。华佗在《中藏经》中提出：癌症的发生，不仅仅是气血壅滞所致，更有五脏六腑蓄毒不流的因素。故常老在临床上常用蜈蚣、斑蝥、全蝎等有毒虫类药物对癌症及其并发症进行治疗，确能收到一定疗效，可见华佗所说之"毒"并非常规意义上的热毒，而另有一种致癌之毒，需要以"以毒攻毒"的思维，用专力的抗癌药物方能遏制其蔓延。现代医学也认为，癌症发展到一定程度，即使人体有健全的免疫功能也不能将体内的癌细胞彻底清除。据此常老认为这种致癌之毒一旦达到一定程度，即便正气旺盛也不能将其彻底排除，临床用普通清热解毒药物对其作用不大，故必须借助专效的药物来遏制并祛除它，才能力挽狂澜，给患者以"逃生"之机。临床常用的有白花蛇舌草、白英、藤梨根、虎杖、山慈菇、三叶青、半枝莲、半边莲、猫爪草、猫人参、蛇六谷、蜈蚣、全蝎、蜣螂虫、炮穿山甲、守宫、干蟾皮等，且以多味较大剂量联合运用，以达迅速攻"毒"和祛"毒"保正之目的。中药抗癌药物对身体影响虽不及放疗、化疗，但也有损伤脾胃、耗伤正气之弊，临床还需以脉证为据，择机应用并时时注意保护脾胃，以合常老倡导的"难病取中"之意。尽量选用副作用小而抗癌解毒疗效确切的药物，如白花蛇舌草、藤梨根、半枝莲等就为常老之所爱，认为其抗癌效果明显，而无伤正之弊，常用量到 60 ~ 90g 也未见有明显损害。

2. 扶正抗癌与运中化湿并重

常老认为绍兴为多湿之地，癌症患者生活在这样的环境中，或在这样的环境中发生的癌症，不可避免地带有"多湿"或"夹湿"的特征。现代化的绍兴又处于东部发达地区，生活相对富裕，若家中有人一旦得了癌症，不管从治病还是尽孝角度，家属常给予多种保健补品，以及人参、冬虫夏草、大鱼大肉等。由于缺乏专业知识，盲从人言或轻信广告，往往非但未能达到补正的目的，还造成中焦脾胃负担加重，以致饮食积滞胃肠，甚至还"补"了肿瘤。如此内外合邪，故来诊患者中多有舌苔厚腻，甚者化热黄燥者。也有癌症已愈，因补不得法反而迅速加重者。针对这种情况，常老提出应结合绍兴地区气象和地理环境来施治癌症，即必须在扶正过程中仔细诊察湿与积的情况，以综合措施来据证用药。祛湿则离不开芳香宣化与甘淡渗利，如藿香、苍术、川厚朴花、薏苡仁、茯苓、车前子等，化热则酌用茵陈、黄芩等，其中以薏苡仁为常老最喜，既有利湿清热之效，又能抗癌，且能护胃，一箭而三雕。消积以焦三仙（焦神曲、焦麦芽、焦山楂）为首选，也喜用炒鸡内金，不仅消食还有消肿瘤之积之效。同时，还不厌其烦地谆谆告诫患者务必做到饮食宜清淡清蒸清养，进补必须辨证与对证的道理，并因人制宜给出最佳建议。

3. 消瘤治癌与兼顾心脑并重

常老认为癌症患者虽有不断年轻化的趋向，但仍以老年人为主体，而老年人往往伴有多种慢性疾病，其中又以心脑血管意外最为紧迫。常老早年致力于中风急症研究，积累了丰富经验，认为心脑血管急症重在预防，若待发病能保住性命已属不易，要不留后遗症几乎寥寥。老年癌症患者已存在正虚、气滞、血瘀、痰湿等心脑血管急症高发因素，而获知已得癌症后，情绪也会易于波动，或暴怒，或抑郁，此时更易发生心脑血管意外。所以癌症患者常有不死于癌症而死于急性心脑血管病者。故常老临证每必重视患者有何基础疾病，对有高血压、中风、冠心病病史者，每于处方中加入相应药物。即使无明显心脑血管意外倾向，也在选药时兼加丹参或三七一味，以重理气活血。并以心理疏导和深入浅出的讲解，让患者正确面对癌症，使之迅速从癌症性格中解放出来，树立"带瘤生存"的信心。笔者体会，这种治癌过程中的整体安全观，是使癌症患者真正达到延年益寿的有力保障。

三、病例介绍

刘某，男，76 岁，退休，绍兴市疾控中心职工家属，2009 年 6 月 10 日初诊。患者因肺癌晚期，并多处转移，在外埠辗转就医乏效而求治于常老。刻诊患者神疲乏力，面色黧黄，剧烈咳嗽，呼吸偏促，偶有痰中带血，腹胀满，纳差，小便利，大便偏干，寐欠佳，形体消瘦，舌黧红，苔厚腻，脉细滑。既往有高血压、冠心病，已用药物控制，血压情况可，否认糖尿病、脑血管意外等疾病史。常老认为患者年高，肺癌伴转移，病已属晚期，更兼有心血管疾病。癌毒、湿浊、瘀血积滞中上二焦，治之棘手，乃施以"一中心三并重"之法力挽狂澜，予清肺抗癌，通便泻毒，兼顾心脑治疗。处方：炙麻黄10g，杏仁10g，黛蛤散15g，川贝母、象贝母各18g，炙百部30g，全瓜蒌30g，调宣降与化痰相结合以止咳平喘，并以瓜蒌仁通便；在此基础上再以白英60g，半枝莲60g，白花蛇舌草60g，莪术30g，三叶青30g，原三七30g，生薏苡仁60g抗击癌毒，抑制肿瘤发展蔓延；同时以三七配合紫丹参30g活血通络，兼顾心脑；另以炒白术30g，生黄芪30g，绞股蓝30g，生晒参9g，鲜石斛10g，羊乳30g，苏梗、藿香梗各15g，川厚朴花30g，焦三仙（焦神曲、焦麦芽、焦山楂）各15g，炒鸡内金15g，生甘草15g，从扶正与祛湿消积入手调理脾胃，保养胃气。通过以上治疗半个月，患者诸症明显减轻，2个月后生活自理，继而巩固治疗数月，复查各项肿瘤指标恢复正常，病情稳定，自觉良好，几如常人。目前正在继续巩固治疗中。

（本文发表于 2012 年《福建中医药》）

张景岳阴阳并调学术思想与中医带瘤生存思维的临床探析

俞俊蕙

指导：常青

肿瘤治疗一直是中医药学治疗疾病的一个重要领域，近现代中医治疗肿瘤经历过以祛邪为主向以扶正为主的转变，初兴时一味地强调清热解毒、化痰散结、活血化瘀，后来在临床实践中逐渐转向强调扶正为主，结合适时祛邪的治则，这显然符合当前肿瘤已被世界卫生组织定义为慢性病的崭新视野。中医药如何在肿瘤领域体现运用"带瘤生存"的治疗思维方向？全国名老中医药专家学术经验继承工作指导老师常青教授在数十年的行医过程中，通过潜心研究绍兴籍名医张景岳的学术思想，并不断总结发展自身治疗肿瘤的经验，以张景岳"扶阳祛邪"学术思想为指导创制了"扶正消瘤汤"作为"带瘤生存"治疗思维的尝试，取得了

丰富的经验和肯定的疗效。本人有幸师从常青教授，在其指导下学习张
景岳强调正虚、重视阳气、阴阳并调的学术思想，以及常青教授运用这
一思想达到人体与肿瘤"和谐相处"，延长生存期，改善生活质量，实
现最佳"带瘤生存"状态的重要意义与临床经验，获益匪浅。现将若干
体会做一探讨交流。

一、带瘤生存的提出

现代医学对于肿瘤的认识与治疗实践已经历了 3 个阶段：18 世纪
Looran 等提出"肿瘤是局部病变"，这使手术成为肿瘤的最佳治疗手段；
到了 1858 年，Lirchow 提出"癌是细胞疾病"，从而开启了放疗、化疗等
杀伤细胞方法治疗肿瘤的时代；20 世纪 80 年代，人们认识到肿瘤是全身
性疾病，这要求清除播散的癌细胞和改善全身状况齐头并进。迄至目前，
肿瘤治疗的经典模式仍认为"治愈癌必须把最后一个癌细胞杀死或清除"，
可惜事与愿违，"积极"的抗肿瘤治疗及新药的不断研发，在肿瘤治疗的
近期缓解率上虽取得了进步，可远期生存率却难有起色。这使"生命不息、
战斗不止"的"积极"治疗观念越来越遭到质疑。同时大量死于其他慢性
病的老年人尸检都发现存在肿瘤。面对事实，"无瘤生存"几乎永远只是
理想！1994 年加拿大 Sichippor 教授借鉴现代分子生物学和传统观念，对
50 多年收集的肿瘤临床、实验室和流行病学的经验和现象做了系统分析，
提出肿瘤认识的新模式：①癌是一个发展过程而不是形态学实体，个体瘤
的形成来源于机体内的单个细胞，但肿瘤细胞一直不断地对局部做适应性
调节，并进行钝系繁殖。②癌细胞的结构大部分正常，其恶性特征是由于
少数基因和环境改变的结果。③癌变过程的特点是调控失常而不是充分的
自主性。④癌变过程有潜在逆转可能。⑤杀伤治疗产生的副作用可破坏机
体的正常反应性，使本已失衡的机体调控作用更加恶化。基于以上认识，
Sichippor 教授提出：①机体的反应性对癌症的治疗最为重要，由它来决定
宿主最后的命运。②癌的自然增长速度是可变的。③有效的治疗并不需要
肿瘤的完全消退。

面对大量类似 Sichippor 教授的观点及越来越多新的研究成果，世界卫
生组织将肿瘤定义为慢性病，是与高血压、糖尿病一样终生相伴的疾病。
所以肿瘤治疗亟待转变观念，要把关注点从肿瘤本身转移到以患者为中心，
争取最佳的生活质量上。在这样的背景下有识之士提出了"带瘤生存"的

概念。

二、对张景岳主要学术思想在肿瘤防治领域的应用与创新

张景岳是我国历史上最著名的医学家之一。其通过对《黄帝内经》和《周易》的深入研究，垂40年之功著成《类经》和《景岳全书》等巨著。在当时即被医界誉为"医门之柱石"。他以《黄帝内经》学术思想结合临床实践，提出"阳非有余""阴常不足"的论点，论病以正虚为主，调治则首重"真阳"，不忘"真阴"，立足命门水火，阴阳并调，形成了具有自己独特风格的学术思想，被已故沪上名家姜春华教授誉为"仲景后第一人"。为近现代中医内科包括肿瘤在内诸多重难病症的辨证治疗，树立了理论与实践的典范。现将常青教授在肿瘤防治领域继承、运用、发展张景岳学术思想的经验归纳如下：

1.强调正气，谨慎祛邪

张景岳从"正气存内，邪不可干""邪之所凑，其气必虚"出发，提出"夫邪正不两立，一胜则一负，凡邪气胜则正气败，正气实则邪气退"，认为诊治任何疾病"必当先察元气为主，而后求疾病"，即使虚实夹杂，邪正相搏，也不能盲目用攻。他提醒疾病之实固为可虑，而元气之虚应尤甚，治疗当及早用补，"凡临证治病，不必论其有虚证无虚证，但无实邪可据而为病者，便当兼补以调营卫精血之气"。他在《景岳全书·积聚》中论治积证时提出"若积聚渐久，元气日虚，此而攻之，则积气本远，攻不易及，胃气切近，先受其伤，愈攻愈虚，则不死于积而死于攻矣。此其所重在命，不在乎病，所当察也。故凡治虚邪者，当从缓治，只宜专培脾胃以固其本，或灸或膏，以疏其经，但使主气日强，经气日通，则积痞自消。斯缓急之机，即万全之策也"。常老认为肿瘤起病缓而隐，不易察觉，发现时大多已中晚期，或患者经"积极"治疗，正气耗伤，故大多数患者属"积聚久，元气虚"之人，对这些患者应刻刻以护正为要。世界卫生组织定义肿瘤为慢性病，现代医学对慢性病的治疗即要求大多数时间采取较为保守的治疗措施，只在疾病急性发作时才用较猛烈的手段控制其发展。故中西医学都认为肿瘤治疗不应把杀灭或清除肿瘤细胞放在首位，而应以扶正为主，视疾病需要与否，以及正气情况，谨慎应用祛邪方法。常老在"扶正消瘤汤"中以大剂生黄芪、鲜石斛、焦白术、绞股蓝等益气养阴、健运中州以保生机，正体现了"有胃气者生，无胃

气者死"的要旨。

2. 扶助阳气，抑瘤延生

张景岳以阴阳分人体，凡气与阳，一切人体的精神状态和功能活动皆属其"阳"的范畴。他的扶阳思想源于《黄帝内经》"凡阴阳之要，阳密乃固""阳气者，若天与日，失其所则折寿而不彰，故天运当以日光明"和《周易》"首乾重阳"的学术思想，认为人身之真阳，是性命之本，造化之源。在《类经附翼·求正录·大宝论》中他说："天之大宝，只此一丸红日，人之大宝，只此一息真阳。"在天"凡万物之生由乎阳，万物之死亦由乎阳，非阳能生死物也，阳来则生，阳去则死矣"；在人"凡通体之温者，阳气也；一生之活者，阳气也；五官五脏之神明者，阳气也"，"得阳则生，失阳则死"。所以人之性命系于阳气，"阳惟畏其衰，阴惟畏其盛"。Sichippor 教授在其提出的新模式中指出："机体的反应性对癌症的治疗最为重要，由它决定宿主最后的命运。"常老认为机体对肿瘤的反应性体现在中医理论中正是阳气的作用。阳气充盛则精神健旺，反应灵敏，阳气不足自然萎靡寡言，反应迟钝。内外相应，此时机体内环境对肿瘤细胞的敏感性必然也会降低。所以对于这些患者，维护阳气就是抑制肿瘤、维持生命、延长生存期。常老在"扶正消瘤汤"中除使用大剂益气药之外，常臣以仙茅、淫羊藿，甚者制附子、桂枝等温补命元，以助正气之化生，以强抑瘤之能力。正进邪退，则病情缓而年寿永。

3. 阴阳并调，愉快生存

张景岳重阳的特点在其重阳而不离真阴，这与其对命门的认识有极大关系。张景岳《类经附翼·求正录·三焦包络命门辨》中批判了自《难经》而下千余年"左肾右命门"的观点，提出命门在两肾之间，并与两肾密切联系，"为水火之府，为阴阳之宅，为精气之海，为死生之窦"，从而打破了单纯认为命门为阳或命门藏君相之火的观点，将命门视为真阴、真阳共居、互化的场所。命门之火为一身阳气的总动力，命门之水为精血之海。更引伏羲八卦中"坎"卦之象，强调真阳为水中之阳，亦即水即火之源、阳以阴为基。命门阳气乃是"气化于精，藏于命门"，基于此他认为填养精血正可以充养元气，故他提出"人自有生以后，惟赖后天精气以为立命之本""精强神亦强，神强必多寿；精虚气亦虚，气虚必多夭""以精气分阴阳，则阴阳不可离"。"真阳"虽为性命之本，但需要精血来充养化生。带瘤生存要求最佳生活质量，人要活，还要活得有意义。肿瘤患者由于肿瘤的消耗，使人体有形成分快速耗损，手术、放疗、化疗也同样消耗着人体的有形成分，人体有形成分减少，消瘦、低蛋白血症、贫血等接踵而至，此时精血不足，不能化生真阳，阳气失充，人体各项生理功能必将受损，生活质量自然受到影响。阳衰则阴盛，此时必精神萎靡，喜卧懒言，甚则久卧病榻，邪水泛滥，直至阳去而亡。所以单纯照顾阳气还是不全面的，要改善生活质量，必需谨察阴阳之虚，深谙阴阳互化之理，"阴中求阳""阳中求阴"，阴阳并调，以平为期！常老在"扶正消瘤汤"中以一味鲜石斛补阴生阳、阴阳并济，深谙阴阳之理，轻拨阴阳之机，实一药而多雕。

三、病案举例

杨某，女，25岁，绍兴市某电力分局职工。患者行卵巢癌手术后，因严重恶病质，不耐化疗，求诊于常青教授。当时患者极度消瘦，奄奄一息，由其家属抬至。诊得面色黯黄，水米难进，腹胀便溏，舌淡黯，苔厚腻，脉沉滑而数。一派脾肾两虚，气血重亏，癌毒浊瘀夹杂之象。常老以自制"扶正消瘤汤"为基本方，强调"难病取中"，重用白术、薏苡仁至各60g，并加茯苓、藿香、佩兰及焦三仙（焦神曲、焦麦芽、焦山楂），运中化浊，健脾开胃，保胃气以力挽狂澜。10余日后，纳食转佳，二便渐调，常老认为胃气来复，病有挽救之机，仍守原法为主加适量抗癌药，如白花蛇舌草、三叶青、半枝莲、墓头回之属续进。调理数月，精神状态明显好转，能自行前来复诊，继续遵循"存人为先，缓消瘤肿"之旨，在扶正振中的同时巧兼祛邪，随症加减消瘤散结之品，曾先后加用半边莲、半枝莲、白英、炮穿山甲、莪术、蜈蚣等。3年余来，病情日渐向好，体重增加15kg，已有月经来潮，现已能参加工作，期间多次复查肿瘤指标均在正常范围。子宫附件B超提示卵巢所剩包块渐渐缩小，但目前仍存不均质小包块一枚。此例常老充分运用了张景岳的学术思想，成功实现了"带瘤生存"，使肿瘤在与人体的和谐相处中渐消渐散，避免了手术、放疗、化疗等治疗的激烈冲突、两败俱伤的结果！

综上所述，常青教授认为张景岳重视正虚，强调阳气，重阳不忘阴的学术思想，与现代对肿瘤形成、发展、转归的认识，以及带瘤生存的目标——延长生存期，改善生活质量，有着诸多一致之处。长期以来，以其为指导应用于临床，取得了丰富的经验与较好的疗效。我深信对于博大精深的张景岳学术思想的深入发掘并在临床应用中与现代经验交融贯通，不断创新，定能使中医肿瘤治疗取得新的进展，开辟新的天地，乃至疗效上有质的飞跃。

（本文发表于 2011 年《浙江中医杂志》）

常青从肝论治妇科肿瘤特色及验案探析

寿越敏

指导：常青

常老从医逾 50 载，学验俱丰，临证擅长内妇科疑难病症的治疗，尤对燮理妇科肿瘤独具匠心，笔者有幸师从，体会良多，现就常老论治妇科肿瘤的特色经验介绍如下。

一、探究因机，从肝论治

肿瘤多由脏腑阴阳气血失调，痰、湿、气、瘀、毒等搏结日久，渐积而成。常老认为，妇人以血为本，而肝主藏血与疏泄，因此妇科肿瘤多与肝有关。所谓肝主疏泄，即肝气具有疏通、畅达全身气机，进而促进精血津液的运行输布、脾胃的升降、胆汁的分泌排泄及情志的舒畅等作用。只有肝的疏泄功能正常，才能调畅气机，使全身脏腑经络之气的运行畅达有序。而气能运血，气行则血行，肝气的疏泄作用又能促进血液的运行，使之畅达而无瘀滞。若肝失疏泄，气机郁结，则血行障碍，血运不畅，血液瘀滞停积而为瘀血，或为癥积，或为肿块。同时，气能行津，气行则津布，肝的疏泄作用又能促进津液的输布代谢，使之无聚湿成水生痰化饮之患。若肝失疏泄，气机郁结，亦会导致津液的输布代谢障碍，形成水湿痰饮等病理产物。肝还能促进脾胃的运化功能，若肝失疏泄，肝木克土，导致脾胃运化失司，饮食不能转化为水谷精微，亦可导致湿浊痰饮内生。由上可知，肝失疏泄，可导致气郁血瘀，而痰湿浊瘀邪毒内蕴，若诸邪搏结日久，则必渐成肿瘤。

二、统筹治则，遣方精当

基于对上述妇科肿瘤病因病机的认识，结合"肝体阴用阳""肝得阴血则柔"的生理病理特性，常老每每强调，治疗妇科肿瘤，当以疏肝养血、运脾和胃、行瘀化浊、清热解毒、消瘤散结、扶正抗癌为总纲。其常用妇科肿瘤经验方的方药组成主要为：柴胡 10g，八月札 30g，赤芍、白芍各 30g，莪术、白术各 30g，生薏苡仁 60g，三七 30g，穿山甲 6g，山慈菇 15g，猫爪草 30g，蜈蚣 3 条，半枝莲 60g，生甘草 15g。方中以柴胡、八月札疏解郁结之肝气，白芍滋养肝之阴血，白术、薏苡仁健脾和胃、清化湿浊，赤芍、莪术、三七、穿山甲活血化瘀、消癥散积，山慈菇、猫爪草、蜈蚣清热解毒、化痰散结，半枝莲清热解毒、抗癌消肿，生甘草调和诸药、补益正气。全方扶正祛邪、燮理阴阳、消瘤解毒而标本同治。若肝之阴血虚亏，可酌加石斛、生地黄、玄参、天花粉等滋养阴血之品；若肝气郁结较甚，可酌加佛手、川楝子、香附疏肝解郁；若湿浊较重，可酌加茯苓、猪苓、土茯苓渗利湿浊；若瘀血凝滞为甚，可酌投虎杖、茜草根等加强活血散瘀；若肿瘤较大，可酌加石见穿、肿节风、猫人参等加强消瘤散结之功效；若肿瘤恶性程度较高，可酌加红豆杉、三叶青、墓头回等强力抗癌药物。同时，常老临证无论诊务多忙，总是不厌其烦地中肯告诫妇科肿瘤患者务必舒畅情志，切忌恼怒悲郁，做到饮食"三清"（清淡、清蒸、清养），忌食辛辣油炸及海味发物，注意休养生息，避免劳复、食复、气复、痧复。构建形成全方位的心理、起居、体疗、食疗等养生抗癌体系，再加上长期坚持服用辨证精确并能药中肯綮的方药，方可实现延长寿命，改善症状，提高生活品质，并最终力争临床治愈的目标。

三、验案探析

陈某，女，43 岁，越城区教师。2011 年 11 月 13 日初诊。发现左乳肿块 1 月余（经 B 超检查提示：左乳纤维瘤），伴纳钝腰酸，舌黯红苔厚腻，脉弦细滑。诊断为乳核（肝郁血虚、浊瘀凝结），治拟疏肝和血为主，佐以化浊行瘀、消瘤散结。处方：柴胡 10g，八月札 30g，白芍 30g，赤芍 30g，白术 30g，生薏苡仁 60g，莪术 30g，穿山甲 6g，山慈菇 15g，蜈蚣 3 条，藤梨根 60g，鸡内金 10g，炒川续断 30g，生甘草 15g。方中以柴胡、八月札疏肝行气解郁，白芍滋养肝之阴血，白术、生薏苡仁健脾化湿，赤芍、莪术、穿山甲行气活血、化瘀散结，山慈菇、蜈蚣清热解毒、化痰散结，藤梨根清热解毒消瘤，鸡内金健胃消食，炒川续断补肾壮腰，生甘草调和诸药、补益正气。上方加减服用 2 个月后，患者经来胸部胀痛明显减轻，B 超复查示左乳纤维瘤较前缩小 2/3。继服原旨方药 1 个月，自觉诸恙若失，复查 B 超左乳纤维瘤完全消失，告愈。

冯某，女，46 岁，中兴路个体经商。2011 年 9 月 5 日初诊。乳腺癌术后，化疗 6 次，查 CEA 及 CA15-3 均高。原有胆结石、胆囊炎。面色萎黄，神疲乏力，头眩脘痞，两胁胀痛，舌黯胖边有瘀斑，脉弦细涩。诊断为乳癌（复发转移趋势）（气阴两伤、毒瘀内结呈肆虐之势），治拟疏肝养血、化浊散瘀、清热解毒、扶正抗癌、标本同治。处方：柴胡 10g，八月札 18g，佛手 10g，白芍 30g，三七 30g，茜草根 30g，藤梨根 60g，半枝莲 60g，白花蛇舌草 60g，石斛 12g，绞股蓝 30g，虎杖根 30g，金钱草 30g，炒鸡内金 24g，厚朴花 30g，天麻 9g，生甘草 15g。另配服复方斑蝥胶囊 2 粒，3 次／日。方中以柴胡、八月札、佛手疏肝行气解郁，白芍滋养肝之阴血，三七、茜草根、虎杖根活血散瘀，藤梨根、半枝莲、白花蛇舌草清热解毒抗癌，石斛、绞股蓝补益气阴，金钱草、鸡内金清热利湿、利胆消石，厚朴花宽中消痞，天麻止眩，生甘草调和诸药、补益正气。配合服用复方斑蝥胶囊，以加强扶正抗癌之功效。上方加减连续调理 3 月余，自觉诸恙显著减轻，脉证好转，复查各项肿瘤指标，均已降至正常范围。现已恢复上班工作。值此接近临床治愈之际，常老叮嘱患者务必继续坚持心理、饮食和起居调养的同时，尚应继续以辨证论治中药不断巩固疗效，力争从临床治愈到根治之最终目标的实现。

杨某，女，28 岁，电力局职工。2007 年 10 月初诊。患者行卵巢癌术后，因呈严重恶病质，且不耐化疗，慕名求诊于常老。当时患者极度消瘦，奄奄一息，由其家属抬至诊室。诊得面色黯黄，水米难进，腹胀便溏，月经停潮，舌淡黯，苔厚腻，脉沉滑而数。诊断为癥瘕（脾肾两虚、气血重亏、癌毒浊瘀蕴蓄厥阴，肆虐周身）。常老认为该患者属正虚邪盛而病机错杂，治宜"难病取中"之策，当以固护中焦脾胃为先，兼以疏肝养血、化浊散瘀、扶正抗癌而标本同治。处方：苏梗 15g，藿香 15g，白术 60g，薏苡仁 60g，茯苓 30g，焦三仙（焦神曲、焦麦芽、焦山楂）各 15g，八月札 18g，白芍 30g，三七 30g，藤梨根 60g，半枝莲 30g，白花蛇舌草 60g，生甘草 15g。方中苏梗、藿香、茯苓运中化浊，重用白术、薏苡仁健脾开胃、保护胃气，焦三仙消食化积，八月札疏肝抗癌，白芍养肝柔肝，三七活血散瘀，藤梨根、半枝莲、白花蛇舌草清热解毒抗癌，生甘草调和诸药、补益正气。全方以固护后天为核心，兼以疏肝化浊、散瘀抗癌，标本同治。服药 1 周后，纳食转佳，二便渐调，常老认为胃气来复，病有挽救之机，仍守原法为主，遵循"存人为先，缓消瘤肿"之旨，在扶正振中的同时巧兼祛邪，随症加减消瘤散结抗癌之品，调理数月，精神状态明显好转，能自行前来复诊。随后患者坚持服用中药，继续调理3年，现体重已增加15kg，且有正常月经来潮，期间多次复查肿瘤指标均在正常范围，子宫附件B超提示卵巢所剩包块逐渐缩小，目前唯存不均质小包块1枚，自觉已无其他任何不适，现已重返工作岗位达1年余，符合临床治愈。

（本文发表于2012年《浙江中医杂志》）

下乳涌泉散加味治疗产后缺乳56例

何菊

指导：常青

产后缺乳是指产后乳汁甚少或全无，不足以喂养婴儿。又称"乳汁不行""乳汁不足"。笔者近年来根据产后缺乳的证候特点采用下乳涌泉散加味治疗产后缺乳56例，取得较为满意的疗效，现报道如下。

1. 资料

56例均为2011~2014年本院的门诊患者，年龄为25~38岁，其中初产妇36例，经产妇20例；剖宫产18例，顺产38例。患者在产后3~10天之内求诊，均自诉乳汁甚少或全无。

2. 方法

所有患者均以下乳涌泉散加味治疗。基本方为：当归、炒白芍、川芎各15g，生地黄、天花粉各20g，柴胡、炙甘草各6g，桔梗、通草、漏芦、王不留行各10g，穿山甲3g。加味：若乳汁清稀，面色无华者，可加党参、黄芪各30g；若乳房胀甚者，加橘络、丝瓜络、香附各10g；若身有微热者，酌加黄芩、蒲公英各30g；若乳房胀硬结块者，宜加夏枯草、赤芍各15g。5剂。上方每日1剂，水煎，分早晚2次服，连用5天为1个疗程。

3. 结果

（1）效标准

根据笔者临床经验拟定。显效：用药后乳汁明显增多，乳汁排出顺畅，乳房无硬结，无发热，能基本满足新生婴儿需乳量；有效：用药后乳汁较前增多，乳汁排出欠通畅，乳房仍有少许硬结，不能完全满足新生婴儿需乳量，需添加少量奶粉；无效：用药后乳汁仍少，乳汁排出不畅，乳房有硬结，可伴有发热等症状，不能满足新生婴儿需乳量，基本以添加奶粉为主。

（2）结果

经治疗后，56 例中，显效 35 例，有效 15 例，无效 6 例，总有效率达 89.28%。

4. 举例

沈某，女，26 岁，初产妇。于 2013 年 9 月 7 日顺产一女婴。2013 年 9 月 12 日由其丈夫陪同来我院求诊。自诉因家庭琐事与公婆发生争吵后，乳汁骤少且浓稠。来院时，乳房胀硬而痛，拒按，身有微热，精神抑郁，胸胁胀痛，食欲减退。舌红苔薄黄，脉弦细数。中医辨证属肝郁气滞型。予下乳涌泉散加味治疗。处方：当归、炒白芍各 20g，生地黄、天花粉各 15g，柴胡、香附、桔梗各 6g，通草、漏芦、王不留行、蒲公英、赤芍各 10g，穿山甲 3g。5 剂。每日 1 剂，水煎，分早晚 2 次温服。并嘱患者保持情绪乐观，心情舒畅，加强产后营养，同时配合局部按摩及热熨，以助散结通乳。服药 5 剂后回访，患者自诉乳汁增多，乳汁排出顺畅，乳房胀痛明显减轻，热度消退，能基本满足宝宝需乳量。

5. 体会

母乳喂养是一种天然绿色的喂养方式，不仅对宝宝的成长有利，对母亲本身产后恢复也是大有裨益。然而近年来产后乳汁分泌量少、乳汁排出不畅等发生率呈上升趋势，若处理不当，特别是初产妇极易出现急性乳腺炎、乳腺脓肿等，更有甚者因恐惧心理放弃母乳喂养，出现产后抑郁症等严重后果。中医学认为，产后缺乳多与气血虚弱、产时产后出血过多或素性抑郁、产后情志不畅有关。笔者观察，临床上本病以肝郁气滞夹血虚型为多见，故治疗应以疏肝解郁、通络下乳兼养血为治疗原则。下乳涌泉散加味汤中，当归、炒白芍补血养血行血；生地黄、天花粉补血滋阴；柴胡疏肝散结；通草、桔梗理气通络；穿山甲、王不留行、漏芦通络下乳；柴胡增强行气通络下乳之力。诸药合用，共奏疏肝理气、通络行乳、补血养

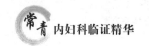

血之功效。通过临床观察，下乳涌泉散加味治疗产后缺乳疗效满意，值得在临床上推广。

（本文发表于 2015 年《浙江中医杂志》）

常青导师医案选析

郑立宏

指导：常青

一、胃窦炎

1. 概述

胃窦炎是胃炎的一种，是发生于胃窦部的慢性炎症，根据胃镜检查可分为 3 类，即浅表性胃窦炎、萎缩性胃窦炎、肥厚性胃窦炎。多由幽门螺杆菌感染所引起，仅有少数由于其他病因（包括胆汁反流、消炎药物、吸烟及酒癖等）所致。常表现为上腹部撑胀感，上腹部隐痛或剧痛，常呈周期性发作，可伴有嗳气、反酸、上腹烧灼感、恶心、呕吐、消瘦等。

2. 病因病机及辨证分型

慢性胃窦炎属中医"胃痛""胃痞"等范畴。常老认为该病的主要病机为"不通则痛"。主要病因是外感寒邪，或过食寒凉，损伤中阳；肝郁气滞，木旺乘土，肝气横逆犯胃；饮食失节，内生食滞；素体虚弱，或劳倦过度，脾胃虚弱，运化失司。各种原因最终均可导致脾胃气机升降失调，气机不利，胃失通降，不通则痛。临床以脾胃虚寒、肝胃不和、湿热蕴结为多见。常老认为治疗该病应以理气和胃止痛为基本原则辨证论治，具体的治法包括温阳散寒、疏肝行气、养阴泄热等。

3. 病案

沈某，女，30 岁。2012 年 11 月中旬初诊。曾在某院做胃镜提示胃窦炎伴糜烂，Hp（+），症见消瘦乏力，面色萎黄，胃脘隐痛伴嗳气反酸，舌质干红少苔，脉细弦数。证属肝胃不和，当予疏肝理气，和胃止痛。

方药：川厚朴花 30g，代代花 15g，海螵蛸 30g，川黄连 10g，吴茱萸 5g，干石斛 12g，蒲公英 30g，赤芍、白芍各 30g，白花蛇舌草 60g，北沙参 30g，夜交藤 30g，炙甘草 15g。7 剂。

复诊：前方服后，自觉胃脘隐痛明显减轻，嗳气泛酸发作次数减少。效不更法，前方增减一二以再拓疗效，现仍坚持复诊中。

4 体会

川厚朴花化湿宽中，健胃止痛；代代花理气宽胸，疏肝和胃，开胃止呕，二药伍用，辛而不燥，行气消胀、芳香化浊、理气宽中、醒脾开胃之力益彰。赤芍泻肝火，白芍养肝阴，二药伍用，柔肝止痛。左金丸清肝泻火，降逆止呕，常老惯用此方治疗有嗳气泛酸症状者。海螵蛸味咸而涩，能制酸止痛，为治疗胃脘痛胃酸过多之佳品。常老认为，治疗疾病在辨证论治基础上，还应十分重视对症治疗这一原则，如此才可获桴鼓之效。根据现代药理研究，对某些病理改变或指标，加用针对性较强的药物实际上也是对症治疗。因此针对该患者有 Hp 感染，在辨证用药为主的同时，加入蒲公英、白花蛇舌草等清热解毒防癌之品。该患者舌质干红少苔，反映胃阴虚有热，因此常老采用干石斛、北沙参补胃阴、清胃热，体现了攻补兼施，虚实兼顾，标本兼治的原则。"胃不和则卧不安"，"卧不安"则又可引发"胃不和"，常老加用夜交藤一味药，体现了他在辨证施治过程中思维之缜密，考虑之周全。

二、恶性淋巴瘤

1.概述

起源于淋巴网状系统的恶性肿瘤称作恶性淋巴瘤。多发生于淋巴结和 / 或结外部位淋巴组织。按病理和临床特点可将恶性淋巴瘤分为两大类：霍奇金淋巴瘤（HL）和非霍奇金淋巴瘤（NHL）。

目前西医治疗主要以放化疗为主，毒副作用较大，并且一旦停止放化疗，病情容易反复。手术治疗恶性淋巴瘤治愈率比较低，并且适应证局限，而且常需辅以放疗或化疗。因此，在恶性淋巴瘤的治疗中，中医药具有广阔的发展空间。

2.病因病机及辨证分型

本病属中医"瘰疬""失荣""痞块""虚劳"等范畴。中医学认为恶性淋巴瘤与外邪侵袭、七情内伤、正气内虚有关。恶性淋巴瘤的病因以正气内虚、脏腑功能失调为本，外感四时不正之气、六淫之邪为诱因。临床上多将恶性淋巴瘤分为寒痰凝结型、气郁痰结型、阴虚痰瘀型、阴阳俱

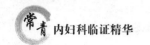

虚型。

常老认为恶性淋巴瘤以肺、脾、肾亏虚为发病之本，以痰、毒、瘀郁结为发病之标，病理因素可归结为"虚""痰""毒""瘀"，其中"虚"为病理因素之本，"痰""毒""瘀"为病理因素之果。机体正气虚弱，脏腑功能失调，代谢产物堆积，而后出现痰、毒、瘀。临床中患者病情往往错综复杂，只要抓住这一根本，就能以不变应万变。

3.病案

徐某，女，52岁。原有胆结石，感冒后发热，高热不退，经西医治疗，不见显效，颈部、腋下出现多个淋巴结肿大，到某院检查，活检确诊为恶性淋巴瘤，进行化疗3次，深受化疗之苦，慕名求诊于常老。症见面色萎黄，食欲不振，舌黯红，苔黄腻，脉弦数。

方药：紫苏梗15g，白花蛇舌草60g，金钱草30g，原三七9g，厚朴花30g，半枝莲60g，藤梨根90g，蜈蚣3条，守宫4条，八月札30g，天冬30g，绞股蓝30g，蛇六谷18g（先煎），炒鸡内金15g，生甘草15g。7剂。

二诊：纳谷转香，精神渐佳，信心倍增，要求继服中药，效不更法，前方加减一二，继服7剂。

经多次复诊服药，后经患者自行复查，恶性淋巴瘤经治已瘥，各项指标恢复正常，现仍坚持复诊中。

4.体会

常老认为行气与化痰密不可分，所谓气行则水行，气滞则水停。紫苏梗宽胸利膈，顺气；厚朴花理气宽中，芳香化湿；八月札疏肝理气，活血止痛，除烦利尿。以上诸药合用，周身气机运行顺畅，有利于化解痰湿。白花蛇舌草近年来因其清热解毒消肿之功而广泛用于各种癌症的治疗；半枝莲活血化瘀，清热利湿，散结消肿；藤梨根性味酸涩凉，功专清热解毒，化湿止血，消瘤散结，健脾和胃，用于各种癌肿；绞股蓝益气健脾，化痰止咳，清热解毒。现代动物实验研究表明，绞股蓝能够防止正常细胞癌化，提高带瘤动物免疫力；原三七补气行气，活血化瘀，尚有补虚强壮的作用，用于癌症的治疗，用之得当，可获良效；蜈蚣攻毒散结，通络止痛；守宫散结止痛，以毒攻毒，具有祛风、活络、散结之效；金钱草利尿通淋，善消结石；炒鸡内金健运脾胃，有利于增强机体的正气，配合厚朴花等一同使用，体现了常老在癌症治疗过程中时刻顾护脾胃，"难病取中"的思想，同时炒鸡内金还有化坚消石之功，常与金钱草同用治疗胆结石。

常老认为在恶性淋巴瘤的治疗中，关键在于抓住该病的根本，始终遵循扶正祛邪的原则，如此方能获桴鼓之效。

三、哮喘

1. 概述

哮病是一种发作性的痰鸣气喘疾患，属于痰饮病的"伏饮"证，包括西医学的支气管哮喘、喘息性支气管炎、嗜酸性粒细胞增多症（或其他急性肺部过敏性疾患）引起的哮喘。中医学认为哮病的发生为痰饮伏肺，每因外邪侵袭、饮食不当、情志刺激、体虚劳倦等诱因触发，以致痰壅气道，肺气宣降功能失常。

2. 病机及治疗

常老认为，哮病病机复杂，缠绵难愈，应根据病程、病位及临床表现辨明寒热虚实，治疗中分清主次，分期治疗，同时标本兼顾，做到"治实不忘其虚，补虚必顾其实"，通过调补脾肾、整体治疗，驱除病邪，扶助正气，以期根治，遣方用药时可秉承古方，明辨邪气性质，活用化裁，灵活多变。

临证中常老常运用射干麻黄汤加味治疗该病，控制发作，屡获良效。同时他认为患者如能避免外感，重视生活规律，防止发作因素，再加服药调理，虽难根治，亦可减轻病痛也。

射干麻黄汤出自汉·张仲景《金匮要略·肺痿肺痈咳嗽上气病脉证治》，是治疗寒性哮喘的基本方剂。方中射干苦寒，清热解毒，降肺气、消痰涎、利咽喉，麻黄辛温发散，宣肺平喘，利水消肿，射干以降气为主，麻黄以宣肺为要，二药伍用，一宣一降，宣降合法，消痰下气平喘甚妙。根据现代药理研究，麻黄可以缓解支气管平滑肌痉挛，射干可以清除上呼吸道炎性渗出物，二药相合，宣肺祛痰平喘效果尤佳，善治咳嗽痰喘诸症。生姜、细辛散寒行水，款冬、紫菀、半夏降气化痰，五味子收敛肺气，大枣安中，诸药同用，使痰消气顺，散中有收，又不致耗散正气，是治疗寒性哮喘的常用有效方剂。

3. 病案

张某，男，35 岁，2012 年 11 月底初诊。哮喘频作已有 2 年，近日咳喘痰多，吐之不利，胸闷不适，心悸乏力，舌苔白腻，脉濡滑。四诊合参，证属痰浊蕴结，脾肾两虚，肺气不降，治拟降气化痰，止嗽定喘。

方药：炙麻黄 10g，射干 10g，炙百部 30g，炙紫菀 30g，车前子 30g（包煎），鱼腥草 60g，金荞麦 30g，全当归 18g，炙白前 15g，桑白皮 30g，葶苈子 15g，广地龙 15g，炙甘草 15g。7 剂。

二诊：诉服药过程中诸症逐渐减轻，痰涎易咳出，胸闷转爽，信心倍增，继来复诊，要求继服中药。

4. 体会

常老认为，该患者由于哮病长期反复发作，寒痰伤及脾肾之阳，则可从实转虚，表现为一派虚实夹杂之证候，常老运用射干麻黄汤合止嗽散加味。其中止嗽散出自《医学心悟》，宣肺利气，疏风止咳，正如《医学心悟》所说："本方温润和平，不寒不热，既无攻击过当之虞，大有启门驱贼之势。是以客邪易散，肺气安宁。"其中白前与百部是药对，前者清肺降气，祛痰止嗽，后者润肺止咳，白前突出一个降字，百部侧重一个润字，二药相伍，降润结合，故祛痰止咳甚效。现代药理研究表明，广地龙具有显著的舒张支气管作用。当归一药，润肠通便，常老根据肺与大肠相表里的中医理论，认为腑气通畅，犹如釜底抽薪，有利于肺气的宣通。肺气肃降失司往往下及大肠，造成肠壅便秘，传导不畅，宿垢不去，积热内充，热浊不降反而循经上犯，形成恶性循环互为因果，因此应肺肠同治。此处体现常老思维之缜密，亦从以上临床实践中论证了肺与大肠在病理上的关系。

四、脑瘤

1. 概述

脑瘤为颅内各种组织的原发性肿瘤和身体其他部位转移到颅内的继发性肿瘤。原发性颅内肿瘤可发生于脑组织、脑膜、颅神经、垂体、血管残余胚胎组织等。继发性肿瘤指身体其他部位的恶性肿瘤转移或侵入颅内形成的转移瘤。不论其性质是良性还是恶性，由于其本身膨胀的浸润性生长，势必使颅内压升高，压迫脑组织，导致中枢神经损害，危及患者生命。

颅内肿瘤的治疗目前虽然以手术切除为主，但离彻底根治尚有较大距离，恶性程度较高的肿瘤手术难以切除干净；尚有一些特殊部位的肿瘤无法手术，放化疗的效果又欠佳，故中医药可以在这一领域发挥它的特长。

2. 病因病机及辨证分型

脑肿瘤属中医"头痛""头风"等范畴，究其发病原因，主要为肾虚不充，髓海失养，肝肾同源，肾虚肝亦虚，肝风内动，邪毒上扰清窍，痰蒙浊闭，阻塞脑络，血气凝滞，"头为诸阳之会"，总司人之神明，最不容邪气相犯，若感受六淫邪毒直中脑窍或邪气客于上焦，气化不利，经脉不通，瘀血、瘀浊内停，内外合邪，上犯于脑，并留结而成块，发为脑瘤。临床上多将脑瘤分为肝阳上亢、痰热上扰、瘀血内阻、气血双亏、肝肾阴亏5种基本证型分别施治。

常老认为脑瘤的发生多由内外合邪所致，因正气虚弱，脏腑功能失调，邪毒乘虚而入，导致瘀毒内结，形成脑瘤。随着病情进展，瘀毒进一步损伤正气，出现脾肾两虚、清阳不升和肝肾阴虚、虚风内动。在该病的治疗中应注意将辨病作为辨证治疗的必须补充，治疗中主张抗肿瘤药物、利水药、虫类药、清利头目药物、引经入脑药等的配合使用。常老认为该病多属于虚实夹杂之证，临证上他更重视"风"与"痰"在脑瘤发病中的作用，强调病位不仅在脑，更要关注肝。

3. 病案

任某，男，37岁。2010年12月于上海某院查出脑部有一1cm×1cm大小肿瘤，拒绝西医手术治疗。于2011年1月中旬慕名求诊于常老。症见头晕呕吐，目糊，神疲乏力，无法坚持工作，舌黯红，苔腻，脉滑。

方药：明天麻9g，川芎24g，葛根30g，威灵仙30g，蜈蚣4条，莪术30g，藤梨根90g，猫爪草30g，山慈菇15g，干石斛12g，原三七30g，猪牙皂10g，猪苓30g，炙甘草15g。7剂。

药后喜告头痛、头晕等自觉症状显著好转，要求续方，乃再予原法出入叠进28剂，诸症若失，已恢复上班。

4. 体会

天麻既息肝风，又平肝阳，为治眩晕、头痛之要药；川芎辛温走窜，为血中气药，上行头目，走而不守，有时可用至30g；葛根性味辛甘，有上行之性，并通过鼓舞胃气，升发胃阳，阳升阴起，阴津得以上承，以达濡养经脉的功效；威灵仙辛散温通，性猛善走，无处不到，可以宣通五脏、十二经络；蜈蚣味辛散结，性善走窜，通达内外。脑居人身之首，其位最高，以风药上行、虫药通透而辨位用药，以适应脑的特定生理和病位。莪术为常用的行气破血消积药；猫爪草化痰散结，解毒消肿；山慈菇清热解毒，消痈散结；原三七化瘀止血，活血定痛，尚有补虚强壮之功效；猪牙皂祛痰开窍，散结消肿；猪苓利水消肿，渗湿，使邪从下减。其中莪术、猪苓为药对，莪术以破血逐瘀、消散毒瘤为主，猪苓开腠理，分阴阳，导

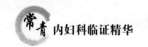

邪毒从小便而解。二药参合，驱邪不伤正，提高免疫功能。气血得利，经络通畅，脑窍诸症自然缩减。即使肿瘤还在，处于"人瘤同在"的状态，也会缓解症状，减少痛苦。

五、晚期肝癌

1. 概述

肝癌属于中医"癥瘕""鼓胀""黄疸"等范畴，《景岳全书·积聚》云："壮人无积，虚人则有之。"《医宗必读》指出："积之成者，正气不足，而后邪气踞之。"《外证医案汇编》曰："正气虚则成岩。"常老认为，正气虚弱，邪气侵袭，蕴结于肝，形成痞块，以致癥瘕。肝为刚脏，将军之官，主疏泄，喜条达，恶抑郁，肝藏血，其生理特点为体阴用阳。本病的发生多因情志抑郁及湿热、虫蛊、酒毒日久而致气滞、血瘀、痰湿、热毒等结为有形之邪，故酿生癌毒，癌毒与有形之邪结于肝脏而发病。故常用治法有健脾理气、滋阴养血、清热解毒、活血祛瘀等。常老认为，肝癌多表现为肝脾同病、气滞血瘀、湿热毒邪内蕴之证，晚期多表现为阴液枯竭、瘀毒互结、水湿内停之候。治疗应注重攻补兼施、扶正抗癌、疏肝运脾、化瘀散结等法，择机施治。

2. 病案

陈某，男，70岁，农民，2011年3月初诊。在上海某院住院确诊后，已为肝癌晚期，因已无手术指征，而求诊于常老。症见面色萎黄，神疲乏力，消瘦面黯，肝区疼痛，腹胀纳钝，脉细弦，舌干红。呈正虚邪实，气血瘀滞，邪毒湿热互结之候，治当虚实兼顾，攻补兼施，予疏肝解毒、运脾扶正、清热利湿、化瘀消瘤为先务。

方药：八月札30g，茵陈60g，龙葵30g，莪术30g，原三七30g，猫人参90g，白花蛇舌草60g，半枝莲60g，垂盆草30g，茜草根30g，炒鸡内金15g，生晒参9g，生甘草15g。

复诊：前方服后，腹胀、神疲乏力好转，肝区疼痛减轻，纳谷渐香，精神转爽，乃效不更法，前方增减一二以再拓疗效。用纯中药叠进施治而已存活20个月。

3. 体会

方中常老重用茵陈、龙葵、白花蛇舌草、猫人参等清热解毒除湿药以抗癌祛邪，八月札、茜草根疏肝理气，缓解癌痛，莪术健脾消瘤，既理气行气，又补气益气，既破血祛瘀，又健脾利湿，有扶正祛邪、标本同治之妙。同时施以生晒参以益胃生津，滋阴清热，炒鸡内金健运脾胃，激发胃气，促进食欲，以扶助正气，提高机体免疫机能，改善全身状况而增强机体抗邪之力，祛邪而不忘扶正，扶正而妥帖祛邪。根据"正气存内，邪不可干""邪之所凑，其气必虚"的理论，常老认为"正虚邪实"是癌症发生、发展的根本原因，而脾胃为后天之本，是扶养正气之基本场所，因此，在治疗癌瘤过程中常老十分重视顾扶后天之本，并提出了"难病取中"之立论，临床尤为敲门之砖，每多应手而效。《难经》说："所谓治未病者，见肝之病，知肝传脾，当先实脾，无令得受肝之邪。此曰治未病焉。"常老之策充分体现了"务必先安未受邪之地"的防治原则，使我获益匪浅。

（本文为 2015 年中华中医药学会内科分会交流论文）

分期辨治子宫性闭经

徐平平

指导：常青

凡女子年逾 18 岁，月经尚未来潮或曾来又中断达 3 个月以上同时出现症状的称为闭经。《素问·上古天真论》曰："……女子二七天癸至，任脉通，太冲脉盛，月事以时下……"月经的产生与调节受脏腑气血盛衰、经脉通畅的直接影响，其中肝、脾、肾三脏和冲任二脉起着决定作用。肝、脾、肾不足，精血两亏，气血虚弱，血海空虚，无余可下而形成闭经。因气滞血瘀，痰湿阻滞，任冲不通，经血不得下行，也可导致闭经。现代医学认为引起闭经的原因很多。本文的子宫性闭经是指由于子宫内膜发生异常，如子宫发育不良，或幼稚型子宫，或严重感染等原因使子宫内膜对卵巢分泌不起反应所造成的闭经。

吾师常老系全国名老中医药专家，他指出闭经多分为肝肾不足、气血虚弱、气滞血瘀、痰湿阻滞等型。笔者遵循常老经验结合本人多年临床实践和治疗经验认为，根据月经周期不同阶段的不同病理变化特点可将本病分为经后、经中、经前三期，加以辨证论治，取得了较好效果，现简要介

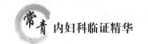

绍如下：

1. 经后期

为月经周期第 5~6 天，此期的特点是经净精血耗伤，血海空虚，子宫内膜脱落，抵抗力低下。当以填精补血为主。方用加减归肾汤。药用熟地黄、菟丝子、枸杞子、山茱萸、山药、制何首乌、紫河车、党参、当归、鸡血藤等。

2. 经中期

为月经周期第 11~20 天，此期阴血来复，冲任血海渐盛，子宫内膜增生恢复。以调理肝肾、冲任为主要法则。方用加减二仙汤。药用仙茅、淫羊藿、当归、巴戟肉、菟丝子、龟板、枸杞子、女贞子、制何首乌、柴胡、白芍等。

3. 经前及月经期

为月经周期的第 25 天至经期。其特点是血海满盈，冲任脉盛，此期应以通为主。方用红花煎或活血调经汤。药用红花、桃仁、当归、川芎、赤芍、泽兰、丹参、失笑散、香附、益母草、三七等。

上述分期治疗过程中，必须强调辨证施治。如肝肾不足、气血虚弱者，在重用滋养肝肾、填补精血药物的基础上，再选加黄芪、阿胶、黄精等；气滞血瘀和痰湿阻滞型，酌减方中滋补之品，分别选加桃仁煎、失笑散和苍附导痰汤。经闭患者就诊时一般以经前期开始治疗。

病案举例：徐某，女，22 岁，工人，未婚，1991 年 3 月 20 日初诊。间断性闭经 5 年。月经史：16 岁初潮，周期 45 ~ 120 天，经期 2 ~ 3 天。初潮后一直经迟量少，色暗淡，乏力，饮食、二便如常。1990 年 6 月曾用人工周期法治疗 3 个月，月经 40 天以上 1 次，量极少，停药即闭。妇科检查：外阴发育正常。肛查：子宫后倾，子宫小，两侧附件（－）。血化验：血红蛋白浓度 90g/L，血小板计数 85×10^9/L。基础体温曲线显示双相型。妇科诊断：①子宫发育不良；②继发性闭经。

刻诊：月经 4 个月未行，腰膝酸软，小腹胀，舌黯淡，脉细涩。分期辨证为经前期气滞血瘀、肝肾不足，治拟活血化瘀，兼补肝肾。方药：红花 5g，桃仁 10g，当归 10g，川芎 10g，泽兰 10g，赤芍 10g，丹参 10g，益母草 15g，香附 10g，广木香 10g，枸杞子 10g，川楝子 10g，阿胶珠 30g。

1991 年 4 月 5 日二诊：服完上方药剂 10 剂，月经即来潮，但量极少，色淡红，月经 2~3 天即净。身倦乏力，头目眩晕，腰膝酸软，舌淡，苔薄，脉细沉。治法：填补肝肾，益气调冲。拟加减归肾汤增损：大熟地黄 15g，怀山药 15g，枸杞子 15g，菟丝子 15g，制何首乌 15g，当归 9g，白芍 9g，党参 30g，紫河车 10g，炙黄芪 10g。7 剂。

1991 年 4 月 15 日三诊：面色已转红润，腰酸也瘥，舌淡红，脉细有力。正值经中期，以调理肝肾冲任为大法。方用加减二仙汤：仙茅 12g，淫羊藿 12g，当归 9g，巴戟肉 9g，菟丝子 15g，龟板 15g（先煎），枸杞子 12g，女贞子 15g，制何首乌 15g。7 剂。

1991 年 4 月 25 日四诊：患者诸症已除。按经前期治疗，以活血化瘀的红花煎为主方。服 3 剂后月经按期而至。后继续用分期治法治疗 3 个月经周期，月经按期而下，经量增多，色红无块，舌脉正常。1992 年 1 月随访，停药半年来，月经一直正常。

（本文发表于 1993 年《浙江中医学院学报》）

亚健康状态的中医辨析

尉平平　常胜

指导：常青

亚健康状态是人类处于健康和疾病之间的过渡阶段，又称第三状态。处于此状态的人在身体上、心理上并没有疾病，但主观上却有许多不适的表现。据统计，我国符合世界卫生组织（WHO）关于健康定义的人群只占总人口的 15%，15% 的人处于疾病状态，70% 的人处于亚健康状态。这类人群的主要症状多种多样，其产生的原因与激烈竞争、过度紧张的社会生活、失业、工作不顺利、家庭不和，以及自身先天不足、不良的生活习惯、性格偏激、环境污染、气候恶劣有关。处于亚健康状态的人，学习、工作效率低下，对社会环境的适应能力降低，人体免疫功能明显下降。西方国家早在 20 世纪 70 年代就提出亚健康状态的概念并关注亚健康问题，由于西医理论的局限性造成西方医学界至今没有提出很好的治疗方法，而中医药对亚健康各种临床症状的治疗有着独特的优势和特点，针对不同的个体采用不同的诊疗方案。通过个性化用药治疗及调养，使个人身体达到最佳状态。为了进一步阐明中医对亚健康状态的本质辨析，现将临床常见的亚健康症状分为三大类型辨治。

1.肝郁气滞型（焦虑）

此型临床表现以情绪变化为主，多见精神紧张，烦躁易怒，或忧郁苦闷，胸闷胸痛，心悸失眠，时有悲伤欲哭，情绪低落等。其病因、病机为长期心情抑郁，以致肝气不舒，气机不畅，肝失疏泄，气郁血滞。治宜疏肝解郁行气。常用柴胡疏肝散或逍遥散加减，药物有柴胡、郁金、香附、八月札、白芍、川芎、当归、佛手、丹参、绿萼梅等。

案例：何某，女，48岁，教师。2000年12月3日初诊。因长期家庭不和导致头昏、失眠、心烦、易怒，胃脘胀闷，月经常先期而至，色黯红、质稠、量少，舌尖红，苔薄腻，脉弦带数。证属肝郁气滞，气机不畅，治宜疏肝理气解郁，投以柴胡疏肝散加减。处方：柴胡、郁金、香附、陈皮、川芎、白芍、当归、丹参各10g，甘草5g，枳壳6g。服用12剂，眩晕大减，睡眠转佳，月经按期而至，色泽转佳。治疗已获效，再进8剂，以巩固疗效。同时配合中医精神养生疗法，以调畅情志，嘱其遇事不怒、宠辱不惊等，使形神舒畅，松静自然，心神安合，达到阴阳协调平衡，亚健康状态的不良情绪随之而消，随访半年无复发。

2.心脾两虚型（交感神经抑制）

此型多见精神疲倦、憋闷气短、四肢困倦、食少便溏、腹部饱胀，伴心悸心慌、多汗、头昏脑涨，舌淡，苔白，脉濡。脾胃属土，为一身升降之中枢，为后天之本。脾胃健运能使心肺之阳降，肝肾之阴开，而成天地交泰，若脾气虚损，五脏之间升降失常，就会产生一系列病变。此型治疗原则是调养心脾，护后天之本。常用四君子丸或归脾汤加减，药物有人参、白术、茯苓、甘草、黄芪、酸枣仁、当归等。同时配合中医食疗法，根据不同情况、不同体质采取不同的配膳营养。

案例：陈某，男，50岁。因仕途不得志退养在家，长期头昏，精神恍惚，少寐健忘，食欲不振，大便溏薄，脘腹胀满，面色微黄，肢倦乏力，舌质淡，脉细弱。此证因患者长期劳心思虑，脾胃虚弱，水谷不化，心失所养。治宜益气健脾养心，先拟参苓白术散加减。处方：党参30g，白术10g，茯苓12g，甘草6g，陈皮8g，广木香10g，枳壳6g，白扁豆15g，炒谷芽、炒麦芽各15g。服12剂后复诊，头昏减轻，饮食大增，大便成形，腹胀除。但面色欠华，寐差，时有心慌。患者虽然脾气渐复，而心血不足，故再拟归脾汤加减继之。处方：党参 30g，白术、茯苓、白芍、酸枣仁、柏子仁各 10g，夜交藤、龙眼肉各 15g，甘草 8g。并嘱其注意饮食调理，服用上述两方交替使用而奏效病愈。

3. 肾虚型（迷走神经张力高）

此型可分为肾阳虚和肾阴虚，肾阳虚者常见畏寒肢冷，腰酸背痛，行动迟缓，耳鸣耳聋，阳痿乏力，舌淡体胖有齿印，苔薄白，脉沉细。治宜补肾壮阳。常用金匮肾气丸、右归丸加减。阴虚者，头目眩晕，手足心热，腰膝酸软，遗精口干，舌红体瘦，少苔或光苔，脉细带数。治宜补肾滋阴。常用六味地黄丸或左归丸加减，以达到阴阳平衡协调。同时配合精神养生，通过怡养心神，调摄情志，并从调养肾精多方入手，如节欲保精、运动保健、食疗补肾等方法，以保精护肾，养生抗衰老，增加心理健康，达到形神高度统一。

案例：王某，男，40 岁。主诉近 2 年长期头目眩晕，腰酸背痛，阳痿耳鸣，面色苍白，手足不温，舌淡胖，脉沉细。患者因年轻得志，财旺气粗，纵欲过度，情伤精耗，肾之精气亏损，肢体清窍失养。治宜补肾壮阳，拟右归丸加减。处方：熟地黄 30g，山药、枸杞子各 15g，山茱萸、杜仲、菟丝子、当归、补骨脂、独活各 10g，18 剂。并配合节欲保肾、食疗补肾等调肾精之法。18 天后复诊，症状减轻，继守前方加减服用 8 剂，症状消失。

综上所述，随着社会的进步，情志、遗传、环境等因素是导致亚健康状态出现的真正原因，它们有着与其他精神性、机能性、内分泌性、免疫性、心脑血管性、消化性疾病及肿瘤等器质性疾病相同的病理基础。故医学家提出，亚健康是众多现代疾病的先导，必须积极采取有效措施加以防治和调整。中医学以它十分独特的中医理论和实践优势，以及良好的临床效果，弥补了西方医学界治疗亚健康状态的空白。运用中医药、中医养生等方法，对亚健康状态的各种临床症状进行审因施养，辨证施治，使心身交互、和谐统一。切实阻断了亚健康向临床病变发展，真正达到了健身防病、益寿延年。

（本文发表于 2006 年《中华中医药学刊》）

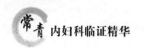

后 记

我的中医之路

常青

《常青内妇科临证精华》一书，经工作室团队师生焚膏继晷，共同努力，终于画上了最后一个句号。此时此刻我不禁浮想联翩，感慨万千。我从 20 世纪 60 年代初涉足中医至今，不觉已半个世纪过去了，真是云卷云舒，日月如梭啊！有关我中医之路的事与缘，总感到很有必要写些如回忆录之类的文字，一是可与诸君交流共勉，二是希冀对后学者有所参考或启迪，三是借此而作为本书的后记吧。

一、笃志中医药学，践行孝德之心

吾 1942 年 11 月生于上海，祖籍浙江绍兴，曾用名常永年，大学期间取"为生命之树常青"之意而改名为常青。吾自幼受在上海商务印书馆工作的家父常慎安先生的熏陶和影响，从小学开始就一直崇尚国学，曾获得学区高段作文比赛第一名，不仅打下了比较扎实的国学基础，而且还从阅读陈寿《三国志》的华佗传中得到启迪，萌发了对神奇中医药学的钟爱之心。小学毕业后我被保送到当时的省立绍兴一中读书。由于我上初中后父母亲连年多病，出于天生孝心和仁厚宅心，从那时开始我就立下了学习中医为长辈及乡亲治病的志向。1961 年夏，我从省立绍兴一中毕业，从当时的学习成绩看，我完全可以报考其他重点高校，但是我在填报高考志愿书上一口气写下了六行"浙江中医学院的六年制中医专业"。在我如愿以偿进入中医高等学府后，便是一个敬师重道的铁杆中医学生，不仅夜以继日、如饥如渴地学习中医经典、各科理论和西医基础知识，而且每次课后还寒暑不辍地跑到设在舜水馆的中医学院门诊部拜师抄方。当时有一位风度翩翩、学识渊博的中医专家潘澄濂教授觉察到我的诚恳和写得一手好字，就特允我为其临床抄方。这是我从大二就开始的"早临床"实践，也是我笃志中医药学、践行孝德之心的良好开端。

二、敬名师，跟名师，铭恩师

1963 年春，我敬重的恩师潘澄濂教授不幸因病住院在浙医一院做手术，由于潘澄濂教授的子女都在外埠工作，身边缺人照料，我非常记挂自己的恩师，就在下课后跑步去医院照料他。从此我们这对师生便结下了忘年之交。大病初愈的潘澄濂教授回家休养后，就把自己近期的许多论文底稿赠送给我，并一一指点迷津。有一次，我正好去潘澄濂教授家，见他旁边坐着一位慈祥的长者，潘老就介绍说："这位是我的好友杨继荪先生，那位年轻人是我的得意门生。"并嘱咐我要多向杨教授学习请教，这样进步可以更快。从此杨教授也把我当作自己的门生，几十年来给予亲切关怀和悉心指点，使我至今铭感在心。我的临证用药风格一直继承着潘、杨二位先生的思路和经验。

1963 年冬，正在读大三的我接到上海仁济医院家父心力衰竭病危的通知，于是我连夜乘火车赶到上海直奔医院，半夜里我敲开了上海河南中路雷允上国药店的大门，急配自己为家父制定的回阳救逆、活血化瘀的急救处方，回家煎好药，半夜两点父亲顺利地咽下了我配煎的中药，到第 2 天傍晚，家父竟奇迹般地清醒了过来而转危为安。当时上海仁济医院的西医专家非常感叹中药的神奇。事后，我又从《新民晚报》上看到，上海有一位著名中医学家颜德馨主任（首届国医大师），在治疗心脏病和活血化瘀方面有独到经验，于是第 2 天我就跑到上海铁路中心医院中医科寻找颜老请教如何使家父之病得到进一步根治。慈祥的颜老对后学十分亲切和关怀，给予了悉心指点，并说他对杭州几大名医十分熟悉，他自己就是浙江中医学院何任院长的老同学，因此对我这位后学倍加重视，视为自己的门生一样谆谆教诲。在此后的几十年中我与颜老也成了忘年之交。我父亲后来寿至 95 岁，虽有其养生之道的特色，但也与当年颜老的关心和赐方分不开。

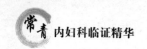

2008年我写就《实用中风防治学》一书时，颜老欣然提笔为我的书作序。我十分庆幸尚在大学期间就有沪上名家给予指点和关爱。

1964年，我母亲得了重病，在上海住院未能奏效。为了免除我往返沪杭影响学业之苦，同时便于我课余就近照料母病，我决定把母亲接到杭州。因为我知道何任院长运用经方创新治疗疑难病誉满杏林，于是我就登门拜请百忙中的何老，亲自为我母亲高诊。何老是位儒雅、慈祥的长者，一贯爱生如子，平时就对品学兼优的学生十分欣赏。果然，何老对我母子十分热情、关心，为我母亲做了精心诊治。何老自拟金匮方加减创新，效果显著，但尚需坚持服药几个疗程。他看到我母亲住在旅馆多有不便，便破例同意从学校拨出一间小屋作为我母亲治疗休养之用。这使我备感温暖和亲切！几十年过去了，此事至今仍铭感于我心。

尚有一件令我记忆犹新的事。那是1964年的暑假，母亲因为在上海家中洗脚不小心水漏到了楼下王家，王家儿子上楼破口大骂，我为此颇有怨气。但不久家父却受楼下王家儿子的请求，希望在杭州学中医的我为其父开一张能治重症糖尿病的药方。我不计前嫌，马上到中山医院病房为王家老父尽心看病，我将恩师潘澄濂教授和《黄帝内经》大家徐荣斋老师平时所授之方加以化裁（以益气养阴、分清泌浊的天花粉、生晒参、知母、苍术、萆薢、玉米须、虎杖、苦瓜、翻白草、桑寄生、生绿豆、猪脊髓为主药治之），1个月后王父的化验单竟完全正常，使当时中山医院的几位西医专家十分惊奇，并向王家儿子索要我所开的中医处方。现在回想起来，我早年就有缘走上"读经典、跟名师、早临床"的学习中医之路，这为后来几十年从医打下了比较扎实的临床基础。

三、在勤临床的同时，更要善于创新

大学时期，每次寒暑假，我除了在上海家里度过外，还总要抽出1周左右时间回到家乡绍兴探望亲戚、长辈。由于我所学中医理论比较扎实，加上较好的悟性和胆大心细早临床的医疗实践，治疗不少哮喘、肺炎、阑尾炎、胆蛔症、疳积、痧症发热、急性黄疸等患者，往往3~7剂便愈或显著好转。因此，乡亲们把年轻的我看成"神医"一般，到我家来求诊的人非常多。一些消息迟到的患者，许多时候只好尾随着我，竟利用我上火车候车的间隙，恳切要求我把脉看病。我总是不厌其烦，一一满足乡亲们的要求。

1965年，我参加省委社教工作团东阳分团工作，有一次用3剂药

治好了房东老张的哮喘病，消息不胫而走，于是很多村里的人一到晚上就涌到工作组办公室排队看病。我白天挑担参加修水库，晚上漏夜为农民看病，虽然疲劳但也感觉快乐，尤其值得欣慰的是积累了早期丰富的医疗实践经验。

毕业后，我响应国家"四个面向"号召，到绍兴水乡集镇工作，接触的是以农民为主的劳苦大众，经历了急症多、重病多的重重考验。我依靠大学时期获得的扎实理论基础和跟名师、早临床的实践经验，大展身手，翌年就成了当地众人皆知的中医，每天看病一百二三十号之多。

1970 年，有一位在省城某医院抢救了 2 周乏效，回乡准备办后事的结肠癌晚期广泛转移的重危患者（该患者系当时的杭州市总工会主席，原籍在绍兴），家属抱着死马当活马医的一线希望，把患者抬到了我的诊室。我经过细心大胆地诊治，施方 2 剂后，10 多天未解大便的患者竟泻下了大约小半马桶的奇臭难闻的秽浊毒瘀，由此患者干裂内缩的舌慢慢地伸了出来，并咽下了点滴稀饭，眼睛也逐渐睁了开来。这是我创新运用仲景增液承气汤并加自拟扶正消瘤汤治癌的首次成果。初战告捷后，再行"难病取中、扶正抗癌"的自拟治癌心法，渐使病入坦途。1 个月后该患者竟能下床活动和看书报了。所以我在给学生讲课时，多次强调说：要想成为老百姓信赖的名家大医，应当从"读经典，跟名师，铭恩师"和"早临床，勤临床，善创新"之路上下真工夫。这些是我从医几十年总结出来的治学理念和经验之谈，殷切希望我的工作室团队和广大中医后学认真吸取并继承发扬！

四、存佛心，尚报恩，永耕耘

"常存佛心行医道，青囊神术济苍生"是当地一位中学语文教师在重病治愈后亲笔写就送给我的感谢联。的确，我在半个世纪以来的临床实践中，常以佛心行医自勉，医道精益求精自励，虽诊务繁忙，但从不马虎懈怠，看病时还常常主动资助一些有困难的贫苦患者。在对待自己的恩师方面，更是时时不忘报恩。1976 年，自己尊敬的何老不幸得病住在浙医二院，使我十分牵挂，于是百忙中我多次挤出时间乘火车去杭州看望当时尚未恢复领导职务的何老，何老病愈后的几十年中，我们这对忘年交的师生每年都不忘相互关心和看望，从不间断。在工作上，何老总是对我十分关怀和尽力支持，在我 1988 年兼任绍兴市中医学校执行校

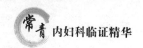

长时，何老与原绍兴市委书记陈礼安同志一起欣然同意担任了我校的名誉校长；在学术上，何老对我更是倾囊相授，尤其是何老在治疗癌症方面"不断扶正，适时祛邪，随症治之，带瘤生存"的十六字方针学术经验，我均一一铭记在心，并在实践中努力弘扬。在何老93岁逝世时，我万分悲痛，含泪写下了"悼何师"。

其一是：

> 国陨南星痛其何，医林丰碑巍不老。
> 大德育才桃万千，师润春江泽今古。

其二是：

> 何处再觅？儒术天心，良相同功，集医教传管一体，诚昆仑大师；
> 任吾悲哉！挥泪沾襟，音容在心，承言行书德真传，修杏林贤生。

虽光阴荏苒，但所有这些至今历历在目，缅怀在心……

在母校浙江中医药大学（原浙江中医学院）50周年校庆时，我饱含感恩之情写下了《贺母校五十华诞》的激情诗句，获得了校庆组织委员会的首肯并颁发一等奖，兹抄录于后，以做共勉。

铭恩师
> 国宝十老首善何，医耀中外湛园叟。
> 大德育才丰功永，师恩伏惟祝彭寿。

忆学风
> 六一登堂求是园，笃信岐黄勤古训。
> 舜水河畔荧光读，黎洲阳明厚底蕴。

思同窗
> 四十年前别离时，青春年华花满枝。
> 今日花随流水去，依依梦里寄相思。

寄后学

江南名校四海瞩，盛世壮志五十酬。

寄语后学强铁杆，承扬国粹献九洲。

贺腾飞

清平乐·钱塘潮

蓬壶何处，渊源求是路。岸柳朗朗岐黄语，桃李南北楷模。而今五十华诞，更有国发十款。浩荡钱江春潮，腾飞分外妖娆。

现今我虽已年逾古稀，但尚存"老骥伏枥，志在千里"之心，为传承发扬博大精深的中医药学及本人的学术经验而继续耕耘，担任着国家中医药管理局常青全国名老中医药专家传承工作室导师的重任，每周尚坚持出专家门诊5次，常年悉心带教各级学术继承人和担任博士、硕士的传承指导工作，同时也培养支持自己的儿子走继承发扬中医之路。一直以来我总是以忙为乐，充实和坚持着我自己的养生之道和人生价值，争取为我国中医事业的传承发展和服务人类健康做出更多的贡献！